전문한의사 46인이 풀어 쓴 한방건강 365일

전문한의사 46인이 풀어 쓴
한방건강 365일

매일경제신문사

전문한의사 46인이 풀어 쓴
한방건강 365일

발행일	2002년 7월 1일 초판 1쇄
	2002년 7월 25일 2쇄
엮은이	설동훈
발행인	장대환
발행처	매일경제신문사 www.mk.co.kr
등록	1968년 2월 13일 (No. 2-161)
주소	우)100-728 서울 중구 필동1가 30번지
출판국장	서인경
제작	시티라이프(www.ctlife.co.kr)
기획 · 진행	정연철
편집 · 디자인	에이펙스디자인 ☎ 02-2264-2171
출판영업부	☎ 02-2000-2645
출판관리부	☎ 02-2000-2604
FAX	☎ 02-2000-2609
E-mail	publish@mk.co.kr

ISBN 89-7442-231-X
값 8,000원

파본이나 잘못된 책은 바꾸어 드립니다.
이 책에 실린 글은 저작권법에 의해 보호되고 있으므로, 무단 전제와 불법 복제를 금합니다.

머·리·말

건강 사회를 꿈꾸며

 어렵고 힘든 질병에 걸렸을 때 최상의 진료를 받고자 하는 것은 환자와 그 가족 모두의 한결같은 소망이다.
 자신의 병이 얼마나 심각한 상태인지, 치료는 가능한 것인지, 확실한 치료법은 무엇이며 비수술적 요법으로도 치료가 가능한지, 환자와 그 가족들의 궁금증은 그칠 줄 모른다.
 하지만 환자들의 궁금증과 질문을 속 시원하게 해결해 줄 수 있는 정보가 주위에 많은 것 같으면서도 아직 부족한 점이 많다는 사실을 부인할 수 없다.
 최근 들어 의학 관련 인터넷 사이트들이 많이 생겨났음에도 불구하고, 우리 나라 의료계 현실이 아직은 환자들에게 개방적이지 못해 정작 필요로 하는 정보를 접하기에는 장벽이 높기 때문이다. 특히 한의학 분야는 더욱 그러하다.
 이에 질환별 전문 한의사들이 풀어쓰는 질병 길라잡이를 엮어 보자는 생각에 미치게 되었다. 먼저 전국 한의과대학 동문회와 한의사협회 관계자들로부터 원고 작성에 적합한 한의사들을 추천 받았다.

그리고 추천 받은 많은 한의사 가운데서 나름대로 선별원칙을 정했다.

첫째, 가능한 1개의 질병에 1명의 한의사가 원고를 작성하되 치료방법이 상이하거나 개원 장소가 서울과 지방으로 나뉜 경우에는 복수 게재키로 했다.
둘째, 원고 집필에 참가하는 한의사는 한의학박사 학위 소지자를 기준으로 하되 자신만의 비방 또는 독특한 치료방법을 갖고 있는 한의사는 예외로 했다.
셋째, 난치성 내지 불치병, 또는 일반 질병의 경우라도 검증되지 않은 치료방법과 관련된 원고는 배제했다.

적어도 이 책에 소개된 한의사들과 한의학적인 치료방법을 통해 단 한사람이라도 질병을 고칠 수 있기를 바라마지 않는다.
한편 이 책을 읽게 될 독자들에게 당부하고 싶은 말이 있다. 책에 소개된 한의사들을 모두 명의(名醫)로 여기지 말아달라는 것이다.
이는 집필에 참가한 한의사들 스스로 누차 밝힌 바 있지만 이들은 마치 소설책에서 혜성처럼 등장, 모든 질병을 고쳐주는 것 같은 그런 명의는 분명 아니다.

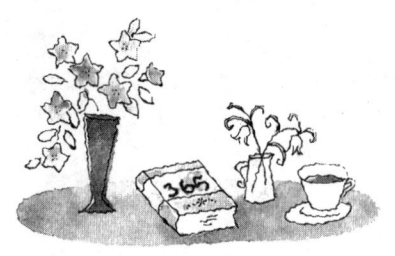

  다만 특정 질병에 있어서 한의학적 방법을 통해 치료율을 높이고자 부단히 노력하는 한의사라고는 확실하게 말 할 수 있다.
  또한 이 책에 원고를 집필한 한의사들 외에 특정 질병의 치료에 괄목할 만한 성과를 거두고 있는 한의사들이 무수히 많다는 사실을 분명하게 덧붙인다.
  진료시간을 빼앗겨 가면서도 자신의 소중한 임상경험이 담긴 자료를 작성해 준 한의사 분들과 한의사 선정에 도움을 주신 전국 한의과대학 동문회 및 한의사협회 관계자 여러분들에게 고마움을 전한다.
  끝으로 매일경제신문사는 앞으로도 국민 건강에 보탬이 되는 건강총서를 시리즈로 출간할 계획이다. 독자 여러분의 꾸준한 관심을 부탁드린다.

2002년 5월

설 동 훈

차 · 례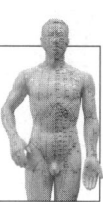

1. 한방 내과

해수 · 천식 | 찬바람에 시작되는 쉴새없는 기침 --------------- 15
당뇨병 | 치료과정 어려워도 완치 가능 -------------------- 20
만성 피로 | 몸이 피곤하면 만사가 귀찮다 ------------------ 26
고혈압 | 소리 없이 다가오는 '침묵의 살인자' --------------- 31
비만증 | 비만은 만병의 근원 ---------------------------- 36
갑상선질환 | 중년 여성 위협하는 내분비계 질환 ------------- 42
구안와사 | 입과 눈이 비뚤어지는 황당한 질병 --------------- 47
중풍 | "경계대상 1호" 공포의 질병 ----------------------- 52
비만증 | 조금만 날씬해져도 인생이 즐겁다 ----------------- 57
신경성 두통 | 깨질 듯한 통증, 만인의 병 ------------------- 62
만성 두통 | 머리를 쥐어짜는 극심한 고통 ------------------ 67
베체트씨병 | 입안이 헐고 부르트는 난치병 ----------------- 72
안면경련 | 씰룩거리는 얼굴에 자신감도 위축 --------------- 77
전립선 질환 | 중년남성 위협, 대표적 배뇨장애 --------------- 82
신장병 | 발병하면 원상회복 안돼 평생 투병 ---------------- 88
과민성대장증후군 | 긴장하면 시작되는 아랫배 불쾌감 --------- 93
천식 | 그칠 줄 모르는 발작적 기침, 호흡곤란 ---------------- 98
임파선 질환 | 면역체계 붕괴로 건강도 무너져 -------------- 103

2. 한방 소아과

오행학습법 | 체질에 맞게 학습해야 성적도 쑥쑥 --------------- 111
성장장애 | 키가 크면 경쟁력도 배가 된다 ------------------- 117
소아허약증(감병) | 음식을 안 먹으면 성장도 없다 ------------ 122
성장장애 | 성장이 더디면 자신감도 떨어진다 --------------- 128

3. 한방 안·이비인후·피부과

알레르기성 비염 | 찬바람만 쐬면 나오는 재채기·콧물 --------- 137
아토피 피부염 | 성장·정서장애, 고질적 피부질환 ------------ 143
건선 | 공중목욕탕에 가보고픈 소망 --------------------- 148
축농증 | 코가 막히면 집중력도 떨어진다 ------------------ 153
아토피성 피부염 | 난치병이지만 불치병은 아니다 ------------ 158
알레르기성 비염 | 체질의학으로 치료, 완치 가능 ------------ 164
여드름 | 청춘의 심벌 아닌 질병 ----------------------- 169

4. 한방 부인과

생리통·생리불순 | 매월 찾아오는 반갑지 않은 손님 ---------- 177
산전산후클리닉 | 여성이기에 겪어야 하는 고통 ------------- 183
요실금 | 부끄럽다고 감출수 없는 병 -------------------- 188
불임증 | '기약 없는 약속' --------------------------- 194
갱년기증후군 | 중년 여성 괴롭히는 불청객 ---------------- 199

5. 한방 재활의학과

요통 | 직립보행 인간의 필연적 질병 ------------------------ 207
통증질환 | 참을 수 없는 고통, 잠 못 이루는 밤 ---------------- 213
관절염 | '자고 나면 뻣뻣' 행동장애 초래 -------------------- 218
오십견 | 이유없이 어깨와 팔이 아파요 ---------------------- 223
신경통 | 스치는 바람도 무서운 고통 ------------------------ 228
디스크 | 허리가 무너지면 인체도 무너진다 ------------------ 234
목비뚤이증상(연축성 사경) | 삐딱하고 비뚤어지게 보이는 세상 ----- 240
O자형 다리(내반슬) | 휜다리에서 각선미를 꿈꾸며 ------------ 246
요통 | 허리는 인체의 대들보 ------------------------------ 252
뒷골 뻣뻣증후군 | 조금만 신경쓰면 뒷골이 뻐근 -------------- 257

6. 한방 신경정신과

공황장애 | 이유 없이 엄습하는 불안과 공포 ------------------ 265

7. 사상체질과

사상체질의학 | 체질알면 난치병도 치료 가능 ---------------- 273

※ **한의학 용어, 이것만은 알아두자!**
어혈 25 | 담음 87 | 사진 127 | 한약의 형태 133 | 칠정 142 | 진액 163 |
육기 182 | 정기 193 | 경혈 233 | 삼초 239 | 체질 245 | 법제 251

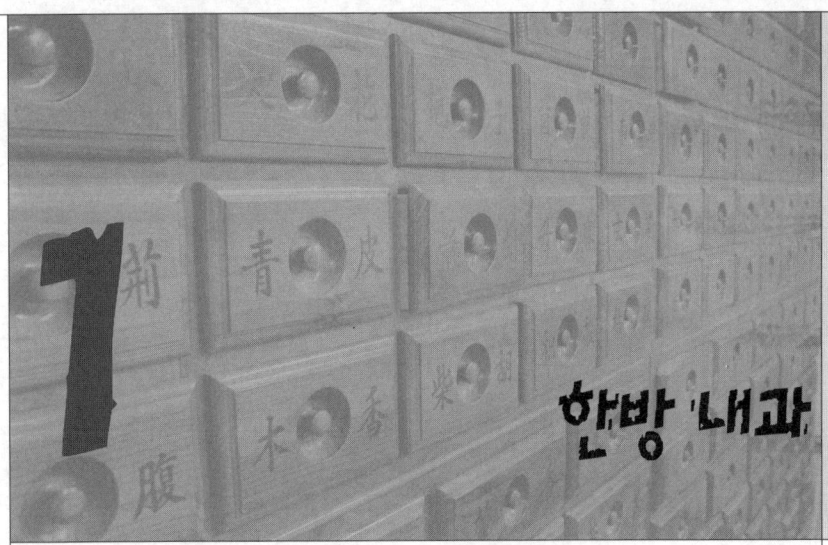

1 한방 내과

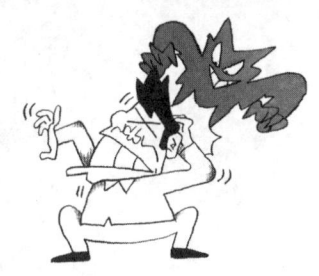

해수·천식
당뇨병
만성피로
고혈압
비만증
갑상선질환
구안와사
중풍
신경성 두통
만성두통
베체트씨 병
안면경련
전립선 질환
신장병
과민성대장증후군
천식
임파선질환

찬바람에 시작되는 쉴새없는 기침

해수·천식

정해도 원장 | 정한의원

　TV드라마나 영화의 장면 중에 노인네가 콜록콜록하며 발작적으로 연신 기침을 해대고 가래를 뱉어내며 가쁜 숨을 몰아 쉬면서 힘들어하는 모습을 흔히 볼 수 있다. 특히 배경이 계절적으로 날씨가 차가운 때라면 이런 모습은 단골메뉴처럼 등장한다.
　추운 겨울철이나 날씨가 차가워지는 계절이면 어김없이 찾아오는 기침과 가래, 급박한 호흡, 이로 인한 호흡곤란 등으로 고생하는 사람들. 바로 '만성 폐쇄성 폐질환' 환자들이다.
　만성 폐쇄성 폐질환은 기침과 객담, 호흡곤란, 호기유속(呼氣流速)의 감소 등을 보이는 만성 기도질환으로 '만성 기관지염'과 '폐기종'을 통칭하는 질병명이다. 즉 만성 폐쇄성 폐질환은 쉽게 말해 해수·천식이라고 할 수 있다.

해수·천식이란?

　해수는 '해소'라는 명칭으로도 불리는 만성적인 마른 기침을 말하는 것으로 폐와 밀접한 연관이 있는 증상이다.
　천식이란 사람의 폐 속으로 공기가 통과하는 기도에 만성적인 염증이 생긴 상태를 말하는 것으로 이러한 염증이 발생하면 대기 중에 있는 각종 자극 물질에 의해 쉽게 과민반응을 일으켜 기도가 좁아지거나 경련을 일으키게 된다. 우리 나라 전체 인구의 4~5%가 앓고 있을 정도로 흔한 질환으로 최근 들어 환경오염의 심화로 인해 환자가 급증하는 추세를 보이고 있다.

증상이 있다가 없어지기도 하지만 경미한 경우에는 자각증상 없이 지나치기도 한다. 하지만 중증이거나 상태가 갑자기 악화될 경우 매우 위험한 상태에 빠지게 될 수도 있어 각별한 주의가 필요한 질병이다.

증상

해수의 증상은 크게 세 가지 증세로 구분된다.

기침소리만 나고 가래가 없는 것은 해(咳)라고 하며, 가래만 있고 소리가 없는 것은 수(嗽)라 하고, 소리가 나고 가래도 있는 것을 해수라 한다. 천식은 계속적으로 힘들게 마른기침을 하다가 그렁그렁한 숨소리, 즉 천명(喘鳴 : 거칠은 숨소리)이 일어나면서 끈적끈적한 가래를 뱉게 되는데 이 천명은 장시간 계속된다.

호흡곤란은 들이마시는 흡기(吸氣)보다 내뱉는 호기(呼氣)가 길어지는 데 따른 것으로 호흡곤란이 심해지면 입술이 창백해지고 파래지는 소위 청색증상이 나타나기도 한다. 숨이 막힐 것 같은 불안감에 쌓이기도 하고 누운 상태에서 수면이 어려워 일어나 앉거나 책상에 엎드려야 잘 수 있다.

발병원인

해수의 발병은 일차적으로 감기에 의한 경우가 많고 각종 공해와 이로 인한 대기오염, 건조한 주거환경 등이 원인으로 작용한다.

천식의 원인은 여러 가지가 복합적으로 작용하지만 가장 대표적인 것으로는 유전적인 요인과 환경적인 요인을 들 수 있다. 학계의 임상연구에 따르면 천식을 포함한 알레르기 질환은 유전적인 요소가 많아 천식 환자 집안에서 발생률이 높은 것으로 나타났다. 환경적인 요인으로는 주거환경의 변화에 따른 꽃가루, 집먼지진드기나 강아지·고양이 털 등 실내로 흡입되는 항원의 증가, 대기오염, 다양한 화학물질 등이다.

이외에 감기와 같은 호흡기 감염, 강한 자극적인 냄새, 담배연기, 식품 또는 식품첨가물, 아스피린 또는 다른 약제들, 흥분이나 스트레스 등도 천식을 유발하는 원인으로 작용하고 있다.

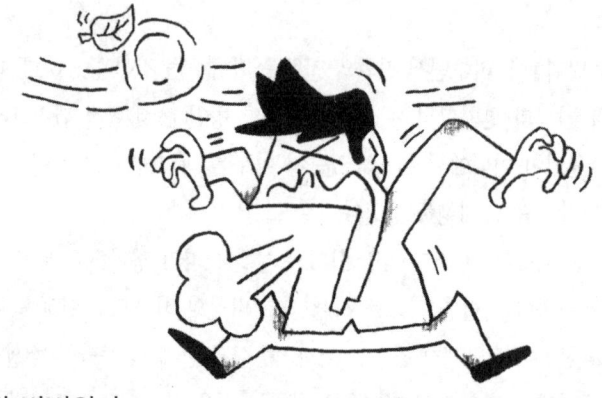

한의학적 발병원인

해수의 발병은 각종 바이러스들이 폐에 침입하여 발생하는 외감해수와 인체 내 장기기능이 이상을 초래해 발생하는 내상해수, 기타 소아성, 임신성, 노인성 해수 등 수십 여 종류가 있다.

한의학 이론의 원전인 '황제내경'에 따르면 사람이 한(寒), 즉 차가운 기운에 상하면 해수를 일으키고 심하면 설사, 전신통 등이 나타나며 또 가을에 습(濕), 즉 습한 기운에 상하면 겨울에 해수가 발생한다고 적고 있다. 이는 곧 추위에 장시간 떨거나 습한 곳에 장기간 머물게 되면 인체의 폐기가 상해 해수를 일으킨다는 말이다.

천식의 발병은 모든 기관지 질환의 발병이 그러한 것처럼 근본적으로 폐외 기능과 밀접한 연관을 갖고 있다. 신체 허약 또는 폐에 존재하는 담음(痰飮 : 인체의 신진대사 작용으로 노폐물이 배설될 때 배출되지 않고 혈액에 남아있는 비생리적인 체액으로 각종 질병의 원인), 음식물 섭취의 부절제, 외감(外感 : 외부로부터 체내에 들어오는 바이러스) 및 칠정(七情 : 사람이 느끼는 7가지 감정)의 조절기능 부족 등으로 폐의 숙강기능, 즉 폐의 맑은 기운이 아래로 하강하는 기능이 상실되면 정상적으로 호흡작용이 이루어지지 않고 폐의 기능에 이상이 발생하게 된다. 이처럼 폐의 기능에 이상이 발생한 상태에서 차가운 기운이 폐를 상하게 할 경우 수축과 팽창운동이 원활해 지지 못하고 천식이 발생하게 되는 것이다.

치료

만성 폐쇄성 폐질환의 치료는 완치보다는 증상을 호전시켜 일상생활의 활동범위를 넓혀주면서 질환의 진행을 막아주는 것이 중요하다. 따라서 해수와 천식의 한의학적 치료는 한의학의 병인(病因)학적 관점에서 발병의 근본원인이 어디에서 시작되었는지 여부를 파악하고 그 원인을 제거하는 데 원칙을 두고 시행해야 한다.

우선 해수의 경우 그 발병 시기와 성질에 따라 정확히 구분하고 그 허실을 파악하여 적절한 치료를 시행한다. 비장의 허약으로 인해 담이 생기고 폐를 침범하여 발생한 해수는 소화기증상과 함께 많은 담이 발생하므로 담을 제거해 주고 비장의 기능을 도와주는 것을 원칙으로 치료한다.

또 폐가 허약해 발생한 해수의 경우에는 폐기(肺氣)의 부족과 폐음(肺陰)의 부족이 원인으로 작용하여 천식을 겸하거나 가래가 없는 기침증상을 보인다. 이 때에는 담을 제거하고 폐음 또는 폐기를 보충해 주는 치료를 시행한다. 이외에 간기(肝氣)가 울체되어 발생한 화가 폐를 침범하여 생긴 해수는 기침시 가슴에 통증이 생기는데 이 경우에는 간기를 풀어주고 폐를 맑게 하여 담을 없애주는 치료를 한다.

한편 천식의 한의학적 치료는 폐의 기능을 강화시켜주고 폐를 따뜻하게 해주는 것을 원칙으로 시행한다. 또한 폐가 건조하거나 차갑다던지, 또는 차가운 습기(寒濕) 또는 뜨거운 습기(熱濕)화 되어 있을 경우 이를 바로 잡아주는 치료를 실시한다. 이와 함께 환자의 체질과 환자의 주거 및 작업환경의 과거와 현재상황까지를 모두 종합적으로 파악한 후 치료한다.

치료사례

1. 김○수 (여 45세)

초진일 : 2001년 10월 20일

발병일 : 2001년 7월

가족력 : 부친이 해수로 투병생활

과거력 : 17세 때 독감에 걸린 이후 감기 발병 시 2~3개월씩 기침 지속

주증상 : 만성천식성 기관지염

현병력 : 신장 150cm, 체중 61kg, 혈압 126/104

서울 교외에서 20여 년간 카페 경영

2001년 7월 외국인 남편이 불법체류자로 본국에 강제출국된
이후 기침과 가래가 지속되며 이로 인해 구토증상 심화
치료 및 경과 : '양격산화탕 가미' 방 투여
소변 배설이 편해지고 부종이 소멸됐으며 기침과 가래가
없어져 일상생활에 불편함이 없어졌음

이 환자의 경우는 증상은 호흡기 계통으로 나타났지만 원인은 심장의 화병으로 파악, 치료하여 좋은 예후를 얻은 케이스로 질병의 근본적인 원인을 치료한 대표적인 경우이다.

2. 김○림

초진일 : 2001년 2월 26일
발병일 : 3세 경
가족력 : 친가 쪽으로 병력 있음
주증상 : 만성천식성 기관지염
현병력 : 3세 이후 항상 감기를 앓고 환절기마다 병세가 심해져 기침과
구토를 자주 하고 호흡곤란을 초래, 입원. 멀미를 자주 하는
편이며 잘 먹지 않고 자주 복통을 호소함
치료 및 경과 : '이공산 합 평위산 가감' 투여
복통증상이 소멸되고 기침과 멀미증상이 없어짐

이 환자의 경우 단순히 소화기를 치료하여 호흡기 질환을 치유한 사례이다. 질병의 치료는 이처럼 겉으로 드러난 증상보다는 환자의 신체적, 정신적 모순점을 찾아 보완하여 정기를 바로 세우는 치료를 시행하는 것이 중요하다.

만성 폐쇄성 폐질환을 전문적으로 치료하는 정한의원의 정해도 원장은 동국대 한의대를 졸업했다. 한의대 재학시절부터 해수·천식 등 각종 호흡기 질환의 치료에 관심을 갖고 연구를 시작한 이래 현재 2명의 부원장과 함께 해수·천식 클리닉을 개설하는 등 호흡기 질환 전문 치료에 매진하고 있다.

정한의원은 서울 지하철 3호선 홍제역 1번 출구 부근 유진상가 맞은편 인왕시장 입구에 위치하고 있으며 상담문의 전화는 (02)3216-5037 이다.

치료과정 어려워도 완치 가능

정일국 원장 | 미래한의원

중소기업체를 운영하고 있는 S씨(45)는 얼마 전부터 종아리와 발목에 힘이 빠지는가 하면 하루에도 물을 몇 주전자씩 마시고 한 시간이 멀다하고 화장실을 들락거려야 했다.

처음엔 최근 들어 신제품의 출시를 준비하느라 연일 과로를 한 탓이려니 하고 대수롭지 않게 지나쳤지만 시간이 지나도 증상이 없어지기는 커녕 오히려 잇몸의 통증과 함께 눈까지 침침해지는가 하면 식욕이 왕성해져 잠시도 쉴새없이 음식물을 섭취하지만 체중은 줄어드는 현상을 보였다.

상황이 이쯤 되자 평소 남달리 건강관리에 신경을 써 또래보다 건강하다고 자부하던 S씨였지만 주위의 권유를 받아들여 종합병원을 찾아 진찰을 받았다. 몇 가지 검사를 통해 그에게 내려진 진단은 당뇨였다.

당뇨병이란?

당뇨병은 음식물을 통해 섭취된 당질이 제대로 분해되지 않아 혈액 중의 포도당(혈당)이 높은 병이다. 물론 정상적인 사람의 경우도 혈액 속에 일정량의 포도당은 들어 있지만 당뇨병 환자의 경우 여러 가지 원인으로 혈액 중의 혈당 농도가 정상인들에 비해 상당히 높아 소변을 통해서도 포도당을 배출한다.

당뇨병은 크게 인슐린 의존형(제1형)과 인슐린 비의존형(제2형), 영양실조형 당뇨병 등 세 가지로 분류한다. 우리 나라 사람들에게 다발하는 유형은 인슐린의 작용이 떨어져 발병하는 인슐린 비의존형이다. 실례로 전체

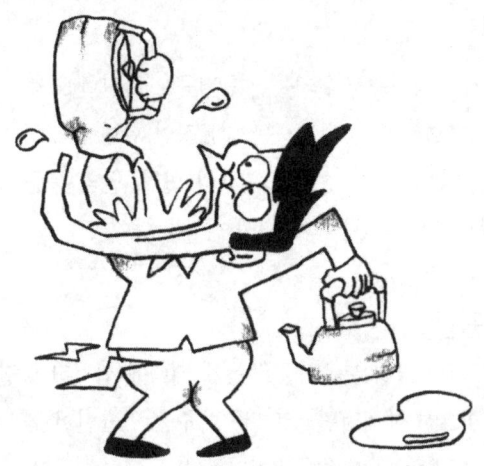

당뇨병 환자의 90% 이상이 인슐린 비의존형 당뇨병에 속해 있다.

증상

　당뇨병의 가장 대표적인 증상은 다음(多飮)·다뇨(多尿)·다식(多食)을 들 수 있다. 즉 물을 많이 마시고 자주 소변을 보며 쉽게 시장기를 느껴 음식물을 쉴새 없이 먹는 것이다.
　특히 갈증은 가장 많이 나타나는 증상으로 이는 당뇨병 환자의 경우 혈당이 높고, 이에 따라 혈액의 삼투압이 높아지기 때문에 혈액을 묽게 하려고 세포의 수분이 혈액 쪽으로 나와 세포의 수분이 부족해지기 때문이다. 또한 당이 나오기 때문에 신장의 세뇨관 내에 소변 삼투압이 상승, 수분이 계속 소변으로 나오는 것도 갈증을 부추긴다.
　이외에 쉽게 피로감을 느끼고 전신의 나른함, 특히 하체의 나른함이 심해지며 식사 후 식곤증이 심해지고 다리에 쥐가 나는 등의 증상이 나타나기도 한다. 또 극심한 가려움증과 함께 상처가 잘 낫지 않고, 성욕이 감퇴되기도 한다.

주의해야 할 합병증

　당뇨병이 무서운 질병으로 인식되는 것은 증상 그 자체보다 당뇨로 인해 발생하는 합병증에 기인한다. 의학기술의 비약적인 발전으로 실명이나 요독증, 허혈성 심장질환, 뇌졸중, 하지절단 등의 위험성은 많이 감소되었지만 아직도 상당수의 환자들이 합병증으로 인한 고통에 시달리고 있다.

당뇨병으로 인해 발생하는 대표적인 합병증으로는 동맥경화, 심근경색, 심부전, 발의 궤양, 손발톱 형태의 변형, 발의 통증, 손발저림, 성기능 장애, 당뇨병성 망막증, 당뇨병성 신장병 등이다.

발병원인

당뇨병의 발병은 음식물을 통해 체내에 섭취된 당질을 분해시켜 인체활동에 필요한 에너지원으로 바꾸어주는 인슐린이 췌장기능의 이상으로 만들어지지 않거나 부족한데 기인한다.

대개 당뇨병은 일차적으로 유전적 소인이 크게 영향을 끼치는 것으로 알려지고 있는데, 이는 이미 임상에서 가계 연구를 통해 잘 밝혀져 있다. 당뇨병 환자가 있는 집안에서 당뇨병 환자가 또 다시 발생하는 경우가 좋은 예이다. 이외에 장기간에 걸친 영양부족 현상도 췌장의 베타 세포에 손상을 주어 당뇨병을 발생하게 하는 것으로 알려지고 있다.

한의학에서 보는 발병원인

한의학에서는 당뇨병을 소갈병(消渴病)이라고 하는데 그 발병이 기름진 음식 또는 단음식, 짠음식 등 자극적인 음식의 섭취에 따라 발생한 열이 혈액과 진액을 소모시키는데 기인하는 것으로 보고 있다.

이렇게 체내에서 발생한 열이 몸의 진액과 혈액을 소모하므로 갈증이 나타나고 음식을 빨리 소화시키며 물을 많이 마시거나 음식을 다량 섭취해도 체중이 늘지 않는 것이다. 한의학의 관점으로 볼 때 당뇨병 환자는 이처럼 체내에서 발생하는 열로 인해 장기에 문제가 생기는데 가장 영향을 많이 받는 장기에 따라 크게 세 가지로 분류한다.

1. 상소(上消)

폐에 문제가 생긴 경우로 혀가 붉게 갈라지고 입이 말라 물을 많이 마시는 경우이다.

2. 중소(中消)

위에 문제가 생긴 경우로 음식을 많이 먹지만 체중은 오히려 감소하고 식은 땀이 나면서 변비가 심해지는 경우이다.

3. 하소(下消)

신장에 이상이 발생한 경우로 가슴이 답답하고 물을 마시며 소변이 기름처럼 나오고 귓바퀴가 검어지며 무릎, 종아리가 가늘어지는 경우이다.

치료 - 제당환(除糖丸) 투여 효과

당뇨병의 한방치료는 환자의 화기를 내리고 피를 보충해 주어 진액이 생성되도록 도와주는 것을 원칙으로 시행한다.

따라서 진액을 소모시키는 화(火)를 식혀주는 천화분과 상백피, 폐의 기운을 보하면서 신장의 기능을 강화시켜 소변을 조절해 주는 산약, 신장의 기능을 보강시켜 손발저림과 기력이 쇠약해지는 것을 치료해 주는 오가피와 종목피, 기력을 보충해 주어 성기능 저하를 막아주는 음양곽과 백강잠, 영지 등을 주성분으로 하는 제당환(除糖丸)을 기본처방으로 하고 각기 환자의 체질에 적합한 약물을 투약한다.

1. 소양인

소양인의 상소병에는 '양격산화탕'을 처방하며, 중소병에는 '인동등지골피탕', 하소병에는 '숙지황고삼탕'을 처방하면 효과가 있다.

2. 태음인

태음인의 경우는 당뇨병을 조열병이라고도 하는데 이는 위와 대장에 열이 맺혔기 때문이다. '열다한소탕'을 처방하면 치료에 효과가 있다.

3. 소음인

소음인의 경우 식욕이 지나치게 왕성한 경향을 보이는데 '궁귀총소리중탕'을 처방하면 치료에 효과가 있다.

제당환은 정상 혈당을 효과적으로 유지시켜 주면서 합병증을 예방해 주는 효과가 뛰어난 치료제이다. 임상에서 환자들에게 투여한 결과 환자에 따라 각기 편차를 보이기는 하지만 환자의 90%가 복용 1개월 만에 혈당수치가 내려가고 2개월 복약으로 정상 혈당치를 회복, 일상생활에 거의 불편을 느끼지 않을 정도로 증상이 호전되는 것으로 나타났다.

실례로 2001년 2월부터 7월까지 5개월간 제당환을 복용한 환자 200명 중 164명(82%)이 3개월 이내에 혈당이 현저하게 떨어진 것은 물론 손발저림, 혈액순환 장애, 피로감, 시력저하 등의 합병증이 크게 개선된 것으로 밝혀졌다. 또한 체내에 들어가 인슐린 분비를 촉진하고 신진대사를 조절하여 당뇨의 치료는 물론 당뇨병 환자들에게서 흔히 나타나는 면역력 저하에 따른 피부 가려움증, 피로감, 시력저하, 혈압상승, 성욕감퇴, 신장병 등의 합병증을 예방하는데 효과가 탁월하다.

한의학적 관점의 치료수칙

1. 화를 내지 않는다
화를 내면 몸에 열이 발생, 몸에 있는 진액이 마르고 또한 진액이 마르게 되면 상대적으로 몸에 열이 더욱 성하기 때문에 다시 진액을 말리는 악순환이 반복된다.

2. 말을 크게 하지 않고 많이 하지 않는다
말을 크게 하거나 많이 할 경우 폐가 상하면서 당뇨병의 증상이 심해진다.

3. 과음, 성생활, 짠음식 등을 피한다
한의학 의서인 '동의보감'에 보면 '당뇨병에 걸렸을 때 삼가야할 것'이 세 가지인데 첫째 술을 마시는 것, 둘째 성생활을 하는 것, 셋째 짠 음식과 국수다.

한의학적 원리에 입각, 당뇨병을 전문적으로 치료하는 미래한의원의 정일국 원장은 우석대 한의대를 졸업했다.

한의대 재학시절부터 각종 난치성 질환의 치료에 관심을 기울여 온 정 원장은 대한약침학회 정회원으로 활동하며 관절염과 아토피성 피부염 등의 치료를 위한 연구에 매진하고 있다.

미래한의원은 서울지하철 3호선 압구정역 5번출구 전방 300m지점 신한은행 건물 3층에 위치하고 있으며 상담문의 전화는 (02)512-2075, 홈페이지 주소는 www.miraehanbang.com 이다.

4. 아침은 왕처럼, 점심은 왕자처럼, 저녁은 거지처럼
저녁시간, 특히 밤에 음식물을 많이 섭취하게 되면 혈기가 막혀 몸이 붓고 통증이 심해진다.

5. 적당한 운동을 한다
음식물을 섭취한 후에는 자신의 체력에 맞는 적당한 운동을 실시한다. 적절한 운동은 기혈이 막히는 현상을 예방해준다.

6. 발을 벗고 바람을 쐬거나 물에 들어가거나 찬물로 씻는 것을 금한다
우리 인체는 음양(陰陽), 즉 물과 불의 부분으로 나누어져 있다. 물(陰)의 부분은 차서 밑으로 내려가는 성질이 있고 불(陽)의 부분은 뜨거워 위로 올라가는 성질이 있다.

몸의 가장 아랫부분인 다리에 바람을 쐬거나 찬물로 씻으면 밑은 차갑게 되고, 스트레스를 받으면 가슴이나 얼굴에 화(火)가 모이게 된다. 이런 경우 불의 부분은 위로 올라가려 하고 물의 부분은 아래로 내려가려 해서 서로 순환이 되지 못하는 요인이 되며 이런 이유로 당뇨병 환자의 경우 손발이 저린 증상이 나타나게 되는 것이다.

한의학 용어, 이것만은 알아두자!

어혈(瘀血)이란?

흔히 한의원에서 진찰을 받을 때 '어혈'이 질병의 원인이란 말을 자주 듣게 된다. 어혈이란 한의학만의 독특한 용어로 국소적으로 혈액순환이 정체되거나 성분이 변화된 것으로 혈액이 정체되거나 피가 흐르는 속도가 저하된 죽은 피, 즉 더러워진 피라고 할 수 있다.

건강한 몸에서는 적혈구가 응집 또는 덩어리로 되지 않으며, 설사 응집되었다 하더라도 일시적인 현상으로 곧 흩어지게 된다. 어혈이 생기면 모세혈관의 혈액순환이 막혀 세포조직에 영양이 공급되지 않아 결국 노폐물이 쌓이게 되고 세포조직이 죽게 된다.

어혈이 생기는 원인으로는 외부로부터의 타박, 외과수술, 출산, 갱년기 장애, 정신적 충격에 의한 놀람이나 공포감, 과도한 스트레스 등 다양하다.

이러한 어혈은 동맥경화증을 비롯해 고혈압, 심장병, 통풍, 관절 류머티스, 갑상선 기능항진증, 암, 악성빈혈, 백혈병, 불안신경증, 신경과민 등 각종 질병의 발병을 유발할 가능성이 높다.

몸이 피곤하면 만사가 귀찮다

김진수 원장 | 고당한의원

'왠지 나른하고 원기가 없으며 매사 의욕이 없어진다' '충분히 수면을 취한 것 같은데도 아침이면 일어나기가 어렵고 일어나도 영 개운치가 않다' '몸이 무기력해지고 매사가 권태롭고 흥미를 잃어 짜증스럽다'.

사회가 복잡해지고 경쟁이 심화되면서 이러한 증상을 호소하는 사람들이 늘어나고 있다.

대부분 놀란 마음에 의료기관 등을 찾아 각종 검사를 받아보기도 하지만 의학적으로 아무런 이상소견이 발견되지 않는다. 그래서 본인들의 고통에도 불구하고 주위 사람들로부터 신경성 또는 꾀병으로 치부되어 눈총을 받는 이중고를 겪기도 한다.

이처럼 몸에 별다른 이상이 없음에도 신체기능이 저하돼 피로와 함께 이에 따른 고통을 호소하는 사람들, 바로 만성피로증후군 환자들이다.

만성 피로는 당장 생명의 유지에 위협이 되는 질환은 아니지만 이를 가볍게 생각하고 증상을 방치할 경우, 정신적·육체적인 스트레스가 쌓이는 것은 물론 가족과 직장, 사회적으로 고립되어 사회생활에 어려움을 야기하며 학생의 경우 학습능력을 크게 떨어뜨리고 산업현장 등에서는 각종 안전사고를 초래하기도 한다.

실례로 호주의 한 연구 결과에 따르면 수면시간부터 17시간 정도 자지 않아 피로해지면 혈중 알코올 농도가 0.05%(운전면허 정지사유), 28시간 정도 자지 않으면 0.1%(면허취소) 상태의 사람과 동일한 수준의 행동장애가 나타나는 것으로 나타났다. 만성 피로가 결코 단순한 질환이 아님을

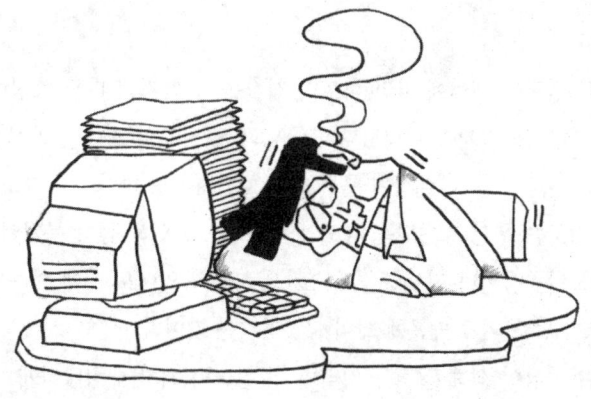

알게 해주는 단적인 예라고 할 수 있다.

만성 피로증후군이란?

'피로하다'는 증상은 각 개인의 주관적 호소로 매우 중요한 의미를 지닌다. 통증이 질병이나 신체가 더 이상의 위험상태에 빠지지 않도록 하는 경보장치인 것처럼 피로를 느끼는 것은 우리 몸이 휴식을 요청하는 구조신호라고 할 수 있기 때문이다.

사실 사람이 육체적으로 또는 정신적으로 과도한 노동을 할 경우 탈진하게 되고 이에 따라 피로가 찾아오는 것은 당연한 일이다.

하지만 만성 피로는 이러한 생리적인 피로가 아닌, 질병의 개념으로써 충분한 휴식에도 불구하고 계속적으로 피로감 또는 쇠약감을 느끼는 증상이 지속된다는 점에서 다르다.

의학적으로 피로가 1개월 이상 지속될 경우 병적 피로이며 6개월 이상 지속되면 이미 만성 피로의 상태로 정의하고 있다.

대개 25세에서 45세 사이의 한창 활동성이 강한 연령층에서 빈발하는 경향을 보이고 있으나 최근에는 어린아이나 노년층에서도 환자가 발생하는 등 발병 연령대가 확대되는 추세에 있다.

증상

만성 피로는 일종의 관리질환이다. 이는 곧 증상이 그만큼 오래간다는

얘기와도 같다.

증상의 정도는 개인에 따라 다르며 시간을 두고 각기 다른 증상이 나타나기도 한다. 또 갑자기 나타났다가 어느 정도 시간이 지나면 언제 그랬냐는 듯 없어지기도 하고 예상치 못한 때에 재발하기도 한다.

만성 피로는 우선 지속되는 극도의 피로감으로 인해 몸이 무기력해지고 매사에 불만족감이나 지루함을 일으키고 사소한 일에도 쉽게 짜증을 일으킨다. 그야 말로 피로 때문에 삶이 고달파지는 것이다.

더욱이 증상이 심해질 경우 기억력 및 집중력 저하에 시달리게 되고 전신통증 및 두통 또는 식욕저하, 소화불량, 체중감소, 체온이 약하게 올라가는 미열, 근육통, 관절통 등의 증상이 나타나기도 한다.

특히 신체적 피로감에 일상생활에서의 흥미나 희망을 잃어버리게 되면서 우울증이 생기고 이는 삶에 대한 의미상실로 이어져 자살을 시도하는 경우도 있다.

또 환경에 적응을 잘 못하는 성격의 소유자들은 방어기전을 사용해 불안 또는 불면 등의 증상을 호소하기도 한다.

발병원인

만성 피로가 왜 느껴지는지, 또는 무엇 때문에 발생하는가 하는 원인은 아직 정확히 규명되지 못한 상태이다. 다만 신경계 또는 내분비계 이상, 바이러스, 유전적 요인 등이 원인으로 작용하는 것으로 미루어 짐작하고 있을 뿐이다.

하지만 임상통계에 따르면 만성피로는 대개 신체적 질환과 정신적 원인에 의해 발병하게 되는 것으로 추측되고 있다. 만성 피로를 유발하는 신체적 질환에는 거의 모든 급·만성 질환이 포함된다.

실례로 임상통계에 따르면 전체 환자의 30% 정도는 결핵을 비롯해 간염, 당뇨병, 갑상선질환, 부신피질 호르몬 이상, 폐질환, 빈혈, 암, 심장질환, 류머티스 질환 등 각종 질환이 발병의 원인인 것으로 나타났다.

또 30~40%의 환자는 스트레스와 불안장애, 우울증 등 정신적인 원인이 작용하는 것으로 밝혀졌다.

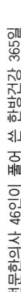

이외에 신경안정제나 혈압강하제, 피임약 등 각종 약물이 만성피로를 야기하는 원인으로 작용하기도 하며 환자에 따라서는 원인을 찾을 수 없는 경우도 있다.

한의학에서 보는 발병원인

한의학에서는 만성 피로를 허증(虛症) 또는 허로(虛勞), 노권상(勞倦傷), 기허(氣虛) 등의 질병명으로 지칭한다.

과도한 육체노동과 정신적인 스트레스, 지나친 성생활, 운동부족에 의한 기혈 순환장애, 장부(臟腑)의 손상, 장기간에 걸친 투병생활, 과도한 음주, 영양실조, 빈혈 등에 의해 체내의 기와 혈이 부족해져 발생하는 것으로 보고 있다.

이는 한의학의 질병 개념과도 그 궤를 같이하는 것으로 한방에서는 만성 피로를 허증의 범주에 속하는 것으로 보고 있기 때문이다.

허증은 건강한 상태와 질병에 걸린 상태의 중간 단계로 쉽게 말해 반(半)건강상태라고 할 수 있다.

한의학에서는 기와 혈의 균형이 이루어졌을 때 비로소 건강이 유지되는 것으로 보는데, 만성 피로는 기와 혈 어느 한쪽이 균형을 상실, 오장육부의 기능이 저하되어 대사가 원활치 못해 발생하는 것으로 보는 것이다.

한편 봄철에 많은 사람들이 흔히 경험하게 되는 춘곤증의 경우도 기가 부족해 발생하는 현상으로 만성 피로증후군의 형태를 띠며 나타나기도 한다.

물론 춘곤증 자체는 만성 피로와 다르지만 그 증상이 심화되거나 만성 피로증후군과 동일한 증상이 지속될 경우, 일단 만성 피로를 의심해 볼 필요가 있다.

춘곤증은 한의학에서 말하는 기허증에 해당되는 경우가 대부분이기 때문이다.

치료

만성 피로의 치료는 부족해진 기와 혈을 보충해 주고 이를 통해 내부 장

만성 피로

기의 균형을 바로 잡아주며 정신을 안정시켜 주는 등 발병을 초래하는 근본 원인을 제거하는 것을 원칙으로 하여 시행한다. 치료는 약물요법과 함께 지압요법 등을 병행 실시한다.

우선 각종 스트레스와 신경과민, 두뇌활동 과다 등으로 인체의 기가 부족해 만성 피로의 증상이 발생한 경우에는 몸의 기운을 북돋아 인체의 저항력을 강화시켜주는 '익기보혈탕' 류를 처방하고 절대 영양소의 부족으로 피를 만드는 조혈기능이 저하되어 증상이 발생한 경우에는 조혈기능을 강화시키는 '온궁탕' 류를 처방한다.

또 기허증과 혈허증의 증상이 동반해서 나타나는 기혈구허증의 경우에는 '음양쌍보탕' 류를 처방하면 치료에 효과가 있다.

이외에 '소건중탕'이나 '보중익기탕' '십전대보탕' '인삼양영탕' '팔미지황환' 등의 약물을 처방해도 원기를 북돋아 주는데 도움이 된다.

지압요법은 뒷머리의 마지막 뼈 밑의 양쪽을 손으로 지그시 누르면서 고개를 전후로 서서히 굴신하거나 무릎뼈에서 좌우로 3cm쯤 되는 부위를 아래쪽으로 계속 눌러 내려간다.

이는 우리 인체의 오장육부의 기능점이 모두 등쪽에 분포되어 있어 내장의 기능을 풀어주어 탁월한 반응효과를 얻는다는데 그 근거를 두고 있다.

현대 산업사회에서 급증 추세를 보이고 있는 만성 피로증후군을 전문적으로 치료하는 고당한의원의 김진수 원장은 원광대 한의대를 졸업하고 동 대학원에서 한의학 석사, 우석대 한의대에서 한의학 박사 학위를 취득했다.

보건의료 정책분야에도 관심을 기울여 서울대학교 보건대학원 최고관리자과정을 수료했으며 대한한방해외의료봉사단 부단장으로 한의학의 세계화와 인도주의 실천에도 앞장서고 있다.

만성 피로클리닉 외에 불임클리닉을 개설 불임치료에도 성가를 높이고 있다. 고당한의원은 서울 지하철 6호선 버티고개역 3번 출구 앞 남산타운아파트 상가 2층에 위치하고 있으며 예약 및 상담문의 전화는 (02)2256-3030 이다.

소리 없이 다가오는 '침묵의 살인자'

전봉천 원장 | 울산 봉천한의원

　견실한 중소기업체를 운영하고 있는 L씨(52세)는 얼마 전 출근길에 갑작스런 혈압 상승과 함께 코피가 터지면서 졸도, 병원 응급실로 후송됐다.
　최근 한달 동안 신상품 출시를 앞두고 정신적 육체적 스트레스가 누적된 상태에서 출근길에 그 날 거래처 사람들과 처리해야 할 일을 골몰히 생각하던 중에 갑자기 극심한 두통과 함께 코피가 터지면서 순간적으로 쓰러진 것이다.
　응급실로 실려가 체크한 L씨의 최고 혈압은 190mmHg. 정상 혈압수치를 한참 넘어선 고혈압이었다. 일단 응급조치를 취하고 이틀에 걸쳐 안정을 취한 L씨는 정상 혈압을 회복, 다시 일상생활로 돌아왔지만 언제 다시 재발할지도 모른다는 생각에 불안감을 떨쳐내지 못하고 있다.

고혈압이란?

　심장은 우리 몸에 산소와 영양소를 공급하기 위해 수축과 이완을 반복하며 혈액을 인체 구석구석까지 보내준다.
　혈압이란 심장이 박동할 때 동맥혈관에 흐르는 혈액의 압력을 말하는 것으로 수축기 혈압(최고 혈압)과 확장기 혈압(최저 혈압)으로 나타낸다. 성인의 정상 혈압은 120/80mmHg으로 보고 있는데 혈압 자체가 연령이 증가할수록 상승하며 감정 상태, 운동, 수면 등 처해 있는 상황에 따라 수시로 변할 수 있으므로 정상 혈압치를 한정짓기는 어렵지만 의학적으로 혈압이 일정하게 상승해 그 상태가 지속되는 경우를 고혈압이라고 한다.

고혈압

세계보건기구가 정한 인체의 혈압기준에 따르면 고혈압은 수축기 혈압이 161mmHg 이상, 확장기 혈압이 96mmHg 이상으로 규정 짓고 있다.

고혈압은 30세 이상 성인의 30% 정도가 환자일 정도로 흔한 질환이지만 초기 증상이 거의 없어 '침묵의 살인자'로 불린다. 실례로 우리 나라의 고혈압 환자는 전 인구의 10% 정도로 추정하고 있으며 연령의 증가와 함께 고혈압의 발생률이 높아져 30대 이후 성인의 경우에는 30%를 상회하고 있다.

고혈압이 문제가 되는 것은 흔한 질병이라는 것도 있지만 이보다는 생명에 위협이 되는 각종 질병을 일으키고 이로 인해 질병을 앓거나 사망하는 사람이 많다는데 있다.

고혈압이 원인이 되어 발병하는 합병증은 혈압이 높아져 혈관이 터지는 출혈을 비롯해 심부전증, 뇌출혈, 대동맥 질환 등이 있다. 고혈압일 경우 혈액을 몸 전체로 내보내기 위해 심장을 보통 이상으로 강하게 움직이게 되는데 이 경우 심장의 펌프질은 비효율적으로 진행되어 심부전증이 발생하게 된다.

한편 고혈압은 높아진 압력을 지탱하기 위해 혈관벽을 두껍게 만드는 동맥경화증을 초래하기도 한다. 이렇게 되면 협심증과 심근경색, 부정맥, 뇌경색, 말초혈관 질환 등을 초래하게 되고 심할 경우 심장마비를 야기하기도 한다.

증상

대부분의 질병들이 증상을 나타내는데 비해 고혈압은 별다른 증상이 없다. 간혹 일부 환자들의 경우 '뒷머리가 뻣뻣하고 뒷목이 땡긴다' 느니 또는 '어지럽다' '숨이 차다' '가슴이 벌떡거리고 피로하다' 등의 증상을 호소하기도 하지만 사실 이러한 증상은 다른 질병에서도 흔히 나타나는 것들이다.

또 두통이나 코피, 현기증, 이명(귀울림) 등을 고혈압의 증상으로 생각하는 경향이 많은데 이런 증상들 또한 고혈압 환자에게 많이 나타나는 것은 아니다. 이처럼 고혈압은 딱히 환자 스스로가 자각할 수 있는 증상이 없

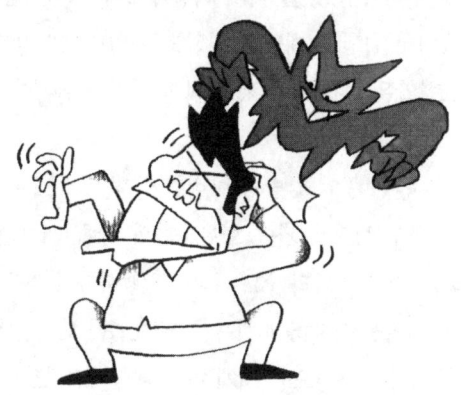

다. 그래서 '소리 없는 킬러(Silent Killer)'라고 한다.

발병원인

고혈압은 크게 본태성 고혈압과 2차적 고혈압으로 구분한다.

본태성 고혈압은 고혈압을 초래하는 발병원인이 불분명한 것으로 고혈압 환자의 대부분이 여기에 속한다. 다만 본태성 고혈압의 경우 유전적인 소인을 비롯해 고염식의 섭취, 비만, 스트레스 등이 상호작용, 발병하는 것으로 추측하고 있다. 그 중에서도 유전적인 소인은 어느 정도 인과관계가 밝혀진 것으로 부모가 고혈압인 경우 자녀가 고혈압에 걸릴 확률은 45%가 넘는 것으로 밝혀졌다.

고염식의 섭취도 본태성 고혈압의 원인이 되는 것으로 알려져 있다. 실례로 저염식을 주로 하는 지역에서는 고혈압이 잘 발생하지 않는 반면 고염식을 하는 사람에게는 고혈압이 많이 보고됨에 따라 소금의 섭취와 고혈압과는 깊은 연관이 있는 것으로 추측되고 있다.

한편 2차적 고혈압은 그 원인이 거의 밝혀졌는데 신장기능 이상 또는 경구 피임제 복용, 내분비 장애 등이 주요 발병원인이다.

한의학적 발병원인

한의학에서는 사실 고혈압에 대한 병증명이 나타나 있지는 않다. 다만 한의학 고서인 '소문(素問)'의 위론(痿論)에 심주신지혈맥(心主身之血

脈), 육절장상론(六節臟象論)에 심기충재혈맥(心其充在血脈)이라고 해서 심장과 혈맥에서 혈압의 개념을 말하고는 있다. 또 장부적(臟腑的)인 측면에서는 고혈압은 심장과 간장, 신장과 밀접한 관계가 있는 것으로 파악하고 있다.

임상에서 보면 고혈압의 발병은 비만과 혈관내 노폐물 정체, 사지말단(손·발가락 끝부분)으로 가는 혈류순환의 장애, 체내 혈액량 과다 등에 의해 야기되는 것으로 나타나고 있다. 우선 비만의 경우 비대해진 피부가 혈관을 압박, 혈압을 상승하게 하는 주요 요인이 되며 혈관 내 노폐물 정체는 일종의 동맥경화 증상으로 대개 마른 체형이면서도 고혈압인 사람들에게 흔한 경우이다.

또 사지말단으로 가는 혈류순환 장애는 한의학에서 말하는 어혈(瘀血 : 국소적으로 혈액순환이 정체되거나 성분이 변화한 것으로 혈류속도가 떨어져 죽은 피 또는 탁해진 피)이 혈관 내에 고여 있어 혈압을 상승시키는 것으로 본다. 이외에 변비 또는 만성 식체로 인한 교감신경의 긴장도 혈류량을 증가시켜 혈압을 상승시키는 요인으로 작용한다.

한편 한의학에서는 고혈압의 발병인자로 기후(풍사성 고혈압)와 정신적인 문제(주화성 고혈압), 연령 및 양생(주기성 고혈압), 체질(주습성 고혈압)과도 밀접한 연관이 있는 것으로 파악하고 있다.

치료

한의학에서의 고혈압 치료는 그 원인이나 드러나는 증상에 따라 각기 적절한 방법을 이용한다. 우선 비만 환자의 경우 체중감량을 통해 혈관에 대한 압박을 해소시키는데 중점을 두고 약물을 투약한다. 실례로 임상에서 보면 7kg이상 체중을 감량한 경우 혈압이 50mmHg 이상 강하된 것을 확인할 수 있다.

또 마른 체형이면서 고혈압이 있는, 즉 동맥경화증이 야기된 환자의 경우 어혈을 제거하는 약물을 투약하며 손과 발 등 말초혈관이 부분적으로 막혀 고혈압이 발생한 환자의 경우에는 원활한 혈행을 도와주는 약물을 투약한다. 치료에 사용되는 약물로는 '구미강활탕'을 비롯해 '마황탕' '계지탕' 등을 들 수 있다. 이들 약물들은 고혈압 발병의 근본적인 원인과 요소를 제거, 증상을 완화, 치료하는데 효과가 있다.

약물요법과 함께 운동요법을 병행 실시하면 치료기간의 단축은 물론 치료효과를 배가시킬 수 있다.

예방 및 치료 수칙

고혈압은 발병 후 합병증이 오면 이미 치료가 늦은 것이다. 따라서 무엇보다 예방이 중요하다.

특히 고혈압 가족력이 있거나 비만인 사람, 음식을 짜게 먹거나 술을 자주 마시는 사람, 흡연자 등 고혈압에 걸릴 위험인자를 갖고 있는 사람들은 예방에 노력을 기울여야 한다. 이를 위해서는 평소 생활습관을 개선하는 것이 중요한데 고혈압 환자를 위한 예방수칙은 다음과 같다.

1. 체중이 초과된 경우 우선적으로 체중을 감량한다.
2. 소금의 섭취를 제한하고 칼슘 섭취를 늘린다.
3. 고콜레스테롤 음식의 섭취를 제한하고 식이섬유질을 섭취한다.
4. 알콜의 음용을 제한한다.
5. 규칙적인 운동을 한다.
6. 정신적인 스트레스를 피하고 안정되고 편안한 마음을 갖도록 한다

전국민의 10% 정도가 환자일 정도로 흔한 질환이면서도 초기 증상이 거의 없어 속수무책인 고혈압의 치료를 전문적으로 시행하고 있는 울산 봉천한의원의 전봉천 원장은 경산대 한의대를 졸업하고 동대학 보건대학원에서 보건학 석사학위를 취득했다.

연일 내원하는 환자들의 진료로 분주한 일정 가운데서도 울산과학대학 외래교수로 한의학을 강의하며 '국민과 함께 하는 한의학'을 실천하고 있다. 대한한방 해외의료봉사단 울산지부장으로 국내외 의료봉사 활동에도 적극적으로 참여하고 있다.

고혈압클리닉을 개설 중인 봉천한의원은 울산시 중구 옥교동 신중앙시장 부근에 위치하고 있다. 예약 및 상담문의 전화는 (052)244-0611 이다.

비만은 만병의 근원

김덕종 원장 | 안양 보화당한의원

얼마 전까지만 해도 우리 나라 사람들은 대부분 살이 찌기를 원했고, 또 그런 사람을 선망의 대상으로 부러워하기까지 했다.

궁핍했던 시절, 넉넉지 못한 살림에 살이 찌도록 먹어보기는 커녕 끼니 잇는 것에 급급했기에 살이 찐 것을 건강함으로 인식했지 그것을 병이라고 생각지 못했기 때문이다.

살찐 사람들에 대한 이러한 인식은 사회상에 그대로 반영돼 한 때 TV드라마나 영화에서 조차 사장님이나 사모님이라고 하면 으레 얼굴에 반질반질 기름기가 흐르고 배는 앞으로 볼록 튀어나온 인물을 설정하기도 했다.

하지만 이제는 상황이 달라졌다. 그토록 선망하던 살이 찐 비만을 겁내고 싫어하는 시대가 된 것이다. 사회생활이나 대인관계, 면접시험 등에서도 날씬한 사람이 대접받고 더 실속을 차리게 되는 경우가 흔하다.

비만증이란?

비만증이란 몸에 여분의 지방이 지나치게 축적되는 상태를 말한다. 대개 과식이 주요 원인으로 작용하는데, 과식이란 일시적으로 많이 먹는 것을 의미하는 것은 아니고 하루에 소비하는 소요에너지 보다도 많은 양을 섭취하는 것을 의미하는 것으로 이러한 상태가 지속되면 살이 찌게 된다.

의학적으로 이상적인 체중은 남녀 공히 20세 전반의 체중으로 알려지고 있다. 즉, 성장을 모두 끝내 육체적으로 완성된 시기의 체중이 이상적인 체중이며 이를 일생동안 유지하는 것이 중요하다.

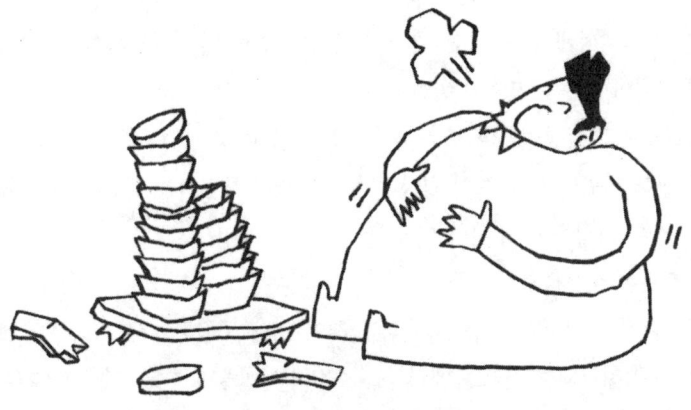

비만증은 증상 그 자체가 생활에 지장을 초래하지만 그보다 만병의 근본 원인이 된다는데 심각성이 있다. 비만은 곧 각종 질병을 일으킬 수 있는 체질의 상태이며 합병증 또한 다발시키고 있기 때문이다.

원인

1. 유전적 영향

임상통계 자료에 따르면 부모 중 한쪽이라도 비만일 경우 자녀가 비만이 될 확률은 40%이며 부모 양쪽이 비만일 경우는 50~70%에 달하는 것으로 나타났다. 또, 비만자의 경우 유전적으로 기초대사가 낮은 것으로 밝혀졌다. 이는 곧 비만의 발생에 유전적 요인이 크게 작용하고 있음을 알려주는 조사결과라고 할 수 있다.

유전에 의한 비만은 지방세포의 수가 증가하는 유형과 지방세포의 크기가 커지는 유형의 혼합형으로 살을 빼기가 가장 어려운 경우라고 할 수 있다.

특히 부모가 비만일 경우 자녀들이 비만이 되는 예가 많은 것을 볼 수 있는데 이는 개개 가정의 식습관에 영향을 받기 때문인 것으로 추측되고 있다.

2. 지나친 과식

비만의 원인 중 가장 일반적인 것이 과식이다. 음식물을 통해 섭취한 칼로리는 활동을 하면서 소모되는데 소모되고 남은 칼로리는 몸에 고스란히 남아 저장이 되게 된다. 이는 곧 지방세포에 중성지방이 축적되는 것이며 따라서 살이 찌는 근본적인 원인이 된다.

일반적으로 정상인들의 경우 혈당치 120~130 정도에서 만복감을 느끼는데 반해 비만인 사람은 이 혈당치가 훨씬 높아 포만감을 느낄 때까지 음식을 섭취, 과식을 하게 된다.

3. 잘못된 식사습관

한의학에서 인체는 음양(陰陽)의 조화에 의해 조절되는 것으로 보는데 낮은 양에 해당되는 것으로 에너지를 소비하는 활동을 하고, 밤은 음에 해당되어 에너지를 축적하는 역할을 하는 것으로 파악하고 있다.

따라서 낮에 섭취한 음식물은 소비하는데 사용되고, 밤에 섭취한 음식은 저장하는데 사용된다. 많은 사람들이 밤늦은 시간에 음식물을 섭취하는 경우가 많은데 밤에 먹는 음식은 비만의 직접적인 원인이 된다.

진단

비만의 정확한 치료를 위해서는 우선 진단을 통해 환자의 비만 여부를 확인하는 것이 무엇보다 중요하다.

비만의 진단을 위해서는 제일 먼저 환자와의 상담을 통해 체중과 신장, 비만이 시작된 시기, 비만과 관련된 증상, 질병의 과거력 및 가족력, 식사 및 수면습관, 단식경험의 유무, 알레르기 유무 등을 확인한다.

또 한의학에서는 주요 진찰법으로 망(望)·문(聞)·문(問)·절(切) 등 4진(四診)의 방법을 이용하는데 이를 통해 환자의 비만 정도를 진단한다.

여기서 망진(望診)이란 환자의 얼굴색, 피부의 윤기, 정신상태, 신체 각 부위에 대한 형태 등을 눈으로 관찰하는 것을 말한다. 문진(聞診)은 환자로부터 나타나는 여러 가지 소리와 냄새의 이상한 변화를 통해 질병을 진찰하는 방법이다.

또 문진(問診)은 환자 또는 보호자에게 질병의 발생, 진행과정, 치료경과와 현재의 증상 및 기타 질병과 관련된 여러 가지 정황을 물어 진찰하는 방법이며, 절진(切診)은 손을 이용하여 환자의 신체 표면을 만지거나 눌러보고 맥을 짚는 등의 방법으로 증상을 진단하는 방법이다.

이와 함께 신장, 체중의 측정을 통한 간접 체성분 분석과 체성분 분석기 등을 이용해 체지방량을 측정한다.

이러한 진단 등을 통해 환자가 비만으로 판명되면 각기 증상에 맞는 적합한 치료방법을 시행한다.

치료

비만의 한의학적 치료는 환자의 체질과 증상에 따라 각기 적합한 방법을 이용하는데 크게 약물요법과 이침요법, 전기침요법을 시행한다.

1. 약물요법

식욕을 억제시키는 작용으로 음식물의 섭취를 감소시키고 체지방의 대사량을 증진시켜 지방의 연소를 촉진하는 성분의 약물로 특히 한약재에 함유되어 있는 섬유소 성분이 허기를 막아주고 식이요법을 도와준다.

비만치료에 주로 처방되는 약물들은 '가미방풍통성산' 또는 '체감의이인탕', '체감행혈의이인탕', '비감해기탕', '체감대보탕', '비감환', '가미오적산' 등으로 사상의학에 의거한 환자의 체질과 증상에 따라 변증하여 투약한다.

2. 이침요법

귀에 시술하는 이침은 식욕을 억제하는 효과가 있어 약물복용과 함께 널리 사용되는 치료법이다. 뇌간과 뇌점, 내분비점, 신문점 등 식욕과 관계된 혈에 침을 놓는데 시술이 간단하고 부작용이 없다는 장점이 있다.

3. 전기침요법

지방층이 두꺼워 살이 잘 빠지지 않는 부위인 복부, 종아리, 허벅지, 둔부 등의 혈자리에 미세 전류를 보내 지방세포를 분해, 배설관을 통해 배설시키는 방법으로 비만치료에 매우 효과적이다.

복부비만의 경우 8~10회 시술로 3~4cm, 종아리는 1~2cm, 둔부는 2~3cm 정도 감소한다.

비만의 한의학적 치료는 이처럼 약물요법과 이침요법, 전기침요법, 식이요법, 운동요법 등을 병행 실시하는데, 환자에 따라 각기 편차를 보이기는 하지만 신장 160cm에 80kg이상인 사람의 경우 1개월 정도의 치료를 통해

7~8kg 내지 그 이상의 감량이 가능함을 임상에서 확인할 수 있다.

비만의 한의학적 치료는 효과가 확실하고 비용이 저렴하면서도 부작용이 없이 치료기간이 적게 소요되는 장점을 가지고 있다. 특히 치료기간 중에 잘못된 식사습관을 교정하고 규칙적인 운동을 실시할 경우 비만 치료 후 발생하기 쉬운 요요현상에 대해서도 근본적인 예방이 가능하다.

체중 감량을 위한 주의사항

1. 단식만으론 체중감량이 불가능하다

단식은 당장 체중계의 수치를 내리는데는 도움이 될지 모르나 장기적으로는 감량 성공에 어려운 방법이다. 오히려 식사량이 증가하고 위장질환의 발생 가능성이 높고 스트레스로 인해 신경질적인 성격으로의 변화를 초래한다.

2. 하루 3끼 모두 먹는다

체중을 감량하겠다는 일념에 하루 1끼만 먹는다든지 할 경우 인체는 본능적으로 생존을 위해 신진대사를 최소화하며 체내 지방을 아낀다. 정상적인 식사가 이루어질 때 신진대사도 원활하고 지방분해도 잘 이루어진다. 다만 소식의 원칙을 지키는 것은 좋다.

3. 빵 종류를 다량 섭취하면 몸이 빵빵해진다

100g에 들어있는 칼로리를 비교해 보면 쇠고기 133, 쌀밥 200, 식빵 300, 카스테라 330, 꿀 334, 비스켓 380, 도너츠 416, 초콜릿 431, 라면 568 칼로리이다. 고기나 밥에 비해 빵은 탄수화물 덩어리임을 알 수 있다.

4. 과일도 살찐다

식사량을 감량하면서 칼로리가 적은 과일을 섭취하는 경우가 많다. 하지만 여기에 함정이 있다. 귤 한 개의 칼로리는 80, 귤을 4개만 섭취해도 밥 한공기를 섭취한 것과 같다. 사과 2개면 밥 한 공기, 포도 한 송이는 밥 2공기 가량의 칼로리가 있음을 알고 섭취하는 사람은 많지 않다.

5. 과자 종류는 맛보기만

대부분의 과자는 한 봉지에 400칼로리 정도가 들어있는데 이는 한끼에 섭취하는 칼로리의 수치이다. 과자를 많이 섭취하는 어린이들에게 비만이 많은 것도 이 때문이다. 따라서 과자는 맛보기에 그치는 것이 좋다.

6. 간식을 피하라

심심풀이로 먹는 과자 또는 과일 등 간식을 자주 먹다보면 한끼 또는 두 끼에 섭취하는 칼로리의 양을 초과하게 된다.

7. 술 마시면 체중감량은 요원하다

술이 고칼로리임은 이미 잘 알려진 사실로 지나친 과음은 곧바로 복부비만의 원인이 된다. 복부비만을 비롯해 각종 비만의 치료시 술을 삼가지 않는다면 체중감량은 남의 이야기일 뿐이다.

8. 매일 규칙적인 운동을 하라

체중감량을 위한 운동으로는 유산소 운동을 규칙적으로 하는 것이 도움이 된다. 예를 들어 매일 한 시간 정도만 빠른 걸음으로 쉬지 않고 걸어도 좋다. 하루 1시간 이상, 1주일에 4일 이상이면 체중감량을 위한 운동으로 충분하다.

9. 습관을 바꾸면 요요는 없다

비만치료란, 말을 바꾸면 습관 바꾸기라고 할 수 있다. 자신의 일상생활 속에서 살찌기 좋은 습관을 체크, 이를 과감하게 고치고 생활을 바꾸어 새로운 습관을 만든다면 비만 또는 요요현상은 없다.

한방 비만 전문클리닉을 개설하고 있는 보화당한의원의 김덕종 원장은 원광대 한의대를 졸업하고 동대학원에서 한의학석사, 박사 학위를 취득했다. 동의대 및 대전대 한의대 교수를 역임했으며 현재 안양시 한의사회장으로 재직 중이다.

한방 칼럼리스트로도 널리 알려진 김덕종 원장은 신문, 잡지 등에 한의학 칼럼을 기고하는 한편 방송 등에도 출연, 일반인들이 어려워하는 한의학을 쉽게 설명, 한의학의 대중화에도 앞장서고 있다. 저서로는 '마음과 몸을 다스리는 한의학 108 지혜'가 있다.

보화당한의원은 경기도 안양시 안양여고 4거리 부근에 위치하고 있으며 상담 문의 전화는 (031)449-4588 이다.

중년 여성 위협하는 내분비계 질환

최문규 원장 | 최문규한의원

'얼굴이 붓고 창백해지며 자주 달아오르고 가슴이 답답해진다' '특별하게 한 일도 없는데 자꾸 피곤함을 느끼는가 하면 음식물을 많이 섭취하는데도 불구하고 체중이 감소한다' '목이 갑자기 굵어지는가 하면 쉰 소리가 나고 목 부위에 혹이 만져지며 침을 삼키는 것이 불편하다'

만약 이런 증상이 갑자기 생긴다면 한번쯤은 갑상선 질환을 의심해 볼 필요가 있다. 물론 이들 증상은 다른 질병에 의해서도 나타날 수 있어 반드시 갑상선 질환에 걸린 것이라고 단정할 수는 없지만 갑상선 질환의 대표적인 증상이기 때문이다.

사회구조가 복잡해지고 경쟁이 날로 심화되어 가는 복잡한 현대생활 속에서 야기되는 각종 스트레스가 각종 내분비호르몬 질환 환자를 양산해내고 있다. 갑상선 질환은 그 중에서도 대표적인 질환의 하나라고 할 수 있다.

이 질환은 췌장에서 분비되는 인슐린의 부족으로 발생하는 당뇨병과 함께 2대 내분비호르몬 질환으로 손꼽힌다. 발병률이 의외로 높음에도 불구하고 대부분의 일반인들은 갑상선 질환에 대해 잘 모르는 경우가 많지만 알고 보면 갑상선 질환만큼 보편적이고 무서운 질환도 드물다.

갑상선 질환이란?

갑상선은 목의 중앙 부위에 위치한 인체 내에서 가장 큰 내분비선으로 당질과 단백질, 지방질 등 사람이 살아가는데 반드시 필요한 갑상선 호

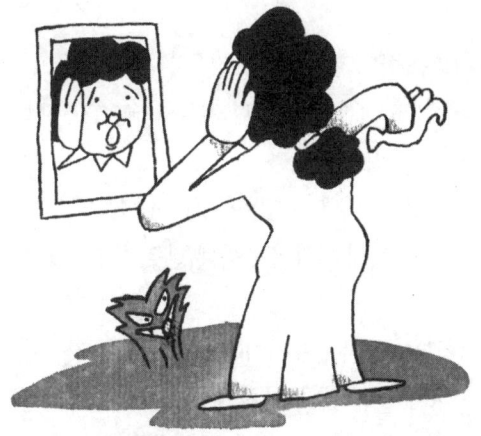

르몬을 만들어 분비하고 우리 몸의 대사(代謝)를 조절하는 기능을 갖고 있다.

갑상선 질환은 이 기능에 이상이 생겨 발생하는 여러 가지 질환으로 발병률이 높아 환자 수가 전 인구의 3%를 상회하는 것으로 추정되지만 대개는 신장 또는 심장의 이상 등으로 오인, 정확한 치료를 받지 못하고 있는 경우가 많다.

남성보다는 여성에게서 4~5배 이상 발병률이 높아 '여성의 병'으로 알려져 있다. 임신과 출산 후의 건강상태와도 밀접한 관련이 있으며 자가 면역성 질환인 까닭에 태아에게 대물림되는 경우도 적지 않다.

예전에는 30~40대 이후 출산의 경험이 있는 여성에게 빈발하는 경향을 보였지만 최근에는 16세 전후의 사춘기 여학생들에서도 심심찮게 발생하고 있다.

갑상선 질환에는 기능항진증과 기능저하증, 갑상선종, 갑상선 종양 등 여러 가지가 있지만 가장 대표적인 것은 갑상선 호르몬이 과잉 분비되는 갑상선 기능항진증과 반대로 갑상선 호르몬이 정상인에 비해 적게 분비되는 갑상선 기능저하증이다.

증상

갑상선 기능항진증은 갑상선 호르몬 분비가 왕성해져 체력 소모가 심해지고 쉽게 피로를 느끼며, 식욕이 왕성해져 많이 먹는데도 체중은 급격히 줄어든다. 또 더위를 참기 힘들어하는 것은 물론 한 겨울에도 땀을 많이 흘리고 가벼운 활동에도 심한 운동을 한 것처럼 숨이 가빠지고 신경이 예민해져 사소한 일에도 흥분을 잘한다.

대변을 보는 횟수도 늘어나고 손발이 떨리며 여성의 경우 월경량이 줄거나 불규칙해지면서 사람에 따라서는 아예 월경이 중단돼 임신으로 착각하기도 한다.

또한 눈이 커지고 안구가 돌출하여 눈꺼풀이 붓고 결막에 충혈이 나타나며 이물감을 느끼기도 한다. 그러나 안구돌출은 갑상선 기능항진증 환자 모두에게 나타나는 것은 아니며 증상이 완치되어도 안구돌출증이 치료되는 것은 아니다.

반면 갑상선 기능저하증은 기능항진증과 정반대의 증상이 나타난다. 식욕이 떨어져 적게 먹는데도 이유 없이 체중이 늘고 근육이 뻣뻣해져 쥐가 자주 난다거나 관절통 또는 근육통 등이 나타난다. 또 땀도 배출되지 않고 한 여름에도 이불을 덥고 있어야 할 정도로 추위를 탄다.

이와 함께 월경량이 많아지고 변비증상이 나타나며 신경이 둔해져 건망증도 생긴다.

발병원인

갑상선 호르몬의 양이 늘거나 줄어드는 것은 뇌하수체에서 분비되어 혈액 속에 존재하는 갑상선 자극호르몬(TSH)에 항체가 생기거나 유사 TSH를 TSH로 오인, 갑상선 세포 속에 자리잡고 있는 TSH수용체가 받아들이는 자가면역반응으로 인해 일어난다. 갑상선의 한 부위가 커져 혹이 생기는 종양 질환의 경우는 아직껏 그 원인이 밝혀지지 않은 상태이다. 이처럼 갑상선 질환은 근본적으로 갑상선 호르몬 분비에 기능적 이상이 초래되어 발생한다.

하지만 호르몬 분비의 기능 이상을 일으키는 자가 면역반응의 원인은 아직 규명되지 않은 상태이다. 다만 정신적·육체적 스트레스와 육류 중심의 식습관, 흡연 등이 발병을 유발하는 위험인자로 작용하는 것으로 추측하고 있을 뿐이다.

한의학적 발병원인

한의학적으로 기능항진증은 영, 영류, 토안(兎眼), 소갈(消渴), 번조(煩燥) 등의 범주에 속한다. 몸의 정기 중 음(陰)이 부족하고, 허화(虛火)가 왕성하거나 기가 허한 것을 발병의 원인으로 보고 있다. 이는 정지실조(情志失調), 즉 감정의 흥분이나 우울, 기쁨의 지나침이나 부족함으로 인해 기운이 울체되고 화(火) 기운이 생성되어 우리 몸의 진액을 손상시켜 발생케 한다는 것이다.

기능저하증은 부종(浮腫), 허로(虛勞), 행지(行遲) 등의 병증과 유사한데 우리 몸의 대사기능을 주관하는 명문(命門)의 화(火)와 신수(腎水)가 부족하여 발생하는 것으로 본다.

치료

갑상선 질환의 한방치료는 발병의 원인을 정확히 파악, 이를 제거해줌으로써 증상을 개선시키는 것을 원칙으로 시행한다.

갑상선 기능항진증의 경우 먼저 울체된 기운을 풀어주고 체내에 부족한 음액(陰液)을 보충시켜 주며 심장을 안정시키는 것을 목표로 하여 적절한 약물을 처방하고 침술치료를 병행 실시한다.

또 갑상선 기능저하증은 우리 몸의 장기 중 소화기능을 담당하는 비장과 생식기능을 주관하는 신장기능을 활성화시키는 온중건비 부양보신(溫中健脾 扶陽補腎 : 소화기관을 따뜻하게 하며 몸의 양기를 북돋아 줌)의 치료방법으로 치료를 시행한다.

갑상선 질환은 전반적으로 신체의 음양대사(陰陽代謝)의 부조화로 발생하는 질환으로 음양의 기능을 조절하는 기관 중 신장의 기능 부조화가 가장 많이 나타난다. 따라서 치료는 신의 명문(기능의 항진을 주관하는 기관)과 신음(腎陰 : 기능의 침정을 주관하는 기관)의 부조화를 균형적으로 조절하는 방법으로 치료를 시행한다.

임상에서 보면 한방치료를 통해 자각적 증상의 소멸과 갑상선 종대의 축소 등 뛰어난 치료효과가 나타나는 것을 확인할 수 있다.

갑상선질환

예방 및 치료에 중요한 식이요법

갑상선 질환은 종양을 제외하고는 그 발병이 인체의 자가 면역기능 이상에서 비롯되는 것으로 어떠한 질병보다 식이요법이 예방 및 치료를 위해 중요하다.

한방에서 강조하는 갑상선 질환 환자의 식이요법 원칙은 질병치료에 도움이 되는 음식과 삼가야 할 음식을 철저하게 지키는, 이른바 절제있는 식생활이다.

매일 3회 식사를 정해진 시간에 규칙적으로 시행하고 식사량은 적당량의 80% 정도만 먹는 소식이 바람직하다. 또 화가 났거나 흥분한 상태에서는 식사를 피하고, 너무 찬 음식 또는 맵거나 신 음식 등 자극성 음식과 지방분이 많은 음식의 섭취를 삼가도록 한다.

한의학에서 갑상선 질환의 예방 및 치료에 도움이 되는 것으로 보는 식물성 식품은 미역과 호두, 대추, 복숭아, 율무, 보리, 영지버섯 등이며 동물성 음식으로는 해삼을 비롯해 자라와 양고기, 뱀장어 등을 들 수 있다.

30~40대 여성의 건강을 위협하는 내분비호르몬 질환인 갑상선 질환의 전문치료를 시행하고 있는 최문규한의원의 최문규 원장은 경희대 한의대를 졸업하고 동대학원에서 한의학 석사·박사 학위를 취득했다.

개원의로서 20여 년간 임상에서 각종 질환을 치료, 한의계 내에서 이론과 임상을 겸비한 한의사로 인정받고 있는 최 원장은 서울시 강남구한의사회 회장, 서울시한의사회 부회장을 역임하고 현재 대한한의사협회 부회장으로 재직 중이다.

'소아설사의 침구치료에 관한 문헌적 고찰' '유뇨의 침구치료에 관한 문헌적 고찰' '견 및 주관절 주위 경락의 취혈방법 및 자침심로에 관한 문헌적 고찰' 등 다수의 연구논문들도 발표한 바 있다.

갑상선클리닉 외에 요통 및 만성피로, 갱년기장애 클리닉을 개설하고 있는 최문규한의원은 서울 지하철 2호선 역삼역 주변 역삼세무서 사거리 부근에 위치하고 있으며 상담문의 전화는 (02)567-7273 이다.

입과 눈이 비뚤어지는 황당한 질병

손광락 원장 | 경주 손광락한의원

몇 해 전 밀리언셀러로 장안의 지가를 올리며 독자들의 사랑을 받았던 소설 '동의보감'에 보면 다음과 같은 내용이 나온다.

조선시대의 명의요, 지금까지도 의성으로 추앙받는 허준 선생이 당대 어의였던 양예수와 선조 임금의 총애를 받던 공빈 김씨의 얼굴이 돌아간 남동생을 놓고 의술로 대결하는 대목이 그것이다.

그리고 온갖 우여곡절을 겪으며 어의와 겨룬 치료는 다음과 같은 대목으로 결말이 난다.

'의원께서 돌아간 뒤 격분한 병자가 속았다 하며 스스로 얼굴의 침을 뽑아 던지고 밥상을 당겨 음식을 먹으며 술까지 가져오라 고래고래 고함을 질러댔는데 그 입놀림 끝에 불현 듯 보니 얼굴은 어느새 온전한 모습이 되어 있었사옵고…'

결국 어의와 겨루었던 의술의 대결은 허준 선생의 완벽한 승리로 끝이 난다.

의성 허준 선생이 민초들을 치료하던 혜민서에서 일약 임금을 비롯한 궁중 내 환자들을 치료하는 내의원으로 옮겨가게 했던, 그리고 훗날 어의의 길을 가도록 한 단초가 됐던 질병이, 바로 구안와사이다.

구안와사란?

구안와사란 흔히 양방에서 안면신경마비라는 질병명으로 지칭하는데 정확히는 안면의 운동기능을 담당하는 뇌신경 중 안면신경(제7번 뇌신경)의 마비에서 비롯되는 증상이다. 질병명에서 이미 알 수 있듯 입과 눈에 관계된 말초신경의 마비로 인해 안면의 변형을 가져온다.

불과 얼마 전까지만 해도 노년층이 발병의 주요 대상층이었으나 최근 들어서는 40~50대는 물론 20~30대의 청장년층에서도 발병하는 경향을 보이고 있다.

증상

구안와사는 일단 발병하면 얼굴 근육의 마비로 인해 얼굴과 눈 주위에 가벼운 경련이 일어나고 얼굴 한쪽이 갑자기 뻣뻣해지는가 하면 아침에 일어나 세수를 할 때 안면감각에 이상이 느껴지고 한 쪽 눈에 비눗물이 들어가 따가운 등의 증상이 나타난다.

또 입이 한 쪽으로 쏠려 음식물을 씹는 것이 어렵고 음식물이 한쪽 볼에 끼이는가 하면 음식물이 입 밖으로 흘러나오기도 하며 양치질을 할 때 양칫물이 힘없이 한 쪽으로 흘러내리기도 한다.

이외에 병변이 있는 쪽의 눈을 감지 못하고 마비가 일어난 부위에 따라 맛을 전혀 못 느끼거나 눈물이나 침이 나오지 않고 귀 뒤와 목 등에 심한 통증을 느끼기도 한다.

구안와사의 증상은 얼핏 보기에 중풍과 증상이 비슷해서 당황하기 쉬우나 수족마비 등의 증상이 일어나지 않는데서 중풍과는 구분이 된다.

다만 구안와사의 증상이 반복해서 지속될 경우 신속히 의료기관을 찾아 적절한 치료를 시행하는 것이 좋다. 모든 질병이 다 그러하지만 구안와사의 경우 치료시기가 빠르면 빠를수록 예후가 좋게 나타나기 때문이다.

왜 발생하는가?

구안와사의 발병 원인은 바이러스성 감염을 비롯해 외상, 뇌종양, 뇌졸중, 다발성 경화증 등 여러 가지 원인에 의하여 발생할 수 있다. 그러나 주변에서 흔히 볼 수 있는 것처럼 별다른 증상이 없던 사람이 갑자기 다른 증상이 없이 안면마비만 나타나는 경우는 대개의 경우 'Bell's 마비' 라 하는 바이러스 감염으로 추정하고 있다.

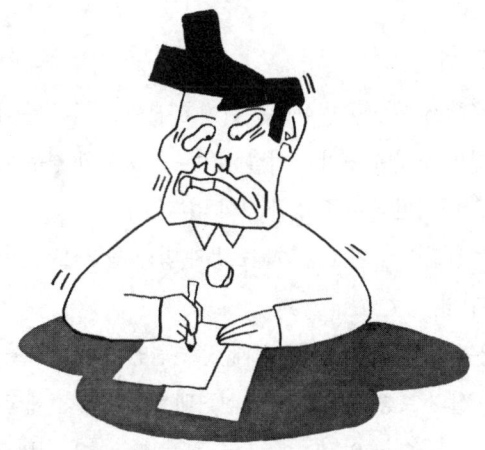

'Bell's 마비'의 발병 원인은 아직껏 정확히 밝혀지지 않고 있으나 바이러스의 신경감염 후에 발생되는 신경병증으로 추정되고 있으며, 중년 이후에 많이 발생되고 찬바람이나 찬 곳에 노출된 후에 나타나는 경우가 흔히 있으며 이 때 미각상실과 눈물감소, 청각과민 현상 등이 동반되는 경우가 많다.

이외에 사고나 외상 등에 의해 두개기저골 골절(뇌를 받치고 있는 두개골의 바닥에 발생한 골절)이 발생하여 구안와사가 발생하는 경우도 있다.

한의학적 발병원인

한의학에서 보는 구안와사의 발병원인은 풍(風)이 혈맥에 침범해 한쪽의 안면신경을 마비시켜 생기는 것으로 보고 있으며 눈과 귀, 치아질환에서도 발생하는 것으로 파악하고 있다.

즉, 고혈압 환자 또는 심신이 극도로 허약한 사람이 과로 또는 과음 후 추운 방에서 얼굴을 바닥에 대고 잤다든지, 또는 어린아이가 차가운 바닥에서 엎드려 자고 일어났을 때 발병한다.

또한 여름철에 날씨가 덥다고 선풍기나 에어컨 바람을 맞으며 잠을 잤을 경우, 삼복 더위에 땀을 많이 흘리고 나서 갑자기 찬물에 세수를 할 때도 발병하기 쉬우며, 극도로 과로하거나 스트레스를 많이 받는 경우에도 발병할 가능성이 높은 것으로 보고 있다.

치료

구안와사는 우선 외모가 변형되는 관계로 본인은 물론 주위 사람들까지 놀라고 안스러워 하지만 초기에 적절한 치료를 시행할 경우 치료가 그다지 어려운 질병은 아니며 후유증 또한 거의 없다.

구안와사의 한의학적 치료는 약물요법과 함께 침구요법, 마사지 요법 등이 주로 이용된다.

약물요법은 환자의 병력과 건강상태, 발병원인과 체질 등을 감안해 허증의 경우 기와 혈의 보충을 통해 몸의 신진대사를 원활히 해주는 약물을 투약하고 실증의 경우에는 이기(理氣)하는 약물 등을 투약한다.

침구요법은 응체된 기혈의 순환을 촉진시켜 주는 경혈에 침과 함께 뜸을 떠주어 증상을 개선시키는 효과가 있으며 이들 치료와 함께 발병부위에 온습포 또는 쑥찜 팩 등을 이용한 마사지 요법을 병행하면 후유증 없이 치료효과를 크게 제고시킬 수 있다.

구안와사는 뇌 질환으로 발병한 경우를 제외하고는 한방치료를 통해 만족할 만한 결과를 얻을 수 있다.

따라서 치료시 반드시 치료가 될 수 있다는 믿음을 가지고 적절하고도 신속한 치료를 시행하는 것이 무엇보다 중요하며, 또 급한 마음에 의료기관을 전전하기보다는 한 곳에서 지속적인 치료를 받는 자세가 필요하다.

치료사례

1. 박○○ (여 27세)

얼마전 젊은 여성이 손수건으로 얼굴을 가리고 너무 울어 충혈된 눈으로 진료실에 들어왔다.

사연인 즉, 결혼식 날짜를 받아놓은 후 결혼준비로 이런저런 신경을 쓰던 중에 며칠 전부터 얼굴이 이상해졌다는 것이었다.

진료실에서 상담을 하는 중에 수심으로 가득찬 얼굴을 살펴보니 입술이 한쪽으로 쏠려 있었고 발음도 어눌했다.

먼저 이 병의 발병원인과 치료방법, 예후 등을 상세히 설명해주고 진찰을 시행한 후 본격적인 치료를 시행했다.

약물과 함께 침구요법, 마사지요법을 병행한 결과 치료 2주 후, 정상적인 얼굴로 돌아왔다. 혹시 하는 마음에 윙크도 시켜보고 휘파람도 불어보게 했는데 전혀 어색함이 없었다.

기쁜 얼굴로 진료실을 나간 이 환자가 2주 후 무사히 결혼식을 치를 수 있었음은 물론이었다.

2. 김○○ (남 7세)

이 어린이 환자는 아이스크림을 과다하게 섭취하고 찬방에서 잠을 자다가 얼굴이 돌아간 경우였다. 잠에서 깨어난 아이의 눈 깜박임이 이상하고 식사를 하는데 음식물을 먹는 것이 서툴기에 아이의 엄마가 놀란 마음에 한의원에 데리고 온 것이었다.

어린아이여서 침 치료에 대한 거부감이 많아 치료에 어려움은 있었지만 잘 달래어 치료를 시행하며 약물을 투약했다.

진료 도중 감기 기운이 있어서 치료를 중단한 이틀을 제외하고는 15일간 치료를 계속 시행한 결과 완치되었다.

구안와사를 비롯해 안면 부위의 각종 질환을 전문적으로 치료하는 경주 손광락한의원의 손광락 원장은 동국대 한의대를 수석으로 입학, 졸업하고 동대학원에서 한의학 박사학위를 취득했다.

현재 경주대학교 사회교육원 및 서라벌대학 여성교육원의 강사로 건강 및 한의학 강좌를 통해 시민건강을 지키는 의료인으로서의 역할을 다하는 등 지역사회에 기여를 하고 있으며 동국대 한의대에 출강, 후학 양성에도 정열을 쏟고 있다.

손광락한의원은 경주시 황오동 구 근화여고 건너편에 위치하고 있으며 상담 문의 전화는 (054)749-5656 이다.

"경계대상 1호" 공포의 질병

김창수 원장 | 예감당한의원

영화 또는 TV드라마의 장면에 어느 날 갑자기 나이 드신 어른이 쓰러져 반신이 마비되어 몸을 가눌 수 없게 되고 가족들이 식사 시중에 대소변까지 받아내며 힘들어하는 모습을 흔히 보게 된다.

기약 없는 병 수발에 가족들의 갈등이 커지고 이로 인해 불화가 싹터서 나중에는 가족간에 고성이 오가며 한바탕 싸움이 벌어지게 되고….

이는 중풍이라는 질병이 초래하는 대표적인 장면이다. 사람들이 흔히 하는 말 중에 '앓느니 죽겠다'라는 말이 있다. 질병에 시달리며 고생하느니 차라리 죽는 것이 오히려 낫다는 말이다. 중풍은 바로 이러한 말에 해당되는 대표적인 질병이다.

졸지에 환자를 쓰러뜨려 생명을 위협하는 것은 물론 다행히 생명을 건졌다고 해도 반신불수 또는 대소변을 가리기 힘든 심각한 후유증을 야기, 환자 본인은 물론 가족들에게까지 말로는 표현하기 어려운 육체적, 정신적 고통을 안겨주기 때문이다. 그래서 '차라리 죽는 것이 낫겠다'고 말하지만 그렇다고 해서 쉽게 죽지도, 낫지도 않는 질병이 바로 중풍이다.

문제는 이같은 중풍의 발생률이 우리 나라가 전세계에서 수위를 차지 '중풍 왕국'이라는 오명을 안고 있다는데 있다. 실례로 통계청이 발표한 '성인 사망원인 통계조사'에 따르면 우리 나라 사람들이 중풍으로 가장 많이 사망하는 것으로 나타났다. 이런 이유로 중풍은 많은 사람들이 두려워하는 경계대상 1호의 질병으로 대두되고 있다.

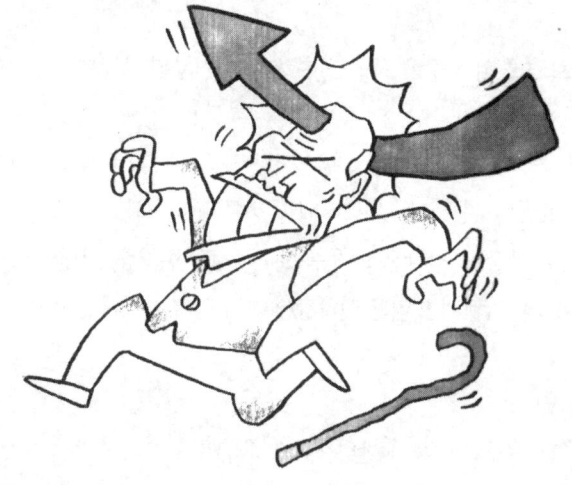

중풍이란?

중풍은 뇌의 혈관 순환장애로 어느 날 갑자기 쓰러져 의식장애를 일으키고 반신불수가 되거나 말을 못하는 언어장애, 대소변을 가리지 못하고 움직임이 어려운 행동장애 등 각종 후유장애를 초래하는 질병으로 양방에서는 뇌졸중이라는 질병명으로 지칭한다. 대개 40~50대 사이의 연령층에서 많이 발생하는 것으로 알려져 있으나 최근에는 20대와 30대, 심지어는 10대에서까지 발병하는 등 발병연령의 사각지대가 없어지고 있다.

뇌혈관의 순환장애로 발생하는 중풍은 발생원인에 따라 크게 두 가지로 분류한다. 하나는 혈압이 높을 때 극도로 흥분하거나 갑작스런 충격 등으로 뇌혈관이 터지는 뇌출혈과 다른 하나는 동맥경화 또는 혈전 등이 원인이 되어 혈액을 공급하는 뇌혈관이 막혀서 발생하는 뇌경색이다.

불과 얼마 전까지만 해도 중풍의 가장 대표적인 것이 뇌 속의 혈관이 터지는 뇌출혈이었지만 최근에는 뇌혈관이 막혀서 피가 제대로 통하지 못해 그 부위의 기능을 상실, 발생하는 뇌경색이 증가 추세를 보이고 있다.

증상

사람의 뇌는 부위에 따라 사고와 언어, 이해, 행동명령, 감각 등 수 없이 많은 기능들을 수행하고 있다. 따라서 이러한 기능을 수행하는 뇌가 뇌출혈 또는 뇌경색 등으로 인해 장애가 생기면 그 기능들이 약화 또는 마비되는 등 심각한 문제가 발생한다. 이것이 바로 중풍으로 인해 초래되는 각종 증상들로 중풍의 증상은 원인과 손상된 뇌의 부위, 상처의 크기에 따라 다양하게 나타난다.

일단 중풍이 발병하면 생명은 건졌다 하더라도 각종 후유증상이 나타나는데 대표적인 것으로는 의식장애를 비롯해 반신불수, 실어증, 발음장애, 시력 및 시야장애, 감각장애, 두통 또는 구토, 현기증, 안면마비, 운동실조증, 음식물을 삼키기 어려운 연하장애, 대소변 조절장애 등을 들 수 있다.

발병원인

어느 날 갑자기 중풍이 발병했다고 하더라도 그 원인은 이미 오랜 기간을 두고 축적된 것으로 볼 수 있다. 일례로 중풍 발병의 주요 원인이 되는 동맥경화증의 경우, 이미 젊은 시절부터 나타나는 경우가 많기 때문이다.

중풍을 야기하는 원인은 다양하지만 가장 큰 원인은 고혈압이라고 할 수 있다. 지속적인 고혈압은 혈관벽의 손상을 초래하고 이것이 동맥경화의 원인이 되며 동시에 뇌출혈을 일으키는 주범의 역할을 담당하기 때문이다.

이외에 심장질환과 당뇨병, 고지혈증, 비만증 등의 질병 등도 중풍을 야기하는 원인으로 작용하고 있다. 또 과도한 음주나 흡연, 경구피임약의 장기복용 등도 중풍을 유발하는 원인이 되고 있으며 집안에 고혈압 환자 또는 중풍 환자가 많은 가족력도 발병의 원인으로 작용하고 있다.

한의학적 발병원인

한의학에서는 중풍이 발병하는 가장 큰 원인으로 사람이 원래 가지고 있는 정기의 허약으로 보고 있다. 정기는 인체를 지탱시켜 주는 가장 근본적인 힘이라고 할 수 있는데 이 정기가 약해지면 인체의 방어능력이 저하되어 중풍의 좋지 않은 기운이 침범할 경우 발병하게 된다는 것이다.

이외에 한의학에서는 중풍의 발병이 급격한 기온변화와 기후 또는 열에 의한 쇼크 등 외부적 영향, 영양불균형 또는 과도한 성생활과 운동부족·신체과로 등 생활리듬의 실조, 스트레스와 과도한 긴장·흥분·불안·초조 등 정신적 요인, 비만 또는 신경질적 체질·다혈질적 체질 등 체질적 요인, 음식물의 섭취와 생활습관 등 섭생의 요인에 의해서도 중풍이 발병하는 것으로 파악하고 있다.

전조증상

많은 사람들이 중풍은 어느 날 갑자기 찾아오는 것으로 알고 있는 경향이 많지만 사실은 발병 전에 중풍을 예고하는 신체적 증상, 즉 중풍의 징후나 조짐 등 전조증상을 나타낸다.

실례로 한의학 고전인 '동의보감'에도 '엄지와 차지의 감각이 이상하고 마비되는 듯 하다가 손가락의 움직임이 원활치 않고 힘이 없으면 3년 내에 중풍이 온다' 또는 '피부가 떨리거나 손과 발의 감각이 이상하고 몸의 움직임이 맘같지 않다' 등 중풍 전조증과 관련한 내용이 기록되어 있다.

중풍의 발병을 예고해 주는 전조증상으로는 ▶엄지와 검지의 마비감 ▶손과 발에 힘이 없다 ▶근육이 당겨지는 듯한 느낌이 온다 ▶뒷목이 아프고 목덜미가 뻣뻣하며 통증이 발생한다 ▶말소리가 어눌하다 등을 들 수 있다.

문제는 이러한 증상들이 일상생활 중에 흔히 나타날 수 있고 다른 질병에 의해서도 발생할 수 있어 대부분의 사람들이 대수롭지 않게 생각하고 그냥 지나쳐 버리기 십상이라는데 있다.

따라서 이러한 증상 중 2~3개 증상이 겹치거나 반복될 경우 중풍이 발병할 가능성이 높은 만큼 적절한 예방을 시행하는 것이 최선의 방법이라 할 수 있다.

치료

중풍의 한의학적 치료는 침구요법과 약물요법, 재활치료의 3가지 방법을 병행하고 있으며 치료효과 또한 대체적으로 양호한 것을 임상에서 확인할 수 있다.

다만 ▶근육에 통증이 있다 ▶머리를 흔든다 ▶얼굴이 붉어진다 ▶마치 구슬같은 끈적끈적한 땀을 흘린다 ▶침이 쉴새없이 계속해서 나온다 ▶눈동자를 고정시킨 채 움직이지 않는다 ▶설사가 멈춰지지 않고 지속된다 등의 증상이 나타나는 것은 한의학에서도 난치로 보고 있다.

중풍 환자의 치료 시 무엇보다 주의해야 할 부분은 재발의 방지라고 할 수 있다. 처음 중풍이 발병했을 때는 치료를 통해 완치에 가까운 예후를 보이는 경우가 많지만 재발의 경우에는 치료에 어려움을 겪게 되는 예가 대부분이기 때문이다.

임상에서 볼 때 재발이 잘 되는 경우는 남좌여우(男左女右)라고 할 수 있다. 즉, 남성은 좌측에 마비증상이, 여성은 우측에 마비증상이 온 경우 재발할 확률이 높다. 또 언어장애가 있는 환자의 경우도 재발할 가능성이 높다.

중풍 환자의 치료는 침구요법 및 약물요법도 중요하지만 재활치료 역시 매우 중요한 부분이다. 그러나 재활치료는 치료 시 주의를 기울여 시행해야 그 효과를 극대화시킬 수 있다.

또 증상이 호전되었음에도 불구하고 마비된 쪽이 붓거나 마비되지 않은 쪽에 비해 두터울 때도 바로 재활치료와 함께 침치료를 병행 실시해야 한다.

이외에 환자의 통변(대변의 순조로운 상태)을 주의 깊게 관찰해야 한다. 통변은 기의 소통과 순환에 매우 중요한 역할을 하기 때문이다. 중풍은 일단 발병하면 그 치료와 재활과정으로 남은 여생을 보낸다 해도 과언이 아닐 정도로 증상이 심각한 질병이다.

따라서 발병 전에 예방을 위해 노력을 기울이는 것이 무엇보다 중요하다. 또 대부분의 사람들이 환자 발생 시 다급한 마음에 청심환 등의 약물을 무리하게 먹이고 우왕좌왕하는 경우가 많으나 이는 오히려 환자의 상태를 악화시킬 수 있는 만큼 침착하게 기도를 확보해 주고 신속히 의료기관으로 이송해야 한다.

발병 후 사망 또는 심각한 후유장애를 야기, 공포의 질병으로 부각되고 있는 중풍의 전문치료를 시행하고 있는 예감당한의원의 김창수 원장은 상지대 한의대를 졸업했다.

중풍 발병 후 초래되는 후유장애의 재활치료에 특히 심혈을 기울이고 있는 김 원장은 이를 위해 사상의학회 및 스포츠한의학회 정회원으로 활동하며 임상연구에 몰두하고 있다.

예감당한의원은 서울 지하철 7호선 사가정역 2번 출구 부근에 위치하고 있으며 상담문의 전화는 (02)491-0111 이다.

조금만 날씬해져도 인생이 즐겁다

장용훈 원장 | 천안 대성한의원

'청바지가 잘 어울리는 여자, 밥을 많이 먹어도 배 안 나오는 여자, 뚱뚱해도 다리가 예뻐서 짧은 치마가 어울리는 여자…'

지난 90년대 모 가수가 불러 히트를 기록했던 '희망사항'이라는 노래의 가사이다. 하지만 노래가사는 제목 그대로 희망사항일 뿐이다.

음식물과 칼로리의 섭취가 많음에도 배가 안 나올 수도, 뚱뚱한데 다리가 예쁘고 짧은 치마가 어울릴 수는 없기 때문이다. 한 때 많은 사람들에게 비만은 건강과 부의 상징으로 선망의 대상이었다. 하지만 이제는 상황이 달라졌다. 키가 크고 날씬한 체형을 선호하는 시대가 된 것이다.

일례로 미인의 대명사로 일컬어지는 미스코리아 선발대회를 보더라도 참가자들의 신장은 과거에 비해 커졌지만 체중은 오히려 감소했다. 여성들이 선호하는 체형이 변화하고 있음을 보여주는 좋은 예다. 그래서 '남성은 죽지 않으려고 살을 빼려 하고, 여성은 죽어도 좋으니까 살을 빼려 한다'는 말도 나오고 있다.

비만증이란?

비만증이란 체내에 해로운 지방이 많아지는 질환으로, 남자는 지방의 무게가 전체 체중의 25%, 여자의 경우 30%를 넘으면 의학적으로 비만증으로 본다. 비만 여부를 가장 확실하게 알 수 있는 방법은 체질량 지수로 체중(kg)을 키(m)의 제곱으로 나눈 값이 체질량 지수이며, 25(kg/m²) 이상이면 비만증으로 간주한다.

비만증은 크게 1차성(단순성) 비만과 2차성 비만으로 분류한다. 1차성 비만은 칼로리의 과다 섭취와 소비 부족으로 잉여 에너지가 체내에 축적되어 나타나는 것을 말한다.

2차성 비만은 갑상선기능저하증 또는 부신피질 호르몬 과다분비, 다낭성 난소증후군 등 질병이나 약물 등으로 인해 발생하는 비만을 이른다. 또 체내 지방의 분포에 따라 복부형 비만과 둔부형 비만으로 분류하기도 한다.

합병증

비만증은 그 자체로 질병은 아니지만 당장 외모상으로 문제를 야기, 자칫 사회성이나 정신건강의 위축이 우려 되는데다 일단 체중이 증가하면 정상으로 회복시키기 어렵고 비만으로 인한 여러 가지 합병증을 야기한다는데 그 심각성이 있다.

비만은 당뇨병을 비롯해 고혈압, 고지혈증, 고요산혈증, 담석증 등 최근 심각한 사회문제가 되고 있는 각종 성인병들을 발생케 하는 주범이 되고 있다.

지금까지의 임상결과에 따르면 비만이 있는 사람은 그렇지 않은 사람에 비해 당뇨병이나 고지혈증, 수면 무호흡증에 걸릴 확률이 3배 이상 높으며 고혈압 또는 심근경색, 골관절염에 걸릴 확률은 2~3배, 유방암이나 대장암에 걸릴 확률은 1~2배 이상 높은 것으로 나타났다.

이와 함께 여성의 경우 비만에 따라 남성호르몬이 증가하여 생리가 불규칙해지는 것은 물론 자궁내막암이나 유방암이 발병할 확률이 그렇지 않은 사람에 비해 2~3배 이상 높아지고 비만으로 인한 불임의 가능성도 높은 것으로 알려지고 있다.

원인

비만증의 원인은 외인성 요인과 내인성 요인으로 나눌 수 있다. 외인성 요인은 음식물의 섭취와 체내 활용도의 불균형을 들 수 있다. 즉 고칼로리의 과다한 섭취와 운동부족에 따른 신체활동의 감소로 비만이 발생한다

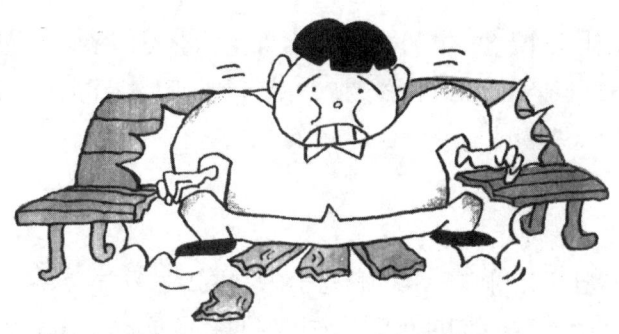

는 것이다. 우리 나라의 경우 최근 20~30년 사이 식생활이 급격하게 서구화되어 고칼로리 음식의 섭취가 크게 증가한 반면 과학기술의 발달에 따른 각종 편의용품 등의 등장으로 신체활동량은 크게 감소하고 있다. 자연 섭취되고 남은 잉여 에너지가 비만 환자를 급증시키고 있는 셈이다.

내인성 요인은 내분비 호르몬 이상이나 대사장애에 의해 비만이 발생하는 것으로 갑상선 질환이나 부신피질 호르몬 과다분비 등이 대표적인 질환들이다.

한의학적 발병원인

한방에서는 비만을 비습증(肥濕症)이라는 질병명으로 지칭한다. 한의학 원전인 '동이보감'에 따르면 '사람은 원래 원기를 타고 나는데, 그 원기를 유지하기 위해서는 곡식을 비롯한 음식물을 섭취해야 한다. 그러나 흡수된 음식의 기운이 원기를 누르면 기가 상승하게 되어 살이 찌면서 장수하지 못한다'라고 비만에 대해 적고 있다.

한의학에서는 비만의 발병원인을 여러 가지 방식으로 설명하는데 그 중 하나로 비만을 습과 담이라고 해서 기혈순환이 원활하지 않아 생기는 노폐물이 과다하게 축적되어 생기는 증상으로 보고 있다. 특히 소화와 흡수, 저장 역할을 하는 간장과 비장의 기능이 지나치게 항진되어 있거나 혈액순환, 호흡, 배설 역할을 담당하는 심장과 폐, 신장 기능이 저하될 때 쉽게 발생하는 것으로 파악한다.

또 비만을 정(精)·기(氣)·신(神)의 불균형에서 초래되는 병리적 현상으로 보기도 한다. 여기서 정은 생명활동의 물질적 근원으로 혈액, 진액과는 동원의 정미물질이며, 기는 생명활동의 원동력, 신은 생명활동현상을 주재하는 물질적 기초를 이루는 것으로 정신력과 마음, 대뇌기능과 의식활동의 주체를 말한다.

치료

효과적인 비만 치료를 위해서는 운동과 다이어트는 필수요건이다. 그러나 이것만으로는 부족하며 마음의 안정이 수반될 때 비로소 치료가 가능해진다. 비만증의 한의학적 치료는 이들 세가지 요건을 합리적으로 조화 시키는데에 원칙을 두고 시행하는데 주로 사용되는 치료방법은 약물요법과 함께 기공요법이다.

약물요법

약물요법은 비만 환자 개개인의 체질과 증상에 따라 각기 다양한 처방을 구성하여 오장육부의 조화를 이루고 기혈의 순환을 도와주며 습과 담을 제거, 비만을 해소시키는 것을 원칙으로 시행하는데 약물치료를 통해 얻어지는 치료효과는 다음과 같다.

① 기(氣)를 강화하여 에너지 대사량을 향상시킬 수 있다.
② 피를 맑게 하고 혈액 순환을 원활하게 해주어 지방을 분해하는 이화작용을 신속하게 진행시킬 수 있다.
③ 비장과 위장기능을 조절하여 소화기능과 식욕을 억제 할 수 있다.
④ 식사의 감량으로 인해 유발되는 배변 곤란을 해소할 수 있고 숙변의 제거를 통해 기의 소통을 원활하게 할 수 있다.
⑤ 환자 개개인의 체질과 건강상태를 감안한 적절한 처방 구성이 용이하다.
⑥ 기를 보존 또는 강화할 수 있어 감량 후 더욱 건강한 신체를 유지할 수 있고 근본적으로 체중의 되돌이 현상(요요현상)을 막을 수 있다.

기공요법

효과적인 비만치료를 위해서는 다이어트와 더불어 운동과 마음의 안정이 절대적 요소라고 할 수 있다. 그러나 실제 비만한 사람들의 경우 관절계 질환 또는 심혈관계의 이상으로 운동요법을 시행하는데 어려움이 있고 또 기피하는경향이 있다. 헬스센터 등에서 행해지고 있는 유산소 운동이나 미용체조 등이 인체공학적 측면에서는 합리적으로 구성되었음에도 비만 환자들에게 널리 시행되지 못하는것은 바로 이 때문이다.

동작이 제한되어도 에너지 소비량을 최대한 증가시킬 수 있고 심리적 안정도 함께 얻을 수 있는 기공(氣功)은 이런 측면에서 비만 환자들에게 권장할 만한 치료법이다.

기공은 호흡법(呼吸法)을 연공의 중심으로 삼고 있다. 기공에는 수많은 공법이 있으나 연공양식으로 볼 때 정공(靜功)과 동공(動功)의 두 가지로 분류된다. 연공 중에 몸의 움직임이 없는 것은 정공이고 몸을 움직이며 진행하는 공법은 동공이다.

정공법은 환자가 눕거나 서거나 앉았다든지 하는 자세에 관계없이 시행할 수 있고, 동공은 근·골격계의 병변 상태에 맞추어 적절한 공법을 선택할 수 있다.

한의학적 원리에 입각, 비만 치료에 성과를 거두고 있는 대성한의원의 장용훈 원장은 경산대 한의대를 졸업한 후 대전대 한의대에서 한의학석사 학위를 취득하고 현재 박사과정에 있다.

단순히 의료를 제공하는 직업적 의료인이 되기보다는 인술을 베푸는 의료인이 되고자 노력하는 장 원장은 이의 실천을 위해 대한한방 해외의료봉사단 사업이사로 세계 곳곳의 오지를 찾아다니며 의료 혜택의 사각지대에 놓여있는 사람들에게 국적과 인종을 초월한 의료봉사활동을 실시해 오고 있다.

현재 한의원 내에 비만클리닉을 운영, 지금까지 전국 각지에서 내원한 1,500여명에 이르는 비만 환자들을 치료하는 성과를 거둔 바 있다.

대성한의원은 천안시 쌍용동 롯데 마그넷 맞은 편에 위치하고 있으며 상담문의 전화는 (041)571-2693 이다.

깨질 듯한 통증, 만인의 병

신경성 두통

김경훈 원장 | 울산 선린한의원

올해 초등학교 4학년생인 11살의 L군은 몇 달 전부터 극심한 두통에 시달리고 있다. 짧게는 수 시간에서 길게는 1~2일씩 마치 날카로운 물체가 머리를 찌르는 듯 아프거나 또는 무거운 것을 얹어 놓은 듯한 중압감과 함께 최근에는 어지럼증까지 느끼고 있다. 혹시 뇌에 이상이 있는 것이 아닌가 싶어 놀란 마음에 L군의 부모는 종합병원을 찾아 각종 검사와 함께 CT촬영까지 해보았지만 검사상으로는 아무런 이상 소견을 발견할 수 없었다.

하지만 본인은 계속 머리의 통증을 호소하며 정상적인 생활에 어려움을 겪을 정도로 증상은 나날이 심각해졌다. 나중엔 귀에서 무슨 소리가 들리는 듯한 이명증상과 함께 헛구역질까지 이어졌지만 정확한 원인을 모르는 상황이고 보니 속수무책이었다.

두통은 우리 나라 사람들이 가장 많이 경험하게 되는 질병 중의 하나이다. 성인의 70% 이상이 평생 한 번 이상은 두통으로 약물치료를 받게 되고 15세가 될 때까지 어린이의 75%가 두통을 경험하는 것으로 추정되고 있기 때문이다. 이런 이유로 두통을 '만인(萬人)의 병'으로 칭하기도 한다.

실례로 약국 등에서 가장 많이 팔리는 약이 바로 진통제이고 신문 또는 방송 등 언론매체 등에 가장 자주 등장하는 광고가 바로 진통제 광고이다. 이러한 두통 중에서도 가장 흔하게 나타나는 것이 바로 신경성 두통이다.

신경성 두통이란?

사람에게 발생하는 각종 질병 중에는 그 발병원인이 명확하게 밝혀진 것

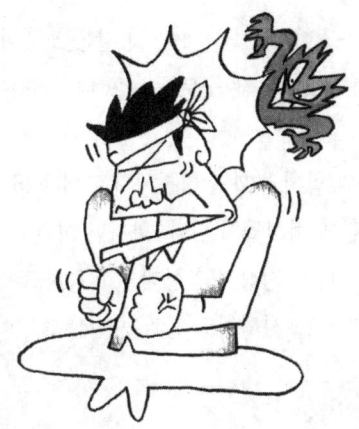

이 있는가 하면 원인을 정확히 알지 못하는 경우도 많다. 흔히 증상은 있으되 그 발병원인이 정확히 파악되지 않은 경우 의료기관에서 조차 신경성 질환으로 단정짓는 경우가 많다.

신경성이란 실제로 신경을 많이 써서 발병하는 질환 또는 스트레스성이나 심인성 등의 의미도 있지만 발병원인을 정확히 모르는 경우, 즉 원인불명을 통칭하는 용어로 많이 사용되고 있기 때문이다.

의학적으로 두통은 크게 1차성 두통과 2차성 두통으로 분류한다. 1차성 두통은 뚜렷한 병의 발병원인이 없으면서 통증을 느끼는 것이고, 2차성 두통은 뇌의 염증 또는 뇌와 관련된 질병이 원인이 되어 발생하는 두통이다.

신경성 두통의 경우는 1차성 두통에 해당된다. 각종 검사와 CT, MRI까지 동원해 검사를 시행해도 딱히 원인이 될 만한 뚜렷한 이상 소견을 발견하기 어렵다. 다만 스트레스 또는 우울증 같은 정신적인 요인에 의해 머리와 목 부위의 근육이 긴장해서 발생하는 것으로 추측 할 뿐이다.

증상

신경성 두통의 증상은 간헐적이고 발작적으로 나타난다. 또 통증이 격렬하고 지속 시간이 오래가며 자주 발생하는 특징을 갖고 있다. 신경성 두통은 일단 증상이 시작되면 마치 머리에 무거운 것을 뒤집어 쓴 것 같은 느낌이 들고 금방이라도 죽을 것처럼 머리 양쪽에 극심한 통증을 느끼게 된다.

더욱이 두통 외에 소화기 증상까지 동반, 속이 메슥거리거나 울렁거려 마치 차멀미 또는 배멀미, 입덧을 하는 것 같은 느낌이 든다. 증상이 더욱 심해지면 구토를 하기도 하는데 구토를 해도 메슥거리는 속은 가라앉지 않는다.

여기에 어지럼증과 함께 눈까지 침침해지고 식은 땀과 함께 식욕이 없어지고 온 몸이 무력감에 빠져들게 된다. 하지만 시간이 경과하면 마치 언제 그랬냐 싶을 정도로 다시 정상적인 상태를 회복하고, 그래서 놀란 마음에 병원을 찾아 각종 검사를 시행해도 결과는 이상 소견이 없는 것으로 진단된다.

발병원인

신경성 두통은 뚜렷한 발병원인이 없으면서 통증을 느끼는 1차성 두통에 해당된다. 즉, 명확한 병인(病因)이 없으면서 당장 생명의 유지에 위협이 될 정도로 신체적 이상 징후가 동반되지 않는 두통인 셈이다.

다만 신경성 두통의 경우 경쟁이 심화되는 복잡한 현대사회 생활에서 야기되는 각종 스트레스와 과로, 정신적인 자극, 긴장 등이 원인이 되어 발생하는 것으로 추측하고 있을 뿐이다. 실제 임상결과 신경성 두통 환자의 경우 이들 발병 위험인자들을 배제한 생활만으로도 증상의 완화 또는 통증의 감소가 나타난다.

한의학에서 보는 발병원인

사실 우리 인체는 원인이 없는 증상이 있을 수는 없다. 원인불명이라는 것은 원인이 없는 것이라기 보다는 원인을 규명할 만한 이론과 과학이 아직 뒤따르지 못한 것이라고 할 수 있다. 현대의학의 경우 신경성 두통과 같은 1차적 두통은 병인이 없는 것으로 보지만 한의학에서는 증상과 환자의 체질에 따라 각기 원인이 있는 것으로 본다.

한의학에서는 신경성 두통이 머리 자체의 질병이라기 보다는 우리 인체 기능의 부조화에서 비롯되는 것으로 파악하고 있다. 한의학에서는 이러한 신경성 두통을 담궐두통(痰厥頭痛)이라 하여 일종의 소화기계 질병으로 보고 있다.

담궐이란 체내에 생긴 담음(痰飮 : 음식물이 소화 흡수되어 기관과 조직 세포 내에 흡수되고 노폐물이 신진대사의 작용에 의해 배설될 때 혈액에 머무는 비생리적인 체액으로 각종 질병의 원인)이 소용돌이치듯 뒤집혀 급작스럽고 격렬한 이상증상을 나타내는 것을 말한다.

즉, 불규칙한 식생활 또는 소화흡수가 잘 안 되는 기름진 음식의 빈번한 섭취, 간식이나 야식 또는 폭음폭식 등 불규칙한 식습관, 편치 않은 식사자리나 급히 먹는 식사, 화가 나거나 속상한 일로 마음이 편치 않은 상태에서 억지로 먹는 음식 등 올바르지 못한 섭생습관으로 인해 위장관 내에 비생리적인 물질인 담음이 형성되고, 이것이 장기간 적체되어 있다가 특정한 계기로 인해 신경성 두통으로 나타나는 것이다.

치료 - 담의 제거

신경성 두통의 한의학적 치료는 담을 제거하는 것을 원칙으로 하여 시행한다. 한의학에서는 '십병구담(十病九痰)'이라 해서 '열 가지 질병 중에 아홉 가지는 담과 관련된 병'이라는 말로 대부분의 병이 담에서 오는 것으로 파악하고 있다.

또 한의학 원전에서는 원인을 알 수 없거나 괴이한 병의 치료는 담에 따라 이루어져야 한다고도 적고 있다. 이처럼 담음은 정상적인 체액이 비정상적인 체액으로 변해 각종 질환을 유발하는 원인이 되고 있는 것이다.

담음은 하루 이틀에 생기는 것이 아니어서 신경성 두통을 경험한 사람의 경우 이미 오래 전부터 자신의 체내에 담이 적체되어 있었던 것으로 볼 수 있다. 담음을 제거하는 치료는 한의학 고유의 개념과 그 병리에 따라 특유의 방제에 의해 시행한다.

신경성 두통의 원인이 되는 담음의 제거를 위한 치료에는 주로 약물요법과 침요법이 사용된다. 약물요법에 사용되는 기본 처방은 '이진탕'이며 여기에 몇 가지 약물을 더 가미한 '반하백출천마탕'도 많이 처방되는 약물이다.

이외에 '궁하탕'이나 '도담탕' '궁신도담탕' 등을 증상의 경중, 환자의 체력 상태, 발병 기간, 환자 성품 등에 따라 선택적으로 투약한다. 일단 이

신경성 두통

들 약물들을 투약하여 증상의 개선이 이루어지면 비위의 기능을 바로 잡아주고 강화시켜주는 보약류를 처방한다.

한편 침요법도 신경성 두통의 치료에 신속하고도 탁월한 효과를 나타낸다. 일례로 임상에서 보면 극심한 두통으로 눈물을 흘리면서 들어왔던 환자들이 침을 맞는 중간에 이미 증상이 완화되면서 얼굴 표정이 밝아지며 의아해 하는 모습을 흔히 볼 수 있다.

수년간 자신을 고통에 시달리게 하고 각종 약물을 복용해도 별다른 효과가 없었던 두통이 몇 개의 침을 맞는 것으로 증상이 완화되었다는 사실에 놀라기 때문이다.

하지만 침을 맞을 때의 효과는 진통작용으로 체내에 쌓여 있는 담이 일시에 제거되어 그런 것은 아니다. 따라서 침 치료와 함께 담을 제거해 주는 약물을 복용하는 것이 신경성 두통의 완치를 위해 중요하다.

지금까지의 임상결과를 미루어볼 때 고질적이고 각종 검사를 통해서도 이상 소견이 발견되지 않는 두통의 치료에 한방치료법이 우수한 효과를 나타내는 것을 확인할 수 있었다.

두통을 전문적으로 치료하는 선린한의원의 김경훈 원장은 동국대 한의대를 졸업하고 동대학원에서 한의학석사·박사 학위를 취득했다.

환자들에게 문턱이 높고 내원하는데 부담을 느끼게 되는 의료기관이 아닌 진정으로 환자에게 사랑과 믿음을 주는 선한 이웃같은 의료기관, 의료인이 되기를 바라는 마음에서 한의원의 이름까지 선린한의원으로 작명한 김 원장은 지난 2000년부터 2001년까지 2년간 경북일보에 건강칼럼을 게재, 생활 속에서 흔히 접하게 되는 질병에 대한 상식을 소개하는 한편 어렵게 느끼는 한의학을 쉽게 풀어 한의학의 대중화에 앞장 서왔다.

선린한의원은 울산광역시 동구 서부동 남목초등학교 부근에 위치하고 있으며 상담문의 전화는 (052)234-1079 이다.

머리를 쥐어짜는 극심한 고통

만성 두통

강충모 원장 | 삼인당한의원

대기업 중역으로 근무하는 K씨(46세)는 최근 두달 동안 지속적인 두통으로 정상적인 업무처리가 어려울 정도의 고통을 겪고 있다.

처음엔 하루 일과를 마칠 무렵인 저녁에 머리 전체가 깨질 듯한 통증이 간헐적으로 나타나더니 한달 전부터는 아예 시도 때도 없이 통증이 시작되어 좀처럼 가라앉지 않고 있다.

과로 때문이라는 생각이 미치면서 업무시간 틈틈히 휴식을 취하고 증상이 너무 심할 경우 약국에서 진통제를 사먹기도 했지만 그 때 잠시뿐 시간이 갈수록 극심한 통증은 심해질 뿐이었다.

더욱이 최근에는 통증이 시작되면 어지럽기까지 하고 속까지 울렁거려 놀란 마음에 의료기관을 찾아 CT와 MRI 등 각종 검사를 받아보았지만 신경성이란 이야기를 들었을 뿐 별다른 이상소견을 발견할 수 없었다.

뇌종양이나 뇌막염 등 질병에 의한 것이 아니라는 진단이 그나마 위안이 되기는 하지만 시도 때도 없이 찾아오는 두통에 오늘도 K씨는 일에 대한 의욕도 잃은 채 짜증스런 하루를 보내고 있다.

만성 두통이란?

만성 두통이란 일반적으로 한 달에 15일 이상 지속되는 두통을 말하며 다양한 원인에 의해 발생한다.

두통은 크게 기질적 이상(뇌종양, 뇌출혈, 뇌경색, 뇌막염 등)과 기능 이상성(감정의 변화, 급체, 음주 후, 오장육부의 기능 저하 등) 두통으로 분

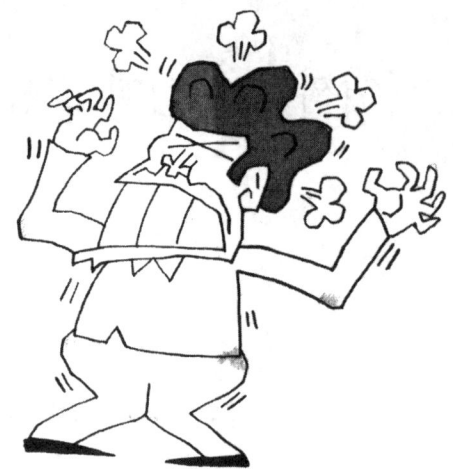

류한다.

두통은 우리 나라 성인남녀 10명 중 6명이 앓고 있는 질환이지만 환자의 대부분이 원인 질환의 진단과 치료에는 소홀한 채 일시적으로 증상을 없앨 수 있는 진통제를 남용하는 것으로 밝혀졌다. 두통 자체가 지속적으로 불편을 느끼는 질환이 아니기 때문이다.

두통은 그 발병원인이 다양한 것만큼 종류 또한 많다. 두통 환자의 대부분을 차지하는 긴장성 두통을 비롯해 머리 한쪽 또는 양쪽을 찌르는 듯한 편두통과 군발성 두통 등이 있다.

또 특정 질병에 의해 발생하는, 즉 뇌종양성 두통과 뇌출혈에 의한 두통, 뇌막염성 두통, 만성경막하혈종 등의 두통도 있다.

증상

두통은 일단 증상이 시작되면 공통적으로 머리가 띵하고 아프면서 끈으로 조이거나 마치 바늘로 찌르는 듯, 무엇에 꽉 눌리는 듯, 칼로 베듯, 쥐어짜는 듯 다양한 형태로 나타나며 심할 경우, 속이 메슥거려 구토증을 야기하기도 한다.

특히 뇌종양이나 뇌출혈, 뇌막염 등 기질적 이상에 의해 발생하는 두통의 경우 일반적인 두통과는 확연히 구분되는 증상을 나타낸다.

우선 뇌종양성 두통의 경우 극심한 통증과 함께 속이 메스껍고 구토증세를 동반하며 신체부위에 감각이상 또는 마비증상을 동반한다.

또 뇌출혈에 의한 두통은 격심한 두통과 함께 구토 증상이 수반되며, 뇌막염성 두통은 발열과 함께 심한 두통이 발생하고 뒷목이 뻣뻣하며 머리 전체가 욱신거린다.

발병원인

두통을 유발시키는 원인은 무수히 많다. 과도한 스트레스를 비롯해 소화불량, 급체, 척추의 이상, 음주, 과도한 흡연, 체열, 신체허약, 교통사고 또는 외부적 충격에 의한 외상 등 발병원인이 실로 다양하다.

또 음식물도 두통을 일으키는 인자로 작용하고 있다. 이는 두통환자들을 대상으로 즐겨 먹는 음식을 조사한 결과에 따른 것으로 타이라민이 포함된 치즈, 초콜릿, 밀감 등이 대표적인 식품이다.

또 커피와 적포도주, 유제품, 견과류, 소금, 토마토, 코코넛 등은 편두통을 유발하는 식품들로 알려졌으며 햄, 소시지, 베이컨 등 가공 육류와 식품첨가제(MSG)를 사용한 식품에 주로 포함되어 있는 아질산염 또한 두통을 유발하는 식품으로 알려지고 있다.

한편 두통은 특정 질병에 의해서도 발생하는데 뇌막염의 경우 뇌를 싸고 있는 경막에 염증이 발생, 두통을 일으키며 뇌출혈의 경우 뇌 속으로 흘러나온 혈액이 뇌막을 자극하고 동시에 뇌압을 상승시켜 두통을 유발한다.

이외에 녹내장이나 저혈당증, 안과적 질환, 저혈당증, 수면장애, 월경장애, 빈혈, 뇌동맥경화 등에 의해서도 두통이 발생할 수 있다.

따라서 두통의 증상이 오랜기간 지속되거나 구토, 의식장애 등의 증상을 수반할 경우에는 신경외과 등에서 정밀검사를 받아보는 것이 좋다.

한의학에서 보는 발병원인

한방에서는 두통을 일으키는 원인을 크게 외사(外邪)와 혈증(血症), 기증(氣症), 수독(水毒), 식독(食毒) 등으로 크게 나눈다.

즉, 외사는 기온의 변화에 몸이 적응하지 못하는 것이며 혈증은 빈혈 또는 체력이 허약한 상태, 기증은 정신적인 원인, 수독은 체내의 수분대사 이상, 식독은 음식물을 완전히 소화 배설하지 못해서 발생하는 자가중독을 말한다.

한편 한방에서는 발병원인과 증상에 따라 습열두통과 기궐두통, 열궐두통, 기체두동, 신허두통, 담궐두통 등 6가지로 두통을 분류하고 있다.

습열두통

마치 무엇을 뒤집어 쓴 것처럼 머리가 맑지 않은 느낌을 받는 경우로 비만한 사람에게 자주 발생하며 몸이 무겁고 소화가 잘 안되어 늘상 피곤함을 느낀다.

기궐두통

눈썹의 끝과 귀의 맨 윗부분 사이가 수시로 아프며 대소변의 배설이 원만하지 못하고 귀가 멍한 증상과 함께 코막힘 등의 증상이 나타난다.

열궐두통

한 겨울에도 찬바람을 좋아하는 사람들에게 많이 생기며 바람을 쐬면 통증이 소멸되었다가 실내에 들어가면 재발하는 특징을 가지고 있다.

기체두통

머리를 바늘로 찌르는 것처럼 극심한 통증이 일어나고 정신적인 스트레스를 많이 받는 직장인들에게 다발한다.

신허두통

조금만 걸어도 머리가 울리고 정신이 멍해지며 운동을 조금만 해도 발바닥이 아프고 소변이 잦으며 발을 이불 속에 넣지 못할 정도로 화끈거리는 등의 증상이 나타난다.

담궐두통

뒷목이 묵직하고 뻣뻣하며 통증이 발생하고 두볼이 푸르거나 누르스름한 색을 띠며 손발이 차고 몸도 무거워진다. 또 속이 메슥거리고 현기증과 함께 소화불량 증상이 발생한다.

치료

한방에서는 두통의 치료시 그 발병원인을 정확히 파악하고 이에 따라 환자의 체질과 증상에 맞는 적절한 치료를 시행한다. 즉, 여타의 질병에 의해 두통이 발생했을 경우 그 질병을 우선적으로 치료한 후, 두통을 발생시키는 원인을 제거해주는 것이다.

만성 두통의 한방치료는 약물요법과 침구요법, 약침요법 등이 이용된다.

우선 약물요법의 경우 습열두통에는 '청조탕' 또는 '궁신탕' 등의 약물을 처방하고, 기궐두통에는 '순기화중탕'이나 '황기익기탕' '당귀보혈탕' '가미사물탕' 등을 처방하면 치료에 효과가 있다.

열궐두통의 경우 '청상사화탕'이나 '방풍산' 등을 처방하고, 기체두통은 신경을 풀어주는 '칠기탕' 또는 '가미소요산'을 처방하면 치료가 가능하다.

이외에 신허두통은 신장기능의 허약을 보강해주는 '육미지황탕'과 '팔미지황탕' 등을 처방하고, 담궐두통의 경우에는 '궁신도담탕'이나 '반하백출천마탕'을 처방한다.

이들 처방들은 두통을 유발하는 인체 내 장기들의 기능을 강화시키고 정상적인 활동을 도와주어 두통을 치료하는데 효과가 있다.

한편 침구요법은 두통의 유발과 관련이 있는 경락에 침과 뜸의 시술을 통해 증상을 개선하고 치료하는데 효과적이다. 또 최근 한방의료기관에서 널리 사용하고 있는 약침요법도 두통의 치료에 괄목할 만한 효과를 나타내고 있다.

만성 두통을 전문으로 치료하고 있는 삼인당한의원의 강충모 원장은 경산대 한의대를 졸업하고 대전대 한의대 대학원에서 한의학박사 과정을 이수 중에 있다.

개원 이후 줄곧 두통을 비롯한 각종 통증 질환의 한의학적 치료에 심혈을 기울여 온 강 원장은 한의원전학회 및 의사학회 등에 정회원으로 활동하며 이를 위한 임상연구에도 매진 중이다.

서울 지하철 3호선 양재역 4번출구 한국투자신탁 건물 부근에 위치하고 있으며 상담문의 전화는 (02)3463-4043 이다.

입안이 헐고 부르트는 난치병

정성훈 원장 | 진해 낙영한의원

올해 31세의 C모 여인은 얼마 전 병원에서 '베체트씨 병'이라는 생소한 진단을 받았다.

2년 전부터 조금만 피곤하거나 스트레스를 받으면 어김없이 입안이 헐거나 부르트는 등 음식물을 넘기기 곤란할 정도로 고통이 심했지만 과로 때문에 그러려니 하고 대수롭지 않게 생각하고 지나쳤던 그녀였다.

하지만 이러한 증상은 시간이 지날수록 더욱 심해졌고, 석 달 전부터는 다리에 붉은 반점이 생기고 관절에 심한 통증을 느끼는가 하면 급기야 눈까지 뿌옇게 보이는 등 이상 증세들이 계속됐다. 특히 조금 무리하게 일을 하거나 신경을 많이 쓴다든지, 식사를 제대로 하지 않을 경우 증상은 더욱 심해졌다.

얼마 전 극심한 구강궤양 증세로 병원을 찾았다가 자신이 베체트씨 병 환자임을 알게됐지만 쉽게 낫지도 않고 증상이 장기간 재발을 반복하고 적절한 치료를 시행하지 않을 경우 실명 또는 중풍으로 이어질 수도 있다는 의사의 말에 C여인은 요즘 불안감에 하루 하루를 보내고 있다.

베체트씨 병이란?

베체트씨 병은 터키의 피부과 의사 베체트에 의해 처음 보고되어 베체트씨 병으로 명명된 질병으로 지중해 연안국가를 비롯해 중동, 한국, 일본, 중국 등에서 급속도로 증가하고 있는 희귀 질환이다.

피부 또는 장(腸), 눈, 관절, 비뇨생식기 및 신경계 등의 여러 장기를 침

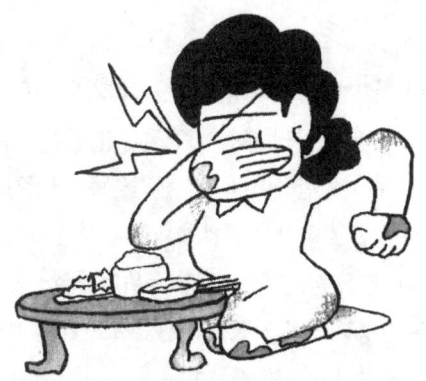

범하는 만성적이고 반복적인 질환으로 'Oculo-Oral-Genital Syndrome'이라고도 불릴 만큼 눈과 구강과 성기 등에 궤양 등의 증상이 집중적으로 나타나며 피부 등에 증상이 나타나기도 한다.

대개 20~50대의 청장년층에서 다발하는 경향을 보이고 있으며 남녀의 차이는 없으나 남자에게 증상이 심각한 경우가 더 많다. 증상이 발병하면 관절통을 동반하는 경우가 많고 드물기는 하지만 환자에 따라 신경학적 증상 또는 정맥염 등이 나타나는 경우도 있다.

증상 자체가 구내염이나 단순한 염증성 질환과 흡사해 조기 진단 및 치료가 어려워 증상이 심화되는 경우가 많고, 특히 우리 나라의 경우 유병률이 어느 정도 되는지 조차 파악되지 않고 있을 정도로 질환에 대한 인식이 낮은 편이다.

증상

베체트씨 병의 증상 중 가장 대표적인 것은 궤양, 그 중에서도 구강궤양이다. 전체 환자의 97% 정도가 구강궤양의 증상이 나타나기 때문이다. 이외에도 혀와 잇몸, 구개부, 인두부 등에 궤양이 생기기도 하며 남성의 경우 음낭 또는 음부 귀두에, 여성의 경우는 질이나 자궁경부에 궤양이 생기기도 한다.

이들 궤양은 증상에 따라 한 개 또는 두 개 이상 생기며 궤양의 양상 또한 깊이 패이거나 또는 얕게 패이는 등 다양하게 나타난다. 특히 구강궤양의 경우 맵거나 짠 음식 등 자극성 음식의 섭취 시 고통을 초래, 음식섭취를 어렵게 하고 이에 따른 영양장애를 유발하기도 한다.

이외에 하지, 특히 종아리 부분에 결절성의 홍반이 나타나기도 하며 각종 피부질환, 피부 과민반응이나 만성관절염 등 근골격계 질환, 신경계 및 순환기계, 호흡기계, 소화기계 등에서 이상 증상을 보이기도 한다.

이처럼 베체트씨 병의 증상이 특정 부위에 국한되지 않고 전신에 걸쳐 나타나는 것은 질병 자체가 전신성 혈관염으로 혈관이 흐르는 곳이면 어느 곳에서도 발병 가능성이 있기 때문이다.

베체트씨 병에서 가장 위험한 것은 눈에 발생하는 증상이다. 베체트씨 병이 발병하면 포도막염 또는 홍채염, 망막혈관 침범 등의 안과질환이 반복되는 경우가 많다.

베체트씨 병은 피로 또는 과로 등으로 입술이 부르트거나 허는 등 누구나 한번쯤 경험하기 쉬운 흔한 증상으로 발병이 시작돼 조기 진단이 어려우며 일단 발병하면 쉽게 치료가 되지 않고 증상의 호전과 재발을 반복하는 특징을 갖고 있다.

또 베체트씨 병으로 진단을 받은 후 약간의 치료를 통해 일시적으로 증상이 호전되면 완치된 것으로 오인, 치료를 중단해 증상을 더욱 악화시키고 실명 또는 중풍 등의 질병으로 이환시키는 경우도 흔하다.

어느 날 갑자기 다음과 같은 증상이 나타나면 일단 베체트씨 병을 의심, 즉시 정확한 검진을 받아보는 것이 좋다.

1. 혓바늘 등 입속 염증이 특별한 이유 없이 반복된다.
2. 상처가 난 부위가 쉽게 아물지 않고 잘 곪는다.
3. 외음부에 입이 허는 것과 유사한 증상이 나타난다.
4. 피부에 뾰루지 형태의 염증이 잘 생긴다.
5. 다치지도 않았는데 다리에 멍든 부위가 많이 나타난다.
6. 눈에 통증이 느껴지고 초점이 흐리게 보인다.

발병원인

베체트씨 병의 발병원인은 의학적으로 아직 정확하게 밝혀지지 않은 상태이다. 다만 환자의 면역기능 이상 또는 유전적인 소인, 바이러스 감염, 알레르기, 생활환경, 인종학적 특성 등에 의해 발생하는 것으로 추측하고 있을 뿐이다.

국내 의학계에서는 베체트씨 병이 혈관 내 백혈구의 자가 면역체계 이상으로 전신에 혈관염증을 일으키는 질병으로 규정을 하는 견해도 있다.

베체트씨 병은 질병의 발병원인이 정확히 규명되지 않은 만큼 현재까지는 치료법 또한 완전히 확립되지 않아 원인치료를 시행하지는 못하고 있는 실정이다.

한의학에서 보는 발병원인

베체트씨 병은 한의학의 고전문헌에서 찾아보기 어려운 병이지만 증상으로 미루어 그 발병의 원인을 파악하고 있다. 한의학에서 보는 베체트씨 병의 발병원인은 풍습열(風濕熱), 즉 풍(風)과 습(濕), 열(熱) 등 한의학에서 보는 병을 일으키는 세 가지 좋지 않은 기운, 즉 사기(邪氣)가 인체에 침범해 발생하는 것으로 보고 있다. 이들 세 가지 좋지 않은 기운은 병의 원인으로 항상 다른 병사(病邪)와 결합하여 질병을 발생시킨다.

발병원인을 풍습열로 보는 견해는 발현하는 증상에 따른 것이다. 한의학적 관점에서 베체트씨 병 환자에게 가장 흔하게 나타나는 구강궤양 또는 입술이 부르트는 등의 증상과 피부 과민반응 등은 풍열(風熱 : 풍의 나쁜 기운에 열이 겸해진 상태로 발열이 심하고 입이 마르고 혀가 건조해지며 구강에 통증이 발생함)에 의해 발생하는 증상으로 본다.

또 만성 관절염 등 근골격계 질환은 풍습(風濕 : 풍과 습이 결합된 병의 기운)이 원인이 되어 발생하는 것이며 포도막염, 홍채염, 망막혈관 침범, 시력손실 등의 질환은 풍열에 의한 것으로 파악하고 있다.

치료

한방에서는 베체트씨 병이 풍습열이 원인이 되어 발병하는 것으로 파악하는 만큼 이들 병의 원인이 되는 세 가지 기운을 제거하는데 치료에 중점을 둔다.

치료는 주로 약물요법이 이용되는데 '간경(肝經)이 영향을 미치고 풍열(風熱)과 심경(心經)의 열(熱)이 함께 발생한다'는 한방이론에 근거, '청폐설간탕' 또는 '용담설간탕' '방풍통성산' 등의 약물을 투약한다. 특히 이들 약물에 녹용을 가미하면 치료효과가 배가된다.

이는 녹용 속에 함유되어 있는 판토크린 성분에 따른 것으로 판토크린 성분은 면역시스템을 자극, 말초 임파구의 혈중농도를 높이는 등 면역증강 작용이 있는 것으로 알려지고 있다.

한의학계에서도 녹용이 베체트씨 병 등의 임상치료에서 나타나는 효과를 논의한 결과 녹용이 자양강장 및 보혈작용, 항염증 작용, 소화기 무력증 개선, 칼슘 동화작용, 조직재생 등을 촉진, 이들 질병의 치료 또는 항암제의 독성 완화에 유익하다는 의견이 제시된 바 있다.

실례로 비약적인 발전을 거듭하고 있는 현대의학에서 조차 원인 규명과 치료방법이 확립되지 않아 불치병으로 널리 알려진 베체트씨 병이지만 한방치료를 통해 치료성과를 올린 경우가 많으며 이를 임상에서 확인할 수 있었다.

현대의학에서 희귀질환 또는 불치병으로 불리는 베체트씨 병을 한의학적 이론에 입각 치료하고 있는 낙영한의원의 정성훈 원장은 경산대 한의대를 졸업했다.

개원 이후 지금까지 난치성 질환의 치료에 남다른 관심을 기울이고 있는 정 원장은 대한한방 해외의료봉사단 부단장으로 의료혜택의 사각지대에 놓여있는 세계 오지를 찾아다니며 인도주의 실천과 한의학의 세계화에 앞장서는 한편 외국인의 질병발생 유형에 대해 연구하고 있다.

대한홍채의학회 회원으로 홍채진단학을 진료에 적용하고 있으며 이같은 임상결과를 토대로 '나를 보는 눈, 건강을 보는 눈(공저)'을 출간했다.

낙영한의원은 경남 진해시 용원동에 위치하고 있으며 상담문의 전화는 (055)552-8906 이다.

씰룩거리는 얼굴에 자신감도 위축

양규종 원장 | 남양주 보궁한의원

'눈꺼풀이나 눈 주위, 또는 입과 광대뼈 주위의 근육이 무의식적으로 실룩거리거나 발작적으로 떨린다. 특히 긴장을 하거나 다른 사람을 만날 때면 증상이 더욱 심해진다. 일단 발작하면 짧게는 수초에서 몇 십 분까지 계속 이어지며 눈 꼬리에서 입가 쪽이 이어져 함께 떨려 본의 아니게 상대방을 비웃는 듯한 표정이 되어버려 대인관계에서 낭패를 보기 일수이다.'

안면경련이라는 질병이 초래하는 대표적인 증상이다. 사람은 얼굴의 표정으로 온갖 감정을 나타낸다. 따라서 얼굴은 자신의 내면세계와 건강상태를 드러내는 부위이며, 이런 이유로 자신도 모르게 얼굴 근육이 떨리거나 눈꺼풀이 경련을 일으킨다면 상대방에게 오해를 살 수 있고, 그로 인해 대인관계 등에서 심각한 고민을 안겨준다.

안면경련이란?

안면경련이란 의학적으로 반측(측반) 또는 편측 안면경련(hemifacial spasm)으로 불리는, 말초신경의 이상으로 인해 얼굴 한쪽에 돌발적으로 일어나는 불수의(不隨意) 안면운동기능 장애의 하나이다.

일단 발병하면 얼굴 반쪽, 특히 왼쪽 입과 눈 주위가 자신의 의지와는 상관없이 파르르 떨리거나 실룩거리는 증상을 나타낸다.

한 통계자료에 따르면 안면경련은 인구 10만명 당 11명 꼴로 발병하는데 주로 40~50대 여성에게 많다. 그러나 최근에는 격무와 이에 따른 극

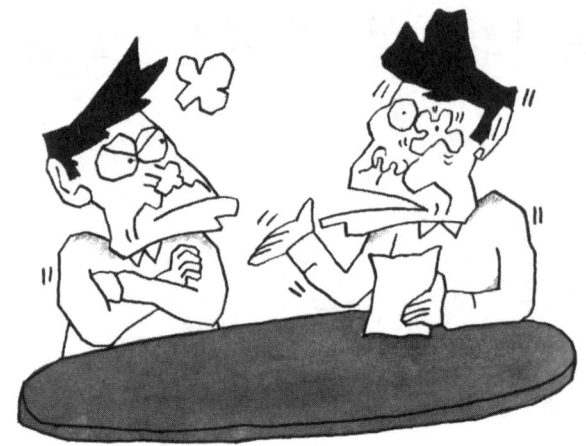

심한 스트레스에 시달리는 30대 직장인에게서도 빈발하는 추세를 보이고 있다.

안면경련은 발병 후 시간이 지남에 따라 강도와 횟수가 증가하고, 심리적인 스트레스·피로·안면운동·알콜 등에 의해 증상이 악화되며 증상을 방치할 경우 구안와사와 같은 합병증을 유발하기도 한다.

증상

안면경련은 초기에는 눈 아래가 떨리거나 톡톡 튀고 눈이 저절로 감기는 등의 증상이 나타난다. 주로 아래 눈꺼풀에서 시작되어 윗 눈꺼풀로 옮겨간다.

증상이 진행되어 한쪽 안면신경의 지배를 받는 모든 얼굴근육이 수축하게 되면 눈이 감기고, 입술이 한쪽으로 당겨져 입 모양이 일그러지고 몇 시간 또는 몇 주간씩 지속되기도 한다. 또 하루 중 경련이 일어나는 횟수도 사람에 따라 다르다.

안면경련은 특히 남 앞에서 무언가 중요한 말을 하거나 설명을 할 때 긴장을 하게 되면 얼굴이 실룩거리는 등 증상이 심해지는 경향을 보이는데, 통증이나 기능상 심각한 이상을 초래하지는 않지만 부자연스러운 표정으로 인해 대인관계 또는 사회활동에 심한 제약을 받게 된다.

또한 일부의 사람에서 나타나기는 하지만 증상이 나타난 쪽 귀에서 딸까닥거리는 소리가 나기도 하고 청각이 약해졌다고 호소하는 경우도 있다.

발병원인

안면경련은 그 증상이 눈이나 입으로 나타나기 때문에 많은 사람들이 안과 질환이나 뇌혈관질환, 즉 중풍의 한 증상으로 생각하는 경향이 많으나 이들 질환과는 분명히 다르다.

안면경련의 발병원인은 얼굴 대부분의 근육을 지배하는 제7 뇌신경의 손상으로 인해 초래되는 것으로 추측하고 있으나 아직 정확한 발병원인이 밝혀지지는 않은 상태이다.

다만 안면신경이 뇌에서 갈라져 나오는 부분에 혈관이 심하게 눌리기 때문이란 주장이 설득력있게 받아들여지고 있다. 또 때때로 뇌종양이나 뇌동맥류, 뇌동정맥기형 등에 동반되어 나타나기도 하고 당뇨병이 원인이 되어 발생하는 경우도 있다.

이런 이유로 안면경련이 발생할 경우 자기공명촬영(MRI)이나 신경전도검사에 의한 정밀검사를 받아볼 필요도 있다.

한의학에서 보는 발병원인

한의학에서는 안면경련을 넓은 의미에서 풍(風)이라는 용어로 사용한다. 그러나 풍이라고 해서 반신마비나 언어장애를 초래하는 중풍을 말하는 것은 아니다. 말초신경 장애에 따른 질병을 뜻한다.

한방에서 보는 안면경련의 발병원인은 혈허(血虛)나 간화(肝火), 심화(心火) 등이 기혈의 소통을 방해해서 발생하는 것으로 보고 있다.

인체 순환의 근본이 되는 혈과 혈을 포함한 유형의 물질을 인체 각 부위에 보내주는 생명 에너지인 기가 혈허와 간화, 심화 등에 의해 원활하게 순환되지 못해 발병하는 것으로 보고 있는 것이다.

즉, 햇빛을 잘 받지 못하고 영양이 부족한 나무의 가지가 가늘고 병드는 것과 같은 이치라고 할 수 있다.

여기서 혈허란 순환장애로 인한 영양불량 상태를 말하는 것으로 한의학에서 보는 혈(血)은 단순히 혈액만을 말하는 것이 아닌 각종 호르몬 및 내분비액을 포함하는 인체 내 모든 진액을 대표하는 용어라고 할 수 있다.

다시 말해 혈은 순환의 근본이 되는 물질로 인체기관 및 세포에 영양을 공급해주는 근원인 셈이다.

간화는 육체적인 피로나 심하게 화를 내는 등의 급격한 감정변화로 생긴 피로물질이 몸속에 쌓여 발생한 자율신경계통의 불균형을 뜻한다.

간은 혈액을 저장하고 근육을 주관하고 피로를 극복케하는 장기로 감정의 급격한 변화 또는 과로의 축적 등으로 간에 열기가 응어리질 경우, 기혈순환에 이상을 초래하게 되어 안면경련 등을 발생케 한다.

심화는 긴장 또는 정신적인 스트레스 등으로 가슴 부위에 열이 뭉쳐진 상태를 말한다. 한의학에서 보는 심장은 혈액순환의 기능뿐만 아니라 정신적 사유를 주관하는 장기이다.

따라서 계속되는 긴장과 스트레스 등은 심장에 영향을 미치게 되고 혈액순환에 장애를 초래하게 되어 말초신경을 과민하게 하고 풍을 발생시킨다.

한의학에서는 이러한 요인들이 복합적으로 작용, 안면경련을 야기하는 것으로 보고 있다. 또한 체질적으로 작은 일에도 쉽게 흥분을 잘하고 화를 내며 의심이 많고 소심하면서 예민한 성격의 소유자들에게서 다발하는 것으로 보고 있다.

치료

인체의 기혈순환 장애에 의해 발생하는 안면경련은 그 발병원인이 다양한 만큼 치료 또한 각기 그 증상과 원인에 따라 다르게 시행한다.

안면경련의 한의학적 치료는 약물요법과 침구요법 등을 주로 이용한다.

약물요법에서는 우선 혈허로 인해 말초신경의 영양상태가 불량해 증상이 발생한 경우, 영양분을 보충하고 흡수가 잘 되게 하여 원기를 북돋아 주는 보혈(補血)제를 처방한다.

간화로 인해 증상이 발생한 경우에는 피로물질의 배출을 돕고 기혈이 원활하게 수행할 수 있도록 하는 청간(淸肝 : 간화, 즉 간의 열기를 식혀주는 것), 심화의 경우에는 정신적인 긴장을 덜어주고 가슴에 뭉친 열을 흩어지게 해주는 청심(淸心) 및 보심(補心)의 치료를 시행한다.

이러한 치료방법은 안면경련의 증상이 얼굴 한 부위에 국한되어 나타나지만 그 병의 근본원인은 인체 내 각 장기의 불균형에 있는 만큼 먼저 기혈의 흐름을 정상화시키고 기혈의 공급을 충분히 해야 근본적인 치료가 된다는 한의학적 이론에 따른 것이다.

이와 함께 침구요법은 경련이 일어나고 있는 얼굴에만 침을 놓는 것이 아니라 경련 부위를 주관하는 경락을 찾아 자극함으로써 경락의 흐름을 정상화시켜 증상을 개선시키는데 중점을 두고 시행한다.

음체질로 안면경련이 발생할 가능성이 높은 사람의 경우 세안시 얼굴 전체를 감싸고 아래위로 자극을 주는 마사지와 머리뼈가 끝나는 뒷목의 풍부혈과 어깨 중간의 가장 높은 부위인 견정혈을 지압하고, 양팔을 크게 돌려 자극을 주어 혈행을 돕는 운동 등을 병행하는 것이 치료에 도움이 된다.

안면경련 등 얼굴 부위 질환을 전문으로 치료하는 남양주 보궁한의원의 양규종 원장은 경산대 한의대를 졸업했다.

개원 이후 각종 안면질환 관련세미나 등에 참석, 치료율의 제고를 위해 임상연구에 몰두하고 있는 양 원장은 안면경련 외에 구안와사, 각종 기혈순환 장애에 의한 질환의 치료에도 괄목할 만한 성과를 거두고 있다.

보궁한의원은 경기도 남양주시 진전읍 광릉내 검문소 뒤편에 위치하고 있으며 상담문의 전화는 (031)571-3355 이다.

중년남성 위협, 대표적 배뇨장애

홍창웅 원장 | 상림한의원

'소변을 보아도 오줌 줄기가 약하고 개운하지 않으며 소변이 남아 있는 듯한 느낌이 있다' '소변을 본지 얼마 되지도 않았는데 또 화장실에 가고 싶어진다' '밤에 자다가 여러 번 깨 소변을 보며 소변이 바로 나오지 않고 한참 기다려야 나온다' '소변을 본 후 요도가 찌릿찌릿 하거나 아프다'

주변에서 보면 중년 이후 남성 중 이러한 증상을 호소하는 사람들을 자주 볼 수 있다. 사람들이 어울린 자리에서 시도 때도 없이 화장실을 들락거리고 막상 화장실에 가서 소변을 보아도 찔끔거리는 소변 줄기 때문에 고통스럽기만 하다.

이는 요도를 둘러싸고 있는 전립선이 두꺼워지거나 염증이 생겨 발생하는 전립선 질환 환자들이 겪는 대표적인 증상이다.

전립선 질환은 여타의 질병과 달리 예방이 쉽지 않은데다 적절한 치료를 시행하지 않고 방치해 둘 경우 암이나 기타 질병으로 전이될 수 있는 가능성이 상당히 높다.

따라서 전립선 질환이 발생할 경우 조기 진단을 통해 조기 치료를 시행하는 것만이 더 큰 불행을 막는 최선의 방법이다.

전립선 질환이란?

전립선은 남성에게만 있는 장기로 방광 바로 밑에 위치해 마치 옷깃처럼 요도를 감싸고 있다.

남성 태아가 모체에서 발달할 때부터 성호르몬의 영향을 받으며 사춘기

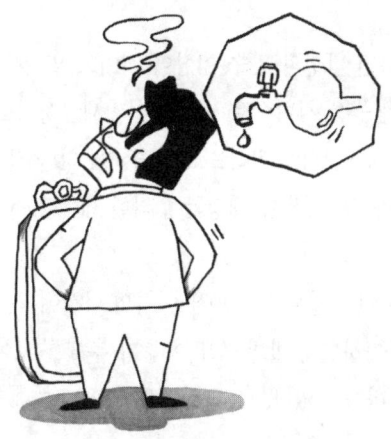

에 이르러 완성된 모양과 기능을 발휘하게 된다.

전립선은 정액의 성분 중 약 1/3을 만들어내며, 성교시 오르가즘을 느낄 때 전립선액을 분비하고, 전립선액은 정낭에서 분비된 정낭액과 정관을 통해 배출되는 정자와 섞여 정액을 형성, 요도로 배출한다.

전립선은 또 고환에서 만든 정자에 영양을 공급해 정자의 움직임을 활발하게 만들어주며 정자의 수태 능력을 높여준다.

전립선 질환이란 이러한 역할을 하는 전립선이 비대해지거나 염증이 생겨 발생하는 각종 질병을 말한다.

전립선에 발생하는 질환으로는 크게 전립선 비대증을 비롯해 전립선염, 전립선 종양, 전립선 통증 등으로 나눌 수 있다.

질환의 종류

전립선 질환 중 가장 대표적인 것은 전립선 비대증이다. 전립선 비대증은 60세 이상 남성의 60%, 80세 이상의 80%에서 전립선이 커지는데 이는 암과는 다른 양성적인 비대현상이다.

전립선이 커지면 요도를 눌러 소변을 보는데 어려움을 느끼게 되며 이를 폐색이라 한다. 이 경우 소변이 가늘어지고 화장실에 자주 가게 되며 배뇨 후에도 소변이 남게 된다.

방광은 폐색을 이겨내고자 더 많은 일을 해야 하고 이로 인해 방광벽이 점점 두꺼워지고 수축력은 감소하게 된다.

전립선 질환

전립선염은 성인 남성의 반수 이상이 적어도 일생에 한번 이상은 걸릴 만큼 발생빈도가 높은 질병으로 세균성과 비세균성으로 분류하는데, 환자의 90% 이상이 비세균성에 속하므로 성병균에 의한 전립선염이 생기는 경우는 극히 드물다. 또 소변 내 대장균에 의한 세균성 전립선염도 10% 이내로 흔치 않다.

전립선암은 노인성 질환으로 40세 이하의 남성에서는 거의 발생하지 않으며, 연령이 증가하면서 발병률 또한 증가 추세를 보여 70대에 발생빈도가 가장 높게 나타나고 있다.

증상

전립선에 이상이 발생할 경우 매우 다양한 증상이 나타난다. 소변을 볼 때 통증을 느끼는 배뇨통을 비롯해 소변을 자주 보게 되는 빈뇨, 소변을 참기 어려운 급박뇨, 소변을 보아도 시원치 않은 잔뇨 등 주로 배뇨에 관계있는 증상이 나타난다.

또 회음부에 통증을 느끼기도 하고 환자에 따라서는 취침 후 속옷 등에 끈적거리는 분비물이 묻어 나오는 경우도 있으며 핏줄이 터져 혈뇨가 나오거나 피가 섞인 정액, 즉 혈정액을 배출하기도 한다.

이외에도 피로감과 전신 권태감을 느끼는 경우도 있으며 밤에 자다가 2~3차례씩 화장실에 가는 등 취침 후 소변을 보는 횟수의 증가로 불면증에 시달리는 경우도 있다. 일부 환자들의 경우 전립선 질환을 성병으로 오인하기도 하고 이로 인해 태어날 2세에게 영향을 미칠까 걱정하는 경우가 있으나 이는 기우에 불과하다.

단, 전립선 질환을 적절히 치료하지 않고 방치해 둘 경우 2차성 세균감염 또는 신경정신과적인 문제로 조루증 또는 발기장애를 유발할 수 있다.

이와 함께 전립선이 비대해진 상태를 장기간 방치하면 커진 전립선이 요도를 누르게 되고, 그 압력으로 인해 방광과 신장이 영향을 받게 된다. 이로 인해 방광에 결석이 생길 수 있고 요도로 가는 방광의 출구가 막힐 수 있으며 감염을 유발할 수도 있다. 또 방광벽이 두꺼워지면 방광이 자극되어 소변을 자주 보고 싶게 된다.

발병 원인

전립선질환의 발병은 내분비 기능과 관련이 깊다는 것이 의학계의 견해이다. 현재까지의 연구결과 남성호르몬과 연계성 외에는 뚜렷하게 밝혀진 인자가 없기 때문이다.

이외에 유전적 소인과 환경적 요인, 세균의 감염, 식생활 등도 전립선 질환을 야기하는 인자로 추측되고 있다.

그러나 아직까지도 전립선 질환의 정확한 발병원인은 밝혀지지 않은 상태이다.

치료

전립선 질환의 치료는 쉽지 않다. 전립선의 위치가 인체내 깊숙한 곳에 자리잡고 있고 독특한 피막구조를 하고 있기 때문에 약물을 투여해도 약물의 침투가 어렵기 때문이다.

전립선 질환의 한방치료 효과는 상당히 예후가 양호한 편이다. 양방의 경우 항생제 등의 투여로 균주를 사멸시키는데 목표를 두지만 한방에서는 인체 자체의 면역력을 증강시키는 것을 치료의 원칙으로 시행하고 있어 항생제 남용에 따른 2차감염을 예방할 수 있다.

또 균주 지체는 약물 투여시 포이(균을 둘러씨는 막)의 형태로 방어하므로 살균력은 점차 반감되는 반면 한방 좌약이나 한약 투여는 부작용이 없고 내성 저하로 인한 약효의 반감 등도 없으며 부수적으로 정력 증진의 효과까지 기대할 수 있다.

본원에서는 전립선과 인접 부위의 혈액순환을 가속화하고 식세포의 활동을 촉진해 약물의 침투를 용이하게 하는 적작약, 대황, 고백반, 유향, 몰약 등의 한약으로 조제된 '좌양단'을 개발, 탕제와 함께 남성 전립선 질환 치료에 응용하고 있다.

이들 약물들은 약물 흡수력이 떨어지는 전립선까지 약물의 효과를 안정적으로 전달하고 부수적으로 장의 연동을 촉진하며 항문 주변 혈류순환을 개선함으로써 치질 치료에도 상당히 좋은 효과를 발휘하고 있다.

전립선 질환 치료제인 좌양단은 다음과 같은 증상이 있을 때 사용하면 치료에 효과가 있다.
- 소변이 시원하게 배출되지 않을 때
- 화장실에서 배뇨시간이 길어질 때
- 변비가 심하거나 변이 가늘게 나올 때
- 소변이나 정액에 피가 섞여 나올 때
- 낭습이 심하거나 냄새가 심할 때
- 요통이 심할 때
- 남성 불임증
- 야간에 화장실 출입이 잦을 때
- 정력 감퇴 및 조루증
- 사정지연 또는 사정이 안될 때
- 아랫배가 뻐근할 때
- 요도염이 반복적으로 재발할 때
- 소변이 뿌옇게 나올 때

전립선 비대의 경우 양방의 하이트린이나 카둘라 같은 평활근 이완제와 팔미환을 병행해 복용하면 혈압저하, 권태감, 정력감퇴 등 양방약의 부작용을 막을 수 있다.

전립선 질환 등을 전문으로 치료하는 상림한의원의 홍창웅 원장은 경산대 한의대를 졸업했다.

상림한의학회 회장과 한방임상피부학회 이사, 한의자연요법학회 이사 등으로 활동하며 각종 질환의 치료를 위한 임상 및 학술연구에 매진하고 있는 홍 원장은 Yesmedi.com 대표이사와 C&K medic 한국지사장으로 기업경영에도 참여하고 있다.

개원 이후 수많은 전립선 질환 환자를 치료한 임상경험을 근거로 '남자 그 아름다운 이름으로(부제 전립선 질환은 치료될 수 있다)'를 출간하기도 했다.

서울 지하철 7호선 논현역 2번 출구에서 100m 정도 내려와 농협 뒷건물 2층에 위치하고 있으며 상담문의 전화는 (02)3443-7582 이다.

좌양단은 주로 만성 비세균성 전립선염 및 전립선 통증, 남성 불임에 탕약과 같이 처방되며, 만성 세균성 전립선염의 경우 초기에는 양약과 같이 복용하고 꾸준히 좌양단을 사용하면 재발성 요로감염을 막을 수 있다.
　한편 침요법의 경우 곡천과 여구 등을 배합, 시술하면 전립선 통증 및 전립선비대를 효과적으로 치료할 수 있다.

한의학 용어, 이것만은 알아두자!

담음(痰飮)이란?

　담음은 어혈과 함께 한방의료기관에서 진료시 자주 듣게 되는 용어이다. 담음은 음식물이 소화 흡수되어 기관과 조직세포 내에 흡수되고 남은 노폐물이 신진대사의 작용에 의해 배설될 때 혈액에 머무르는 비생리적인 체액으로 질병의 원인이 된다.
　심장의 순환 장애와 배설작용이 원활하지 못할 때 나타나며, 특히 영양과잉, 운동부족, 정신적·육체적 피로누적, 환경오염 등이 담음 발생의 주요 원인으로 작용한다.
　담(痰)을 자세히 구분하면 농도가 높아 진득진득한 것을 담이라 하고, 농도가 낮아 묽은 것을 음(飮)이라 하는데 둘로 구분하기보다는 하나로 부르는 경우가 많다.
　담은 끈적끈적하며 체내 여러 곳을 옮겨 다니는 특성이 있으며 음은 수분이 찬 기운을 만나서 생성된 것으로 묽은 편이며 어느 한 곳에 머물러 쌓이면 몸에 이상을 초래한다.
　한의학 원전 등에 따르면 '십병구담(十病九痰)'이라 해서 열 가지 질병 중 아홉 가지는 담에 의한 것이라 할만큼 담음은 각종 질병을 유발한다.

발병하면 원상회복 안돼 평생 투병

신장병

김영섭 원장 | 원백운당한의원

의학관련 드라마나 다큐멘터리, 또는 불우 이웃돕기 방송 프로그램을 보면 단골 손님처럼 빠지지 않고 등장하는 장면이 있다. 인공신장실에 누워 지치고 고통스런 얼굴로 투석치료를 받고 있는 환자들의 모습이다.

인공신장기를 이용, 혈액 속에 쌓인 노폐물과 독소를 걸러주는 혈액투석에 의지해 자신의 생명을 실낱처럼 붙잡고 있는 그들. 보는 이로 하여금 눈물을 그렁거리게 하는 그들은 바로 신부전증 환자들이다.

신장병은 40대에 가장 많이 발생하고 인구 1만 명 중 5명 꼴로 발병하며 해마다 2만 명이 넘는 사람들이 투병생활을 하고 있는 질병이다.

실상 인간은 2개의 신장 중 하나만 정상 기능을 유지하거나 그 기능이 전체의 50%만 유지돼도 건강하게 살아갈 수 있다. 그러나 문제는 신장병이 짧게는 수개월에서 길게는 수십 년에 걸쳐 신장의 기능을 저하시키고 치료가 어려운 지경에 이르러서야 발병하는 경우가 많다는데 있다.

더욱이 심장병이나 고혈압, 뇌졸중 등 생명의 유지에 치명적인 위협이 되는 합병증 또한 가장 많이 일으키는 질병이며, 일단 한번 망가진 신장은 회복이 어려워 평생에 걸쳐 투병생활을 해야 하는 그야말로 사면초가의 질병이라고 할 수 있다.

신장병이란?

신장은 허리 뼈 양쪽의 복막 뒤에 각각 1개씩 2개가 자리잡고 있는 장기로 인체의 항상성을 유지하기 위해 소변을 생성하고, 이를 통해 수분조절

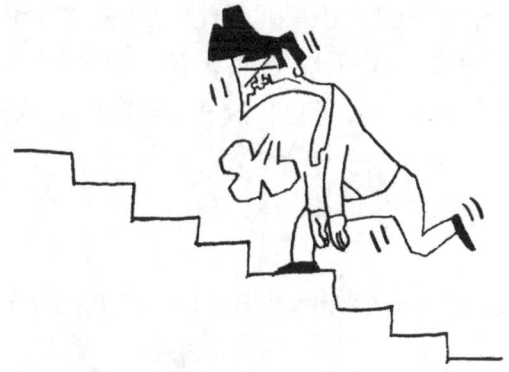

및 전해질의 구성을 유지시켜 준다.

따라서 신장기능에 이상이 발생하면 체내에 노폐물이 쌓이게 되고 여러 가지 증상이 나타난다. 신장병은 세균감염 또는 약물남용, 기타 어떠한 원인으로 인해 신장의 기능이 저하되어 발생하는 모든 질환을 총칭하는 용어라고 할 수 있다.

신장과 관련된 질환은 급성 신부전증, 만성 신부전증, 급성 신염, 만성 신장염, 신우신염, 화농성 신장염, 신장종창, 요독증, 신장결석, 신장결핵, 신장암 등 그 종류가 무수히 많다.

그러나 일반적으로 신장병을 크게 분류할 때 신장 내부에 염증을 초래하는 신장염과 신기능이 저하되는 신부전증, 그리고 신장암 등으로 나눈다.

증상

신장병 환자가 자각할 수 있는 증상은 빈뇨, 배뇨통, 잔뇨감, 핍뇨, 무뇨, 다뇨 등 요량의 변화와 혈뇨, 단백뇨, 농뇨 등 요(尿) 성분의 이상 등이다.

또한 신장부위의 통증과 함께 전신부종이 나타나고 이외에 다양한 전신 증상이 나타나기도 한다.

신장병과 관련된 많은 증상 중에서 육안이나 감각으로 알 수 있는 가장 대표적인 것은 붓는 증상인 부종으로 이는 신장의 기능이 저하되어 소변의 조성이 제대로 이루어지지 못해 배설되지 못하고 체내에 체류하는데 따른 것이다.

부종은 주로 피하조직에 많이 발생하며 특히 안면부위, 그 중에서도 눈 주위에 현저하게 나타난다. 안면에 부종이 발생하면 안색이 창백해지고 이 부종이 장기간 지속될 경우, 전신에 수분이 축적확대되는 것은 물론 흉막 또는 복강 내에 흉수, 복수, 복막수종을 보이며 제반증상이 악화된다. 또 점막과 결막에도 부종이 오고 성문수종 또는 뇌수종을 초래하기도 한다.

이러한 신성(腎性)부종이 진행됨에 따라 신장이 비대 또는 약화를 유발하게 된다.

신장기능이 저하돼 질병이 생기면 소변을 자주 보게 되고 정력 감퇴와 함께 요통이 유발되며 손발이 차가워지고 얼굴이 검어지기도 한다. 모발 또는 체모가 빠지기도 한다.

한편 신장병은 합병증을 유발하기도 하는데 증상이 심할 경우 단백성 망막염이 발병하기도 하고 증상이 장기화되면 속발성 위축신 증세와 더불어 혈압이 높아지고 요독증과 빈혈이 야기되기도 한다. 이외에 성장과 관련된 질환이 합병증으로 발생할 수도 있다.

발병원인

신장병은 발병률과 발병인구 수가 다른 질병에 비해 결코 적지 않은 흔한 질병임에도 불구하고 급성전염병이나 구강질환에 의한 세균감염 또는 불필요한 약물의 남용 외에는 아직껏 발병원인이 정확하게 밝혀지지 않은 상태이다.

다만 이들 원인 외에 신진대사 장애 또는 만성피로, 대수술에 따른 후유증, 탈수나 쇼크 등 순환장애, 미식, 과식, 식품첨가물, 그리고 최근들어 심각한 문제가 되고 있는 공해 및 환경오염 등이 발병에 영향을 미칠 것으로 추측하고 있는 정도이다.

한의학에서 보는 발병원인

한의학에서 보는 신장의 의미는 신장 외에 골(骨), 수(髓), 발(髮), 귀, 음경(陰莖), 방광(膀胱), 생식기, 요로 등을 총괄한 지칭으로 신장의 주요기능은 배설작용으로 파악하고 있다.

여기에서 배설작용이란 불필요한 물질을 체외로 내보내는 작용 외에 내분비 및 생식활동까지를 포함한다.

이는 한의학적인 종합관에 근거를 두는 것으로 한의학에서는 '신자작강지기교출(腎者作强之技巧出)' 이라 해서 남자의 생식기에는 강한 생명력이 있으며, 여자는 새로운 생명력을 생산하는 생식기능이 있다고 나타내어 신장이 생식기능을 지니고 있음을 말해준다' 고 설명하고 있다.

이런 이유로 한의학에서 보는 신장병의 발병원인은 서양의학과는 달리 생식기능과 관련된 부분까지를 포함해서 파악하고 있다.

신장병의 한방적 원인은 무리하게 힘을 써서 무거운 것을 운반하거나 과도한 성생활, 습한 곳에 장기간 머물거나 땀을 흘린 후 갑자기 찬물에 들어갈 때 발병하게 되는 것으로 보고 있다.

또 육류와 식염, 자극성 식품, 술 또는 담배, 설탕 및 수분의 과잉섭취 등 섭생의 부조화도 신장병을 유발하는 원인이 되며 생식기능의 감퇴에 의해서도 신장병이 발생하는 것으로 본다.

치료 - 12씨앗 요법

신장병의 한의학적 치료는 약물요법이 이용된다. 신장병의 치료에 뛰어난 효과를 나타내는 처방은 12씨앗 요법으로 이는 13대를 이어 내려온 본원의 가전(家傳)비방이다.

한약재 중 약재명 뒤에 자(子)자가 붙는 것은 대부분 씨앗 종류인 것이 많은데 이들 씨앗 종류 약재들은 신장 관련 질환의 치료를 위한 약재의 처방에 많이 사용된다.

12씨앗 요법은 오미자, 토사자, 구기자, 라복자, 천련자, 복분자, 차전자, 속수자, 공사인, 여정실, 호마인, 연자육 등의 약재를 종류에 따라 비율을 조정하고 각각의 법제 과정을 통해 분말로 만든 산제 형태의 한약으로 소화기능을 촉진시키면서 신장의 기운을 북돋아주는 효과가 있다.

물론 기존에 한의학에서 신장병을 치료하는데 주로 이용하던 처방으로 '육미탕' 이 있으나 문제는 신장병의 치료를 위해서는 무엇보다 소화기능의 개선이 중요한데 '육미탕'의 경우 소화장애를 초래한다는데 있다.

그러나 12씨앗 요법을 이용한 처방은 소화기능을 도와주는 것은 물론 신장의 기능을 크게 활성화시켜 준다. 실례로 본원에 내원한 신장병 환자들에게 12씨앗 요법으로 치료를 시행한 결과 90% 이상의 환자가 완치되었음을 임상에서 확인할 수 있었다.

한편 신장병은 발병 초기에는 절대안정과 함께 단백질과 염분, 음료수 등의 섭취를 제한하고 과음과 과식, 과로, 과도한 성생활 등을 피해야 한다.

부종이 수반될 때에는 원기를 북돋아주면서 이뇨를 시켜주되 실증과 허증을 반드시 가려서 그에 따른 적절한 약물을 처방해야 한다.

또 자극성이 없고 지방이 적은 음식을 적게 먹도록 하고 감기에 걸리지 않도록 주의해야 한다. 이외에 만성 소화기 장애가 발생하지 않도록 식생활에도 주의를 기울여야 할 필요가 있다.

13대에 걸쳐 가업으로 한의사의 길을 걷고 있는 원백운당한의원의 김영섭 원장은 건국대 경제학과와 경희대 한의대를 졸업했다.

현재 중국 요령성 중의연구원과 동방중의학원 객원교수로 활동하고 있으며 대한한의사협회 총회 부의장, 서울시 동대문구의회 의원(2선)으로 보사분과위원장을 역임했고 민주평화통일자문회의 상임위원과 동대문 문화원장으로 활동 중이다.

저서로는 시사칼럼집 '평범한 세상을 위하여'를 비롯해 '한방성의학 동의보감-꿈을 주는 남자, 꿈을 꾸는 여자' '뭐니뭐니해도 밥상이 보약이다' '3초마다 한번씩 기를 세우는 책' 등이 있으며 국민보건 향상과 지역사회 발전에 기여한 공로로 국민훈장 목련장과 대통령 표창, 세계 평화장 등을 수상한 바 있다.

서울 동대문구 용두동 동부시립병원 옆에 위치하고 있으며 상담문의 전화는 (02)922-7799 이다.

긴장하면 시작되는 아랫배 불쾌감

과민성대장증후군

권대일 원장 | 울산 명지한의원

중소기업을 운영하는 K씨(43세)는 지금도 작년 연말에 있었던 일을 떠올리면 아찔한 기억을 지울 수가 없다.

동종의 업체들이 속속 도산하는 불황 속에서도 까딱없을 정도로 제법 견실한 기업을 운영하고 있던 그는 그 날 납품관계 상담차 중요한 거래처의 임원들을 만났다.

어린 시절부터 장이 좋지 않았던 K씨였지만 이 날은 전날 과음을 했던 탓인지 아침부터 아랫배가 더부룩하고 설사가 이어지더니 약속시간이 다가오면서 긴장감까지 겹쳐 온몸이 무거워지고 하복부에 불쾌감까지 느껴졌다. 컨디션은 엉망이었지만 약속을 취소할 수 없어 사람들을 만나기는 했지만 그 다음부터는 기억 조차 하기 싫은 실수의 연속이었다.

한참 중요한 이야기가 오가는 중간에 변의가 느껴져 느닷없이 화장실로 달려갔는가 하면 대화 중에도 생각은 자꾸 불쾌감이 느껴지는 아랫배로만 쏠리게 되고 그러다 보니 만나는 내내 편치 않은 표정을 짓기에 이르렀다.

상황이 이쯤되니 처음엔 그냥 지나치던 상대방도 시간이 지나면서 노골적으로 불쾌한 표정을 짓게 되고 급기야 자리를 박차고 일어나 중요한 상담이 깨지고 말았다.

쾌변(快便)은 쾌식(快食), 쾌면(快眠)과 더불어 인생에서 누릴 수 있는 세 가지 즐거움 중의 하나이다. 고통 없이 편하고 안정되게 배설할 수 있음은 크나 큰 행복 중의 하나이기 때문이다.

어떤 사람들은 '그깟 배설에서 거창하게 무슨 행복감까지 찾느냐'고 반

과민성대장증후군

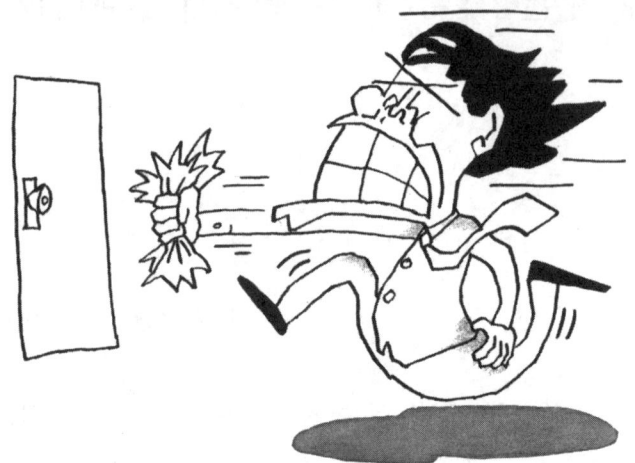

문할 수도 있겠지만 변의를 느끼면서 2~3일간 화장실에 가지 못했거나, 반대로 하루에도 몇 번씩 화장실을 들락거리며 설사를 해본 경험이 있는 사람이라면 쾌변이 얼마나 큰 행복인가를 알 수 있다.

하지만 모든 사람들이 쾌변을 경험하는 것은 아니다. 우리 주변에서 보면 배설 때문에 남모를 고통에 시달리고 있는 사람들이 많기 때문이다. 흔히 '과민성대장증후군' 환자로 불리는 사람들이 바로 그들이다.

과민성대장증후군이란?

과민성대장증후군은 대장이 지나치게 과민해진 상태의 장질환을 말한다. 우리 몸의 대장은 정상일 경우 하루 1회 정도 배변을 유도하도록 움직이지만 과민해질 경우 대장이 지나치게 움직여 설사를 유발하거나 반대로 움직임을 급격히 멈추어 변비를 일으킨다. 즉 설사와 변비를 반복케 하며 만성적인 복통을 야기하는 것이 바로 과민성대장증후군이다.

임상 통계상 과민성대장증후군은 정상인 세 명 중 한 명이 경험할 정도로 흔한 질환이며 미국의 경우 직장인들의 결근사유 중 감기와 몸살 다음으로 많이 발생하는 것으로 알려지고 있다.

대개 대학입시 또는 취직시험 등 각종 시험을 앞둔 수험생이나 매일 마감업무에 쫓기며 스트레스에 시달리는 직장인, 갱년기 여성 등에서 많이 발생하고 있으며 정신적 부담이 대장을 과민하게 만드는 것으로 지적되고 있다.

과민성대장증후군의 가장 대표적인 증상은 복통과 설사, 변비이다. 즉 복통 없이 간헐적으로 설사를 한다거나 쥐어짜는 듯한 복통과 변비가 계속된다든지, 또는 설사와 변비가 반복되면서 극심한 복통을 수반한다.

이외에 복부팽만, 소화불량, 트림, 뱃속에서 나는 이상음 등의 증상을 동반하기도 한다. 증상이 심해질 경우 이로 인해 불안 또는 긴장, 신경질, 의기소침 등을 유발, 행동에 장애를 일으키게 되고 나아가 대인관계는 물론 사회생활에 부정적인 영향을 초래하기도 한다.

한의학에서 보는 발병원인

과민성대장증후군은 특별히 장기에 이상 또는 질환이나 해부학적 이상이 없이도 발생하는 경우가 대부분이며 염증이 있는 것도 아니다.

지금까지의 임상연구 결과 스트레스와 과로, 폭음 폭식 등이 대장에 과민반응을 일으키는 것으로 추측되고 있으며 맵고 짠 자극성 음식이나 커피, 음주 등이 증상을 악화시키거나 촉진시키는 것으로 알려지고 있다.

한의학에서는 정서적인 요인이 인체에 직접적인 영향을 미치는 것으로 인식하고 있다. 다시 말해 사람이 생활 속에서 사물 또는 어떤 현상에 의해 갖게 되는 7가지 감정, 즉 희(喜 : 기쁨), 노(怒 : 화냄), 우(憂 : 근심), 사(思 : 생각), 비(悲 : 슬픔), 경(驚 : 놀람), 공(恐 : 공포) 등이 질병의 발생에 작용하는 것으로 보는 것이다.

이는 서양의학에서 흔히 스트레스성 또는 신경성이라고 말하는 것과 맥락을 같이한다고 볼 수 있다.

한의학에서는 이러한 감정 등에 의해 소화기능이 저하되고 대장에도 영향을 미쳐 과민성대장증후군을 야기하는 것으로 파악한다.

실례로 임상에서 보면 체격이 좋고 아주 건장한 스타일인 태음인 남성에게 과민성대장증후군 환자가 많은 것을 알 수 있다. 태음인의 경우 성격이 외부에서 받는 스트레스 등을 속으로 삭이는 경향이 강하며, 이 과정

과민성대장증후군

에서 인체에 해로운 사기가 발생하고, 그 사기가 장기, 특히 대장에 영향을 주게 되면서 과민성대장증후군의 원인으로 작용하는 것으로 추측되고 있다.

변(便)은 건강을 나타내는 바로미터

과민성대장증후군은 일반인들이 인식하는 것처럼 결코 가볍게 생각할 수 있는 질환이 아니다. 최근 증가 추세를 보이는 각종 성인병의 발병이 장(腸)의 이상에서 비롯되기 때문이다.

이는 바꾸어 말하면 과민성대장증후군의 증상이 있는 사람은 성인병의 발병 가능성이 높다는 것으로 파악할 수 있다.

과민성대장증후군의 증상과 장의 이상 유무가 중요한 것은 장이 인체 내에서 혈액순환이 가장 잘 이루어지지 않는 장기인데다 인체의 건강상태를 파악할 수 있는 지표 역할을 하는 변과 불가분의 관계를 갖고 있기 때문이다.

최근 증가 추세를 보이고 있는 성인병의 발병은 장의 기능 이상에서 초래되며 장에 이상이 발생하면 배변에도 이상이 야기되지만 장의 기능에 이상이 없을 경우 배변에 무리가 없는 것은 물론 성인병의 발병 위험 또한 크게 감소될 것으로 예상된다.

변과 질병의 발생이 상관관계가 있음은 미국 코네티컷 주에서 실시한 조사결과에서도 드러나고 있다.

코네티컷 주에서는 1950년부터 1980년까지 30년 간에 걸쳐 중산층 주민 1천명을 대상으로 배설한 변의 양을 조사한 결과 30년 세월 동안 배변량이 절반으로 줄어든 반면 비만과 고혈압, 당뇨병 등과 같은 성인병은 수배로 증가한 것으로 나타났다.

이러한 통계는 대변이 건강상태와 밀접한 연관이 있음을 시사해주는 결과로 이는 곧 대변의 상태를 정상적으로 만들어주면 질병의 치료가 가능하다는 말이기도 하다. 따라서 과민성대장증후군의 치료는 바로 이같은 관점에서 접근해 시행한다.

치료

과민성대장증후군의 한방치료는 체질에 맞는 약물의 투약과 함께 봉독요법을 병행한다.

치료에 앞서 무엇보다 중요한 것은 정확한 체질의 파악으로 체질에 맞는 약물을 투약할 때 치료효과가 높게 나타나기 때문이다.

문진과 망진, 맥진 등 한의학적 진찰과 함께 적외선체열진단기(IRCT)를 이용한 진단을 통해 환자의 체질과 발병원인 등이 파악되면 적절한 약물을 투약한다.

약물은 사상의학에 기초, 환자의 체질을 감안한 사상방이 주류를 이루지만 사상방과 후세방을 장점만을 접목시킨 처방을 활용하기도 한다.

이와 함께 벌독을 전기추출법으로 뽑은 뒤 환자의 증상에 따라 양과 농도를 조절, 주사하는 봉독요법도 치료에 활용한다. 봉독요법은 인체의 면역력을 강화시켜 환자의 항병력을 크게 배양시키는 효과가 있다.

한편 과민성대장증후군 환자는 치료와 함께 섭생에도 주의를 기울여야 한다. 변비와 설사 모두를 치료하는데 도움이 되는 섬유질이 다량 함유된 음식물을 섭취하고 자극적인 음식 또는 카페인이 함유된 음료수나 알코올, 탄수화물을 포함한 소화가 잘 안되는 음식, 우유를 포함한 유제품 등의 섭취를 삼가는 것이 좋다.

또 규칙적인 운동과 함께 적절한 휴식, 마음의 자신감과 여유 등을 갖는 것도 치료에 도움이 된다.

사상의학과 체질의학을 연구, 환자들의 체질에 근거한 치료를 시행하고 있는 울산 명지한의원의 권대일 원장은 경산대 한의대를 졸업했다.

한의대 재학시절부터 남달리 동양철학과 사상의학에 관심을 갖고 연구 매진했던 권 원장은 개원 이후에도 사상의학에 근거한 체질처방으로 각종 질병의 치료에 성과를 거두고 있다.

명지한의원은 울산광역시 남구 야음2동 야음시장 부근에 위치하고 있으며 상담문의 전화는 (052)261-7502 이다.

그칠 줄 모르는 발작적 기침, 호흡곤란

강호권 원장 | 경주 혜강한의원

'한번 기침이 시작되면 그칠 줄을 모르고 발작적으로 계속된다' '기침을 하게 되면 호흡이 가빠지고 숨소리가 마치 쇳소리처럼 그렁그렁하다' '호흡곤란 증상이 심해지면 입술이 파래지고 마치 금방이라도 숨이 막힐 것 같은 불안감을 느끼게 된다'

이런 증상이 지속되면 천식을 의심해 볼 수 있다. 물론 이러한 증상이 나타난다고 해서 반드시 천식은 아니며, 특히 어린아이들의 경우 천식과 유사한 질환이 많아 진단에 어려움이 따르기는 하지만 위의 증상들은 천식환자의 대표적인 증상들이기 때문이다.

발작적인 기침과 호흡곤란 등을 주된 증상으로 하는 천식은 어느 연령대에서나 발생하는 질병이지만 최근 들어 발병 연령대가 낮아지고 있는 추세이다.

특히 근래에는 어린이 천식 환자가 급증, 어린이의 5~10%가 천식으로 고통을 받고 있으며 이들 중 20~30%는 성인이 되어서도 증상이 지속되는 것으로 알려지고 있다.

실례로 천식환자의 70% 정도가 어린 시절에 천식성 기관지염을 앓았던 과거력을 가지고 있다는 통계자료도 있다.

천식이란?

호흡시 체내로 들어오는 여러 가지 자극 물질에 대한 기관지의 과민반응으로 기관지를 비롯한 기도점막에 염증이 발생, 부어오르고 기관지가 좁아

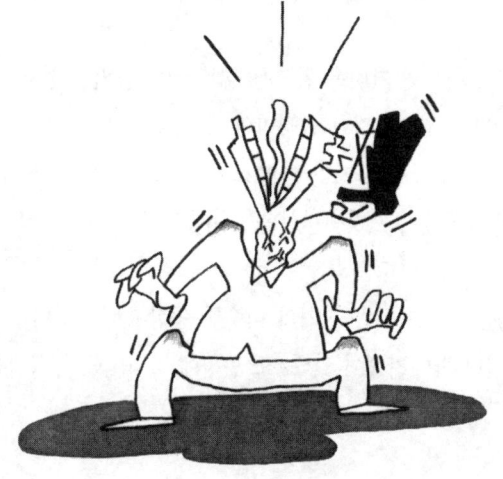

져서 천명(색색거리는 호흡소리)을 동반한 기침과 호흡곤란이 발작적으로 나타나는 질환이다.

  천식은 발병시 적절한 치료를 시행하면 일단 증상이 완화되거나 정상으로 회복되기는 하지만 반복적으로 재발하는 특징을 갖고 있다.

  최근에는 여러 가지 자극에 대한 기도의 과민반응이 있어야 하고 광범위한 기도폐색 증상이 나타나면서 이 기도폐색이 치료에 의해, 혹은 자연히 소실되는 특징을 충족시키며 기도의 염증성 반응을 보이는 질환을 천식으로 정의하고 있기도 하다.

증상

  천식의 가장 큰 증상은 지속적인 마른 기침과 함께 천명이 일어나면서 끈끈한 가래를 뱉는 것을 들 수 있다. 증상이 심할 경우 호흡곤란을 일으키기도 한다.

  호흡곤란은 들이마시는 흡기보다 내뱉는 호기가 길어지며 그르렁그르렁 소리를 낸다. 호흡곤란이 심해질 경우 입술이 파래지고 숨이 막히는 듯한 불안감을 느끼게 되며 누워서 자는 것이 힘들어 앉거나 책상 등에 엎드려 자기도 한다.

  천식의 발작은 정도에 따라 크게 소발작(小發作), 중발작(中發作), 대발작(大發作)으로 분류할 수 있다.

  소발작은 색색거리기는 하지만 일상생활에 전혀 불편이 없는 정도로 청진기를 대고 들어보면 가벼운 천명음(喘鳴音)이 들리는 정도이다.

반면 대발작은 색색거리는 숨소리와 함께 호흡곤란이 뚜렷한 정도로 이 때는 똑바로 누워 잠을 자기가 어렵고 몸을 앞으로 구부린 자세를 취하게 되며 입술이 창백해지고 청색증상을 보이기도 한다. 중발작은 소발작과 대발작의 중간 정도이다.

천식의 증상은 초기에는 감기와 비슷한 증상으로 나타나는 경우가 많고 이로 인해 진단에 어려움이 있다. 또 환자에 따라서는 특징적인 증상이 나타나지 않는 경우도 있다.

발병원인

천식의 발병원인은 여러 가지가 복합적으로 작용하지만 가장 큰 원인은 유전적인 요소와 알레르기 체질인 것으로 알려지고 있다.

실례로 한 임상통계 자료에 따르면 천식 환자의 약 90%가 3촌 이내의 친척 중에 알레르기 질환을 가지고 있는 것으로 밝혀졌다.

이외에 주거환경의 변화로 야기되는 집안의 먼지나 집먼지 진드기 등 흡인성 알레르겐도 천식의 유발인자로 작용하고 있으며 다양한 종류의 유제품, 공해에 의한 대기오염, 환경오염 등도 천식을 일으키는 원인으로 작용하고 있다.

어린아이들의 경우에는 감기 등 바이러스성 호흡기 감염이 천식의 주된 유발인자로 작용하기도 한다.

한의학에서 보는 발병원인

한의학에서는 천식을 효천(哮喘)으로 분류한다.

효(哮)는 호흡할 때 목에서 '그르릉' 하는 소리가 나는 것을 말하고 천(喘)은 호흡이 급박한 것을 말한다.

따라서 목에서 이상한 소리가 나는 천명(喘鳴)과 호흡곤란이 일어나는 것을 효천(哮喘)이라 한다.

천식으로 고생하는 환자들의 경우 기관지와 폐의 기능이 저하된 것은 사실이다. 그러나 정확한 발병원인과 치료를 위해서는 폐의 움직임과 작용을 인식하는 것이 선결과제이다.

천식의 발병은 허파의 운동이 어떤 이유에 의해 제대로 움직여지지 않거나, 노폐물이 고여 병리적으로 진행되어 기관지가 민감해지거나 기질적인 병변(상처 또는 염증), 기관지 경련으로 인해 기관지가 좁아지는 폐색으로 인해 발생하는 것으로 볼 수 있다.

치료

임상에서 수많은 천식환자들을 치료한 결과 한의학적 치료를 통해 천식은 얼마든지 완치가 가능하다는 결론을 얻을 수 있었다.

사실 천식을 치료하는데 있어서 왕도는 없다. 무슨 병에는 무슨 약물이라는 등식으로 발병원인을 무시하는 치료법이 유행하는 것이 요즘의 세태이고 보니 자기 주장이 강하고 인내심이 적은 환자들의 경우 치료에 실패하는 경우가 종종 있기도 하다.

그러나 정확히 천식의 발병원인을 파악하고 체질 및 병증에 적합한 한의학적 치료를 시행할 경우 그 예후는 상당히 양호하게 나타난다.

천식의 한방치료는 폐활량이 떨어져 폐포(허파꽈리) 내에서 발생하는 와류(渦流 : 소용돌이 현상)를 제거해주는 것을 원칙으로 하여 외인성(알러지성)과 내인성 기관지 천식을 구분, 약물의 투여와 함께 침구치료를 병행할 경우 괄목할 만한 치료효과를 기대할 수 있다.

따라서 기침이 심하고 오래가는 증상이 나타날 경우 천식으로 지레 짐작하고 자가 진단하여 검증되지 않은 민간요법이나 식이요법에 의존하여 증상을 오히려 악화시키기보다는 의료기관에서 정확한 진단과 함께 그에 따른 적절한 진료를 시행하는 것이 무엇보다 중요하다.

치료사례

1. 이○○ (남 63세)

전직 경찰관으로 울릉도에서 어업에 종사하던 이 환자는 본원에 내원하기 10년 전부터 천식을 앓고 있었다. 내원 당시 천식 외에 슬관절과 족관절에 통풍이 발병한 상태로 대구 모 대학병원에서 입원치료 중이었다.

계속된 투병생활로 인해 몸은 쇠약한 상태였고 가쁜 숨을 몰아 쉴 정도로 호흡상태가 좋지 않았다. 입원실이 없는 관계로 근처 숙박업소에 머물게 하고는 10여일간 약물 및 침구치료를 시행했다.

열흘 정도의 치료를 통해 병증이 완치가 되었고 통풍 또한 증상이 소실되었다. 2년 후 증상이 재발되어 다시 치료를 시행한 후 현재는 완치되어 정상적인 생활을 하고 있다.

2. 윤○○ (남 50세)

내원 당시 숨이 차서 보행이 어렵고 가슴 조임과 냉한을 흘리면서 몹시 고통스러워했다. 첫날 치료시 응급처치로 침구치료와 함께 탕제를 투여시켰다. 이후 본원 부근 숙박업소에 머물게 하고 탕약 및 침구치료를 시행했고 특히 밤에 천식발작이 심해 침구치료를 통해 안정을 시켰다.

1개월 정도의 치료기간이 예상되었으나 의외로 예후가 양호하게 나타나 15일 만에 치료를 중단하고 집으로 귀가했다.

이후 경미한 천식 증상으로 재차 내원, 치료를 시행했고 증상이 완치되었다.

천식과 기관지염 등 각종 호흡기 질환을 전문적으로 치료하는 경주 혜강한의원의 강호권 원장은 동국대 한의대를 졸업했다.

한의대 졸업 후 15년간 개원임상의로 각종 질병의 치료를 통해 경북지역에서 성가를 높이고 있는 강 원장은 경주시한의사회 회장으로 한의협 회무에도 적극적으로 참여하고 있다.

혜강한의원은 경북 경주시 서부동에 위치하고 있으며 상담문의 전화는 (054)743-4346이며 E-mail:gracerk@hanmir.com이다.

면역체계 붕괴로 건강도 무너져

임파선 질환

정종열 원장 | 신농한의원

'목에 무언가 걸린 듯 간질간질하고 겨드랑이 또는 사타구니 부위에 밤톨만한 혹이 생긴다. 별로 한 일도 없는데 늘상 피곤을 느끼게 되고 불안감과 초조감으로 우울하거나 불면증이 심하다. 또 헛것이 보이고 신경이 예민해지며 마치 요실금처럼 소변을 조금씩 흘리면서 전립선에 이상이 생긴다. 그리고 열이 올랐다 내렸다 하며 손발 저림과 함께 쥐가 잘 나는가 하면 손바닥에 땀이 나면서 허물이 벗겨지고 갈라진다.'

만일 이와 같은 증상이 지속되고 있다면 한번쯤은 임파선 질환을 의심해 보는 것이 좋다. 물론 이러한 증상이 나타난다고 해서 반드시 임파선 질환에 걸린 것이라고 단정지을 수는 없다. 여타의 질환에 의해 나타나는 경우도 있기 때문이다.

그럼에도 임파선 질환을 의심해 볼 필요가 있다고 굳이 강조하는 이유는 바로 이들 증상이 임파선 질환의 초기에 주로 나타나기 때문이다.

대다수의 사람들이 임파선 질환에 대해 잘 모르거나 안다고 해도 그저 병명을 들어본 정도에 지나지 않는 수준에 그치는 경우가 대부분이다. 하지만 정확히 알고 보면 사실 임파선 질환처럼 치료가 쉽지 않고 무서운 질환도 드물다. 인체 내 면역체계를 송두리째 붕괴시켜 생명에 위협을 가하는 심각한 질병이기 때문이다.

임파선 질환이란?

임파선 질환은 외부로부터 유해한 각종 병원균이 우리 인체로 침입하는

임파선 질환

것을 막아주는 임파계가 파괴된 상태를 말한다.

영어로 림프(Lymph), 한자로는 임파(淋巴)라는 용어로 불리는데 임파선이란 임파계를 구성하고 있는 일부분에 불과하며 임파선 질환은 임파선종을 비롯해 임파선염, 임파선암, 임파부종 등을 모두 포함한다.

임파선 질환이 무서운 이유는 일단 발병하면 외부에서 몸 안으로 침입하는 미생물, 즉 각종 세균으로부터 자신을 방어하는 면역체계가 붕괴되어 질병의 발생에 무방비 상태가 되어버린다는데 있다.

즉, 우리가 살고 있는 지구를 오존층이 우주로부터 오는 유해한 자외선을 차단, 인류를 보호하듯 임파계는 외부로부터 우리 몸으로 유입되는 각종 세균을 사전에 차단하여 인체를 질병으로부터 보호한다.

증상

면역계통의 대표적 질병인 임파선 질환은 체내 면역체계의 이상을 초래, 질병에 대한 저항력이 떨어지고 쉽게 피로를 느끼게 되는가 하면 관절 부위 등에 통증이 수반된다.

또 체온이 올랐다 내렸다 하는 현상을 반복하는 특징을 갖고 있으며 증상이 심화될 경우 신경이 예민해져 불안, 초조감을 느끼게 되고 이로 인해 불면증에 시달리게 된다.

이와 함께 목과 겨드랑이, 사타구니 부위 등에 밤톨 만한 혹이 생겨나고 이 때부터 본격적으로 병증이 진행된다.

발병원인

임파선 질환이 발생하는 가장 큰 원인은 외부로부터 우리 몸으로 침투하려는 각종 세균을 차단해 인체를 각종 질병으로부터 보호해 주는 임파계의 파괴에 기인한다.

이처럼 인체 건강유지에 필수불가결의 역할을 하고 있는 임파계가 파괴됨으로 인해 우리 몸이 각종 질병에 무방비 상태로 그대로 노출, 속수무책의 상태가 되어 임파선종을 비롯해 임파선염, 임파선암, 임파부종 등 각종 임파선 질환이 발병하게 되는 것이다.

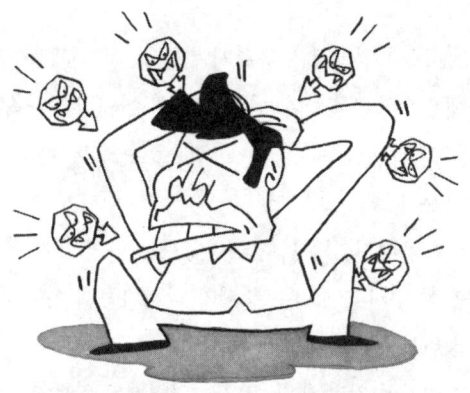

한의학에서 보는 발병원인

임파선 질환을 한의학에서는 '연주창' 또는 '나력'이라는 질병명으로 지칭하고 있다.

한의학에서 보는 임파선 질환의 발병원인은 기름진 음식의 과다섭취, 몸의 신열, 독기, 기울증, 혹은 풍(風), 열(熱), 담(痰) 등이 뭉쳐져 발생하는 것으로 본다.

'동의보감'에 따르면 위에 열거한 원인에 의해 임파선 부위에 이상이 생겨나고 특히 여성들에게서 다발하는 경향을 보인다고 기록되어 있다.

발병 부위에 있어서도 주로 간과 담의 경락에 발생하는데 간과 담이 근육을 주관함으로써 마치 구슬 목걸이 형태로 생기며, 혹은 흰열과 함께 마치 무언가가 타는 듯한 통증이 수반되거나 화농되어 고름이 유출되는 경우도 있다고 적고 있다.

치료 - 갑상선 질환도 효과

임파선 질환의 한방치료는 약물요법이 이용되는데 주로 처방되는 약물은 '비선환'이며 증상이 심한 환자들의 경우 탕약을 함께 병용시킨다.

비선환은 본초학 서적에 나력 또는 연주창 등의 증상을 치료하는데 주로 처방되는 약재들로 수록되어 있는 창이자와 대계, 소계, 하고초, 해조 등을 주요 약재로 하고 있다.

특히 처방약재 중 민간에서 '제비꿀'로 불리기도 하는 하고초는 항암작용과 함께 목 부위 질환에 광범위하게 사용되는 약재로 널리 알려져 있다.

임
파
선
질
환

비선환은 한약 두 재의 분량을 농축시켜 만든 환제로 복용방법이 매우 간편해 취침 전에 1환을 복용하며, 다음날 아침 어지럽거나 속이 메슥거리지 않으면 1환을 더 복용한다. 이러한 방법으로 증상에 따라 최고 10환에서 15환까지 복용한다.

일단 비선환을 복용하면 일종의 호전반응으로 마치 감기 몸살과 비슷한 증세와 함께 관절이 쑤시고 결리는 증세가 나타나는데 이는 치료과정에서 나타나는 하나의 현상으로 염려할 필요는 없다.

한편 비선환은 임파선 질환 뿐만 아니라 면역계통 질환인 갑상선 질환의 치료에도 의외로 효과를 나타내고 있다. 실례로 임상에서 갑상선 질환 환자에게 비선환을 투약한 결과 증상이 개선되거나 완치되는 결과를 확인할 수 있었다.

이외에도 비선환은 체내에 있는 노폐물을 제거, 만성피로 또는 류머티스 질환 등의 증상까지도 치료, 개선시켜 주는 일석이조의 효과가 있다.

치료사례

1. 최○○ (여 35세)

고등학교를 졸업하고 직장생활을 시작할 즈음인 20세 때 발병, 장기간 임파선 질환으로 투병생활을 해온 환자였다.

힘든 일을 하지 않아도 늘상 피곤하고 불면증과 함께 목 부위에 밤톨과도 같은 혹이 부어 오르되 특히 목 부위에 조금만 찬 기운이 닿아도 증상이 악화돼 한여름 삼복더위에도 머플러나 목도리로 목 주위를 감싸야 하는 등 정상적인 생활이 어렵다고 고통을 호소했다.

더욱이 몇 년 전 투병생활 중임에도 운좋게 결혼을 했지만 임파선 질환으로 인해 임신에 거듭 실패를 하면서 내원할 당시 삶에 대해 거의 자포자기인 상태였다.

문진과 맥진을 통해 환자의 체질과 과거병력, 현재의 병증 등을 파악하고 비선환과 탕약을 병행 투약시켰다.

치료를 시작한지 3개월이 지난 후 이 환자는 십 수년간 자신을 괴롭혀 온 임파선 질환에서 해방될 수 있었고 이후 임신에도 성공해 지금은 한 아이의 엄마가 되었다.

2. 허○○ (여 39세)

갑상선 기능항진증을 진단받은 상태에서 자궁 내에 27cm 크기의 선근종까지 있는 환자였다.

항상 피로감이 떠나지 않고 극심한 생리통에 시달리고 있으며 체온이 급작스럽게 올랐다 내렸다를 반복하는 탓에 불면증에 시달리는 등 한의원에 들어오는 순간 첫 눈에 보기에도 몸 상태가 최악의 상태임을 알 수 있었다.

갑상선 질환도 임파선 질환과 동일한 면역계통 질환이니 치료해 달라고 막무가내로 매달리는 바람에 치료를 시행했다.

환자의 체질과 병력, 현재의 병증 등을 진찰한 후 비선환과 탕제를 병행해 2개월 정도 투약한 결과 갑상선 크기가 줄고 늘상 피로한 증상과 극심했던 생리통이 완전히 사라져 정상적인 생활이 가능해졌다.

더욱이 생각지도 않았던 자궁내 선근종이 미미한 크기로 감소해 수술을 권유했던 산부인과 의사조차도 본원에서 치료를 받을 것을 종용하기에 이르렀다. 이 환자는 이후 계속된 2개월간의 치료를 통해 모든 증상에서 완치되었다.

임파선 질환을 비롯해 갑상선 질환 등 면역계통 질환을 전문적으로 치료하는 신농한의원의 정종열 원장은 경산대 한의대를 졸업했다.

의과대학 재학 중 다시 한의대에 입학한 남다른 이력을 갖고 있는 정 원장은 개원 초기부터 의학계는 물론 재야 의료계 인사들에 이르기까지 폭 넓은 교류를 맺으며 각종 난치성 질환의 치료를 위한 관심을 기울여 왔다.

현재 대한약침학회 및 한의외치요법학회 회원 등으로 활동하며 난치성 질환의 치료를 위한 임상 및 학문연구에 노력을 경주하고 있다.

서울지하철 2호선 선릉역 부근 도곡동 개나리아파트 맞은 편에 위치하고 있으며 상담문의 전화는 (02)564-8275 이다.

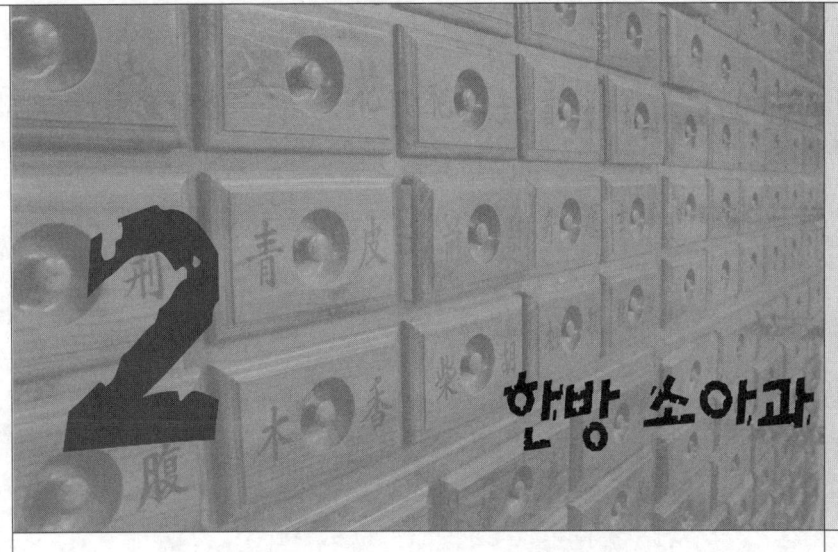

2 한방 소아과

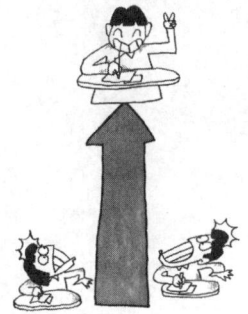

오행학습법

성장장애

소아허약증(감병)

체질에 맞게 학습해야 성적도 쑥쑥

오행학습법

이원범 원장 │ 청정한의원

동일한 방법으로 학습을 해도 1등을 하는 아동이 있는가 하면 꼴찌를 하는 아동이 있다. 물론 학습성취 결과가 아동의 지적 능력의 차이에 기인할 수도 있다. 하지만 동일한 수준의 지적 능력을 가지고 있는 아동이 동일한 방법으로 학습을 시행했음에도 각기 다른 결과가 나올 경우 이러한 조건은 설득력이 약해진다.

결국 학습성취 결과의 차이는 각기 다른 개인의 스타일에 따른 것이라고 볼 수밖에 없다. 즉, 개인의 사고유형과 행동유형, 정서유형 등 개인의 성정(性情)에 따라 적절한 학습방법, 즉 맞춤학습법이 적용될 때 소기의 성과를 얻을 수 있는 것이다.

예로부터 동양사고 체계에서는 사람의 성정에 대해 오행(五行 : 木, 火, 土, 金, 水)으로 구분해 왔다.

오행이란 목, 화, 토, 금, 수로 만물의 운동과 형태를 상징하고 그 규율을 해석하는 동양철학의 기본 개념으로 한의학의 오행론에서는 사람의 체질과 성정을 오행으로 나누어 이를 진단 및 치료에 활용하고 있다. 아이의 체질에 적합한 학습법, 즉 오행학습법(五行學習法)은 이러한 동양철학 및 한의학의 이론체계를 자녀들의 학습문제에 응용한 방법이다.

오행학습법(五行學習法)이란?

오행학습법은 만물과 사람의 성정을 다섯 가지 물질로 상징화한 오행론을 학습에 적용한 것이다. 수 차례에 걸친 임상연구 결과 오행 각 유형의

오행학습법

아이들마다 성격과 학습행동 및 학습상의 문제점이 다르며 따라서 그에 대한 대처방법도 각 유형마다 독특한 것으로 나타났다.

목형 아이 - 재기발랄하고 호기심 넘치는 유형 (영화감독 스필버그 형)

재기발랄하고 초기 학습 속도가 빠르고 새로운 것에 대한 욕구가 강하다. 그러나 마무리가 약하고 건성으로 공부하며 주의가 산만해 지기 쉽다. 평소 우선 순위에 따라 공부나 일을 처리해 나가는 습관, 자기가 시도한 일에 대해서 책임지는 습관, 평소 메모하는 습관을 기를 필요가 있다.

화형 아이 - 적극적이고 성취욕구가 강한 유형 (농구선수 허재 형)

평소 자기 표현이 적극적이고 자기가 좋아하는 과목은 매우 열성적이며 리더쉽이 뛰어난 가능성이 많다. 그러나 지나치게 석차 또는 성적에 집착하기 쉽고 욱하는 감정을 다스리지 못하며 석차나 성적이 자신의 욕심에 차지 않을 경우 지나치게 위축된 모습으로 시험 불안과 같은 학습문제가 나타나기도 한다. 화형의 경우는 부모가 먼저 일등주의에서 탈피, 자녀가 지나치게 성적에 연연하지 않도록 해야 하며 또한 자신의 욱하는 감정을 조절하고 사태를 파악하는 훈련을 할 필요가 있다.

토형 아이 - 느리지만 꾸준히 노력하는 유형
(컴퓨터바이러스 연구가 안철수 형)

진득한 성격의 토형 아이는 한번 마음을 붙인 학원에는 꾸준히 다니며 선생님 말씀도 잘 듣는 착한 아이이지만 의사 표현이 지나치게 소극적인 경우가 많다. 또 공부를 할 때 처음 시작이 어려워 기한이 정해진 작업 또는 숙제를 제시간에 못맞추는 경우가 많다.

토형은 무엇을 하나 해도 쉽게 하는 법이 없고 무던히 뜸을 들이며 성적이 조금만 떨어져도 깊이 좌절하는 경향이 있다.

금형 아이 - 체계적으로 현실의 이득을 취하는 유형
(사상가 벤자민 프랭클린 형)

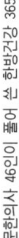

정형화된 모범생이 많고 꼼꼼하고 성실하며 시간 관념이 정확하다. 그러나 새로운 것에 대한 시도를 두려워하다 보니 창의적이지 못한 경우가 많다. 또한 정확한 것은 좋지만 지나치게 까다롭고 깍쟁이같이 타인에 대한 배려가 부족할 수 있다. '꼭 해야할 것'에만 관심을 두지 말고 '내가 정말 하고 싶은 것'을 끊임없이 탐구하는 적극성을 길러 줄 필요가 있다.

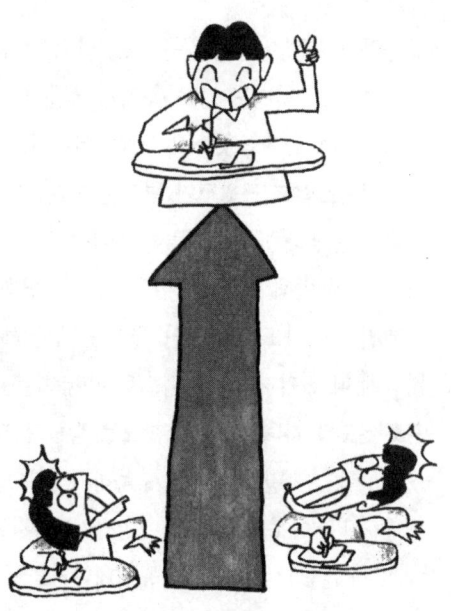

수형 아이 - 차분하고 냉정하게 원칙을 지키는 아이 (가수 서태지 형)

독립적인 수형 아이는 자기가 할 일은 남에게 간섭받지 않고 자기가 꾸려가길 좋아하는 나홀로 스터디형이다. 결심한 일에 대해 끈기가 대단한 반면 고집이 세서 자기 방식만 주장하기 쉽고 외골수적인 면이 있어서 집단학습 상황에서 겉돌기 쉽고, 공부에 대해서도 해야 할 의미를 찾지 못하면 아무리 혼내고 설득을 해도 공부를 안한다.

수형 아이의 경우 말보다는 부모가 먼저 모범을 보여 정의를 위해 열심히 사는 모습을 보이고 공부를 해야 하는 의미와 비전을 찾아준다면 흔들림 없이 자기의 갈길을 잘 찾아갈 것이다. 또 자신만 옳은 것이 아니고 다른 사람이 맞을 수도 있다는 수용성과 융통성을 기를 필요가 있다.

오행학습법의 장점

1. 개성 존중으로 아이의 영혼까지 살릴 수 있다

승부 근성이 강한 화형과 호기심이 많은 목형의 아이 두 명이 공부할 때 집중하게 하는 방법은 같을 수도 없고 같아서도 안된다. 아이의 유형이 각기 다름에도 맞지도 않는 속도와 폭을 강요한다면 아이는 타고난 본성을 제대로 펼쳐보지도 못하고 시들어버린다.

2. 자연스럽고 근원적인 변화를 가져온다

최근 유행하는 학습법들이 단기적인 효과를 강조, 결과적으로는 실패하고 마는데 반해 오행학습법은 점진적 변화를 추구한다. 처음에는 더디게 느껴질지 몰라도 근원적인 제반 문제를 해결하는 만큼 그 효과는 시간이 지남에 따라 커지며 지속적으로 이어져 '진짜 실력'을 쌓게 된다.

3. 부모와 자녀의 오행궁합으로 학습 문제를 빠르고 정확하게 치유

오행학습은 일단 아이에 주목하지만 부모와 아이 사이의 관계도 중요하게 여긴다. 아무리 좋은 육아방법, 자녀지도 방법이라고 할지라도 부모에게 맞지 않는 지도 방법을 흉내내다가는 오히려 역효과를 초래할 수 있기 때문이다. 결과적으로 오행학습법은 부모와 자녀 관계에서 서로의 장·단점을 이해하여 최상의 학습효과를 이끌어낸다.

유형 파악을 위한 진단

아동의 오행체질과 성정을 파악하기 위한 진단은 크게 신체적 진단과 심리적 진단을 통해 시행한다.

신체적 진단
- **오행검사** : 자체 개발한 오행 체크리스트를 통해 신체적, 정서적 특성을 목, 화, 토, 금, 수 5가지 유형으로 분석
- **영양상태검사** : 신체발달 및 영양상태 분석
- **두뇌 에너지검사** : 두뇌의 스트레스 정도와 에너지 수준을 분석
- **집중력검사** : 뇌파 중 알파파의 분포를 통한 주의 산만 정도 분석

심리적 진단
- **아동 인성검사** : 각종 검사도구를 통해 피검자의 자아개념, 대인관계 개념, 가치관, 자아상, 가족상, 무의식적 갈등, 문제 행동 측정 및 진단, 성격유형 등을 분석

-부모 인성검사 : 부모의 성격유형을 분석하여 자녀와의 관계 분석
-지능검사 : 검사자와 피검자가 1 : 1로 시행하는 검사로 분석력, 순차적 사고능력, 통합능력, 공간지각능력, 시각 청각 주의 집중력 등 다양한 인지능력을 측정하여 학습잠재력을 평가하고, 학업부진의 인지적 원인을 분석

이상과 같은 다각적인 검사를 통해 집중력 저하 및 학습부진의 원인을 진단하고 피검 아동의 각종 지적학습 특성과 행동 및 정서 특성을 분석하며 이를 통해 피검 아동에게 적합한 학습법과 부모들에게는 자녀교육법을 제시해 준다.

주요 학습장애 및 치료법

1. 주의 산만

목형과 화형의 아이들에게서 흔히 나타나는 장애로 주위의 각종 자극에 관심이 분산되어 한 가지 과제에 집중하지 못하고 그로 인해 과제의 신속한 처리 또는 완료가 어려운 상태를 말한다.

심한 경우 학교에서 수업을 경청하지 않는 정도를 넘어 다른 학생의 수업에 방해가 될 정도로 부산하고 과잉 행동을 보이게 되는데 이를 ADHD(Attention Deficit Hyperactivity Disorder, 주의력 결핍 및 과잉 행동장애)라 부르기도 한다.

초등학교 저학년의 경우 약 10% 정도가 주의력 결핍이라는 통계가 나올 만큼 상당히 높은 유병률로 이같은 지속적인 산만함이 학습진도를 따라가지 못하고 학습부진을 초래하는 만큼 조기 치료 또는 교정이 필요하다.

한방에서는 이처럼 들뜬 것처럼 상기되었거나, 화나고 흥분된 것처럼 상열된 것을 원인으로 파악, 상기된 기(氣)를 가라앉혀 주고, 상열된 기운을 내려주는 치료를 시행, 증세를 호전시켜 준다. 또한 마음 가라앉히기, 분노 조절 상담, 학습습관 관리 등의 프로그램 치료로 지속적인 자기관리 능력을 배양시켜 준다.

2. 학습 의욕저하

학습 자체에 흥미를 갖지 못하거나 매사 의욕이 떨어진 것처럼 나태한

오행학습법

모습을 보이는 경우로 토형 아이에게 특히 많이 보이며 다른 유형에서도 여러 가지 원인으로 나타나기도 한다. 각각의 유형에 따라 원인 또한 제각각이므로 정확한 원인을 파악해 내는 검사를 실시, 그 결과를 토대로 발표력 훈련, 성공경험 축적을 위한 학습방법 제시, 마음 열기 프로그램 등을 실시한다.

한방적인 원인은 기운이 너무 가라앉아 기의 순환이 저하된 상태로 보고 기운을 북돋고 순환을 촉진하는 치료를 시행, 상태를 개선시켜준다.

3. 기타 학습문제

이외에 오행 중 화형과 금형에 많은 시험불안, 수형에 많이 나타나는 집단학습 부적응, 유형에 관계없이 발생할 수 있는 교우관계 문제, 가족관계 문제, 진로 문제 등 학습에 영향을 미칠 수 있는 다양한 문제들을 교육심리학과 한의학을 접목시켜 상담과 치료를 시행한다.

청정한의원의 이원범 원장은 경희대 한의대를 졸업하고 우석대 한의대 대학원에서 한의학 석사·박사 학위를 취득했다.

개원 이후 10여 년간 임상에서 청소년들을 진료하면서 청소년기의 여러 가지 신체적 문제와 질병 등이 학습에서 비롯된다는 결과를 도출, 동료 한의사 3명과 청소년 문제에 뜻이 있는 교육상담 전문가를 영입, 공동연구를 시행, 오행학습법을 만들어냈다.

최근 동료 한의사 3명과 공동집필, '공부가 쉬워지는 오행학습법'을 출간하기도 했다.

집중력과 인성·학교적응·시험불안·진로문제 등 청소년을 위한 종합클리닉과 자녀문제와 관련된 성인 카운슬링클리닉, 허약아클리닉, 성장클리닉, 알러지클리닉을 개설하고 있는 청정한의원은 서울 지하철 8호선 가락시장역 맞은편 LG마트 3층에 위치하고 있으며 예약 및 상담문의 전화는 (02)2043-7575 이다.

키가 크면 경쟁력도 배가 된다

박승만 원장 | 제세한의원

'롱다리와 숏다리'. 얼마 전까지 젊은 층과 방송매체에서 널리 사용하던 유행어다. '롱다리'는 키가 큰 아이를, '숏다리'는 키 작은 아이를 빗대어 부르는 말이다.

생활수준의 향상과 외모가 개인에 대한 사회적 평가의 중요 요소로 작용하면서 성장에 대한 관심이 아이들은 물론 부모들에게까지 높아가고 있다. 사실 어린이가 어른과 다른 가장 큰 특징은 '자란다'는 것이다. 즉, 어린이는 하루가 다르게 성장하는 것이다.

하지만 어린이의 이러한 성장 특성에도 불구하고 또래의 아이보다 신체의 발육이 늦는 경우가 흔하다. 이처럼 성장이 정상적이지 못한 상태를 의학적으로 발육부진이라고 한다.

발육부진은 적절한 치료를 시행하지 않을 경우 왜소증을 유발할 수 있고 당사자에게는 한창 성장해야 할 시기에 키가 크지 않아 걱정과 고민을 유발, 이로 인한 대인관계 기피, 성격장애 등을 초래해 사회성의 발달에 악영향을 미치게 된다.

성장장애란?

일반적인 개념으로 성장이라 하면 양적으로 증가하는 과정과 질적으로 커 가는 과정을 말한다. 예를 들면 신장, 체중의 증가와 함께 뇌를 비롯한 심장, 위장, 신장 등 장기의 무게가 증가하는 것과 각 장기의 기능이 발전되어 가는 과정을 통틀어서 말하는 것이라 할 수 있다.

성장장애

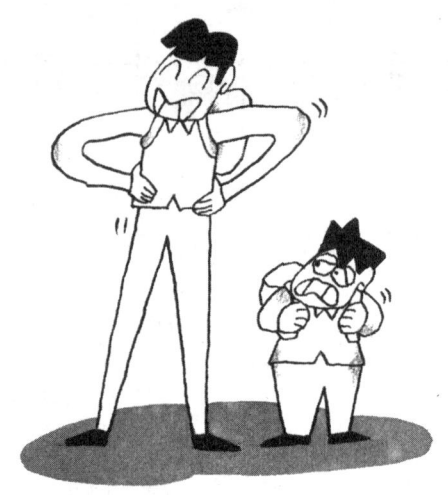

그러나 대부분의 사람들이 인식하고 있는 성장은 신장, 즉 키의 성장을 의미한다. 따라서 성장장애는 한창 자랄 성장기임에도 불구하고 키의 성장이 정체되거나 중단되는 것을 말한다.

의학적으로 성장장애는 신장이 매년 4cm 미만으로 자라고 100명 중에 키 순서대로 3번 아래(3% 이하)에 해당하거나, X-ray 검사상 뼈의 나이가 호적 나이보다 2살정도 적은 경우, 성장호르몬 검사에서 정상 이하로 나오는 경우로 정의하고 있다.

발병원인

성장장애를 일으키는 원인은 크게 선천적인 요인과 후천적인 요인으로 분류할 수 있다.

선천적인 요인

①유전적인 요인 - 성장과 발달과정에서 성장에 가장 영향을 미치는 요인이다. 인종과 민족, 가계, 연령, 성별에 따라 성장의 양상과 최종적인 신장이 차이가 난다.

또 다운증후군이나 연골이형성증 등 염색체 이상이나 선천성 대사이상도 성장에 영향을 미친다.

②부모의 키 - 일반적으로 부모의 키가 크면 아이들도 크게 된다. 부

모의 키와 아이들의 키는 상관관계가 높다. 남자 아이의 키는 어머니의 키에 13cm를 더한 뒤 아버지의 키를 더한 후 2로 나누면 예측 가능한 키가 나오며, 여자 아이는 아버지의 키에서 13cm를 뺀 후 어머니의 키를 더하고 다시 2로 나누어 보면 예측 가능한 키가 나온다.
③자궁내 발육부전 - 임신 중 충분한 영양공급과 관리는 태아의 신장에 큰 영향을 미치지는 않지만 출생 후 성장에는 중대한 영향을 미칠 수 있다.
④체질적 성장지연

후천적인 요인
①영양결핍 - 아이들의 성장을 위해서는 루이신, 이소루이신, 페닐아라닌, 라이신 등 인체에서 합성할 수 없는 8종의 필수아미노산이 중요하다. 따라서 성장기의 아이들에게는 반드시 음식물 등을 통해 이를 공급해 주어야 한다. 또 히스티딘, 아르기닌, 칼슘, 철, 인, 비타민 등도 성장을 위해 필요하다.
②만성질환 - 만성신염, 흡수장애, 선천적 심장질환 등 만성질환들은 성장을 지연시킬 수 있다.
③수면장애

한의학적 발병원인

한의학에서는 성장장애의 원인을 오연(五軟)과 오지(五遲)로 설명하고 있다. 오연은 머리와 목, 발, 수족의 발달과 근육의 허약과 무력을 특징으로 한다. 대개 부모의 선천적인 체질 또는 정혈의 부족, 임신 중에 이환된 질병의 영향으로 태아가 영양을 충분히 공급받지 못해 출생시 선천적 성장장애 증상이 나타나는 한편 출생 이후에도 성장이 지연된다.

오지는 입지(立遲), 행지(行遲), 발지(髮遲), 치지(齒遲), 어지(語遲) 등으로 즉, 일어서는 것과 행동하는 것, 머리카락이 나는 것, 치아가 나는 것, 말하는 것 등이 더디고 늦은 것을 말한다. 부모의 기혈허약에서 비롯되는 경우가 많으며 출생 후에도 아이의 기혈이 부족하여 신체가 허약해지며 성장에 장애요소로 작용한다.

성장장애는 특정한 질병에 의해 발생하기도 하는데 성장에 영향을 주는 질병들은 소화기 허약증을 비롯해 폐호흡기 허약증, 정신신경 허약증 등이다.

실례로 지난 2000년 1월부터 2001년 1월까지 성장장애 치료를 위해 본원을 방문한 2세에서 16세까지의 아이들 165명(남 101명, 여 64명)을 대상으로 평소에 가지고 있는 질환을 조사하여 건강상태를 조사한 결과, 소화기 허약증이 가장 많았고 다한증과 아토피, 알러지 비염, 감기 등 폐호흡기 허약증, 수면장애와 불안, 초조, 선천성 심장병, 야뇨증 등 정신신경 허약증 등을 갖고 있는 것으로 나타났다. 이는 곧 이들 질병이 성장에 장애요인으로 작용하고 있음을 시사해 주는 임상결과라고 할 수 있다.

한방치료

성장장애의 한방치료는 약물요법과 함께 침요법이 이용된다.

약물은 성장을 도와주는 약재들을 주성분으로 하는 처방으로 대표적인 것으로는 '활혈성장산'과 '성장탕'을 들 수 있다. 이들 약물들은 성장기의 아이들을 위한 순수 한방성장촉진제로 적혈구의 분비량을 증가시켜 성장호르몬의 분비를 촉진시키는 작용을 통해 성장을 도와준다.

사춘기 이전 아이들의 경우 활혈성장산을 처방하며, 사춘기가 지난 경우에는 성장단(환제)과 성장탕(탕제)으로 처방을 시행한다. 다만 아토피성 피부염이 심하거나 비만 혹은 장이 약한 경우 등 몸에 특별한 이상이 있는 환자에게는 탕제를 처방한다.

한편 침요법은 성장판 주위의 경혈인 족삼리와 혈해, 삼음교 등에 시침하는데 이들 경혈들의 자극을 통해 성장을 촉진시켜 주는 효과가 있다. 성장장애 치료를 위해 본원에 내원한 120명의 환자를 대상으로 위와 같은 한방치료를 시행한 후 1년간 추적한 성장수치의 결과는 다음과 같다.

남자의 경우

▶ 만 2세~사춘기 이전(만12세) : 1년 평균 약 8.1cm 성장

(평균 약 5.5cm)

▶사춘기(만 13~14세) : 1년 평균 약 11.5cm성장(평균 약 6.9cm)

여자의 경우
▶만 2세~초경 전 : 1년 평균 약 7.2cm성장(평균 5.5cm)
▶사춘기(만 11~12세) : 1년 평균 약 8.5cm 성장(평균 6.8cm)

활혈성장산은 한방 성장클리닉을 운영하면서 축적된 임상경험을 토대로 성장을 도와주는 26가지의 순수한 한약만을 선별하여 개발해 낸 한방성장촉진제다.

주성분은 당귀를 비롯해 천궁, 작약, 숙지황, 반하, 진피, 사인, 가시오가피, 두충 등으로 위와 장을 튼튼하고 건강하게 만들어 주어 식욕을 증진시키고 음식물의 흡수능력을 향상시키며 오장육부의 기능을 충실하게 해주면서 뼈와 근육을 단단하게 해주는 작용을 한다. 이미 성장클리닉의 임상을 통해 효과가 인정된 바 있고 최근에는 동물실험을 통해 성장호르몬의 분비를 촉진시킨다는 연구결과가 나왔다.

성장에 대한 임상연구를 토대로 성장클리닉을 운영중인 제세한의원의 박승만 원장은 대전대 한의대를 졸업하고 동 대학원에서 암 관련 연구로 한의학 석사학위를 취득했다.

지난 1992년 개원 이후 한의학의 전통개념인 어혈을 바탕으로 진료와 처방의 임상경험을 축적한 박 원장은 연구과정에서 여성의 손발저림, 비만, 부인병, 어린이 성장장애, 중풍전조증 등의 치료에 탁월한 임상효과를 거둔 바 있으며 특히 순수 한방성장촉진제인 '활혈성장산'을 개발해 내는 개가를 올렸다.

현재 혈액순환 장애를 유발, 소아에서 노년층에 이르기까지 각종 질병을 야기시키는 어혈치료에 근간을 둔 '어혈한방클리닉'을 준비 중에 있으며 지금까지의 임상경험을 바탕으로 어혈치료 지침서인 '혈액순환이 운명을 좌우한다'와 어린이 성장치료 지침서인 '엄마, 나도 키가 크고 싶어요'를 출간했다.

서울지하철 3호선, 7호선 고속터미널역 1번출구 옆 반포쇼핑상가 6동에 위치하고 있으며 상담문의 전화는 (02)533-1075 이다.

음식을 안 먹으면 성장도 없다

김홍배 원장 | 부산 편작한의원

'개구쟁이라도 좋다. 튼튼하게만 자라다오.'
한때 TV광고를 통해 유명해져 전국민의 입에 오르내리며 유행어가 되다시피했던 어린이 성장발육 촉진제의 광고카피 이다.

어린이의 특징은 잘 자란다는 것이다. 여기서 잘 자란다는 것은 신장 및 체중의 증가는 물론 각 장기의 무게와 장기의 기능이 발전되어 가는 과정까지를 포함한다. 실제로 일반적인 성장의 유형을 봐도 만2세 무렵과 사춘기에 급진적인 성장을 이루는 것으로 나타나고 있다.

하지만 모든 어린이가 잘 자라는 것은 아니다. 아이가 먹어도 살이 찌지 않고 잘 먹으려 하지도 않으며 또래의 아이들에 비해 유독 허약하고 성장이 느리며 마치 '움직이는 종합병원'처럼 병을 달고 사는 아이들이 의외로 많기 때문이다.

그래서 걱정스런 마음에 부모들이 아이에게 보약을 먹인다느니, 보양식을 먹이느니 하지만 아이가 허약해지는 원인을 정확히 파악하지 못한 상태에서는 효과가 없을 수밖에 없다.

이처럼 음식물을 섭취해도 살이 찌지 않고 성장 또한 또래 아이들에 비해 늦으며 잔병치례가 많은 소아허약증 증상을 한의학에서는 감병(疳病)이라고 하며 민간에서는 '자라'라는 명칭으로 부르고 있다.

감병(疳病)이란?

일종의 소화기 허약증인 감병은 한의학 원전에 따르면 소아과에서 4대

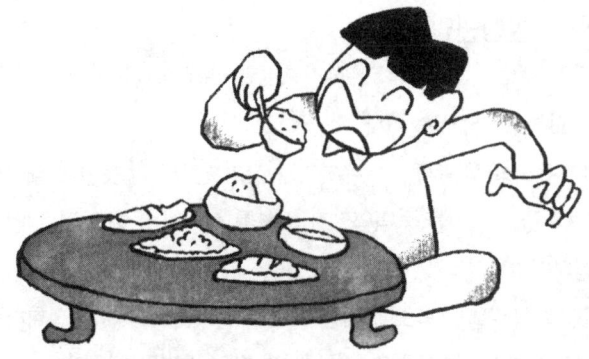

주요 병증의 하나로 치는 질병이다.

'감(疳)'이란 용어는 두 가지의 의미를 갖는다. 하나는 소아의 신체가 마른 장작과 같이 된 형태라는 뜻으로 '건(乾)'의 의미를 지니고 있고, 다른 하나는 음식 섭취의 부적절함, 즉 기름지고 단음식으로 인해 발생하는 병이라는 뜻으로 '감(甘)'의 의미를 포함하고 있다.

민간에서 널리 알려진 자라라는 용어는 한의학에서 말하는 감증으로 아이들의 소화흡수기능에 이상이 생겨 식욕이 저하되고 체중이 감소하며 성장이 더디게 된다.

증상이 심하되면 복부가 볼록 나오는 비장종대익 형상을 띠는데 이 형태가 마치 자라 등처럼 생겼다고 해서 명명된 이름이다. 즉, 감병은 소아의 만성소모성 질환 전반을 이르는 것이라 할 수 있다.

증상

감병의 증상은 여러 가지가 있지만 대표적으로 ▶식욕이 없다 ▶음식물을 먹어도 살이 찌지 않고 기운이 없어진다 ▶복부가 단단해지고 앞으로 볼록하게 나온다 ▶설사가 심하거나 변비가 심해지는 등 대변의 상태가 불규칙적으로 변한다 ▶또래의 다른 아이들에 비해 성장속도가 눈에 띄게 더디다 ▶감기 등 각종 질환을 달고 산다 등이다.

이외에도 얼굴이 누렇게 뜨고 근육이 쇠약한 것은 물론 피부가 까칠해지고 모발에 광택이 없으며 눈에도 총기 또는 정기가 없어 보인다.

한의학적 발병원인

감병은 여러 가지 원인이 복합적으로 작용해 발생하지만 가장 중요한 원인은 소화기의 기능부진이다.

1. 유식상(乳食傷) : 유아의 위장이 견실하지 못한 상태에서 우유를 일찍 끊고 음식물을 먹임으로 소화를 시키지 못하고 이로 인해 정기를 상하여 발생한다.
2. 음식부절 : 평소에 기름지고 단 음식을 과다하게 섭취하고 장기간 체기가 쌓여 습열(濕熱)이 체내에 발생 감병이 생긴다.
3. 유아의 생활관리 부실로 인해 한열(寒熱)을 조절하지 못했거나 육체적·정신적으로 피곤하고 안정적이지 못한 상태에서 유아에게 젖을 먹였을 때 발생한다.
4. 큰 병을 앓은 후에 심하게 몸이 상하여 비위가 손상을 받았을 때 발생한다.

이상과 같은 원인으로 장기간에 걸쳐 소화기의 기능이 부진해지면 비장과 위장의 기능이 손상되고 허약해지며 정기와 근육이 마르고, 진액이 고갈되며 내부에는 열이 적체되어 기와 혈이 소모되는 등 모든 만성소모성 증상들이 나타나게 된다.

치료

감병은 증상 발생 시 적절한 치료를 시행하는 것이 무엇보다 중요하다. 감병은 아동에게 있어서 결코 무시할 수 없는 4대 증상 중의 하나로 한방 소아과에서 중요하게 여기는 병증이기 때문이다.

대수롭지 않게 생각하고 장기간 방치할 경우 식욕은 더욱 떨어지게 되고 이로 인해 또래의 다른 아이들에 비해 성장속도가 느리게 되고 질병에 대한 인체의 저항력 또한 크게 저하되어 각종 질병에 걸릴 가능성이 높아지게 된다.

더욱이 '세살 버릇 여든까지 간다'는 속담처럼 이 시기의 건강상태가 평생 지속되는 만큼 부모의 세심한 주의와 관심이 필요하다.

감병의 치료는 예전에는 할지요법(割脂療法)이 주로 사용됐다.

할지요법이란 예전부터 한의학에서 실시해온 소수술치료의 한 방법으로 손바닥의 피부를 벤 후 피하지방을 약간 떼내어 자극을 주어 기와 혈을 조화시키고 비장과 위장의 소화흡수기능을 높여주며 혈액의 순행을 원활하게 해주는 치료법이다.

하지만 할지요법은 시술 시 통증이 심하고 치료 후에도 염증이 잘 생기는 데다 흉터와 같은 흔적이 남고 재발의 가능성이 있어 6세 이하의 소아에게 적용하기 어렵다는 단점이 있다.

따라서 최근에는 전통 할지요법을 개선한 치료법이 이용되고 있다. 소화흡수기능을 도와주는 경혈에 감병을 치료할 수 있는 특수혈(특수한 부위에 위치하여 특수한 효능을 내는 혈)을 더하여 침을 시술하고, 여기에 지속적인 자극을 줄 수 있는 피부침을 부착하는 방법이 그것이다.

이 치료법은 치료 시 야기되는 고통을 최소화시키면서도 치료효과가 뛰어난 장점이 있다.

감병의 치료과정은 일반적으로 2일에 1회씩 5회의 침시술을 시행하고 치료기간 중에 본 한의원에서 특수하게 처방된 감병치료제를 환자의 체질에 따라 투여한다.

치료과정이 끝난 후에는 치료효과를 유지시키고 식욕증진 및 성장에 도움이 되는 보약류를 환자의 체질에 따라 처방한다.

감병치료를 시행하면 보통 환자의 60~70%는 치료 이전에 비해 소화기능이 좋아져 식욕이 증진되고 배변습관이 좋아지며 감기 등 각종 질병의 발생률이 크게 줄어드는 것을 임상에서 확인할 수 있다.

또한 인체의 면역력이 증가하고 성장발육이 크게 개선되는 것도 확연하게 알 수 있다. 감병치료의 효과는 보통 3개월이 경과하면 약간 감소하는 경향이 있다. 이 때 다시 보조적인 치료를 시행하면 치료 효과가 배가된다.

치료사례

1. 최○○ (여 11세)

환자는 어릴 때부터 장이 약해 유아 시절에 토하는 경우가 많았으며 복통과 설사도 잦은 편이었다. 수차에 걸쳐 한약 및 건강보조식품 등을 복용하였으나 식욕이 부진하고 특히 또래 아동들에 비해 체격이 작아 학급에서 놀림을 당해 학업에 대한 열의도 저하되고 성격도 소극적으로 변한 상태였다.

진찰결과 선천적으로 소화기가 약해 영양상태가 고르지 못하고 이로 인해 성장이 제대로 이루어지지 않는 것으로 판명됐다. 소화흡수력을 증가시켜 주는 자라 치료를 통해 영양흡수상태를 바르게 잡아주는 것을 목표로 자라 치료를 시행한 결과 식욕이 증가하였으며 이후 성장을 위한 약물치료를 시행했다.

3개월간의 치료로 신장이 5cm 성장, 환자와 부모 모두 치료결과에 대해 만족감을 느꼈으며, 특히 성격이 적극적으로 변해 학교생활에 양호하게 적응하는 것으로 나타났다.

2. 배○○ (여 7세)

음식물만 섭취하면 배에 가스가 심하게 차는 전형적인 감병(자라)증상을 보이는 환자였다. 대학병원 등에서 2주간 입원치료를 시행했으나 치료효과가 없었고 검사상으로 이상소견이 발견되지 않아 서울의 대학병원으로 이송하려던 중에 내원했다.

식사는 정상적으로 하지만 구역질이 심하고 대변상태가 매우 불량해 거품이 섞인 설사를 하루에 4~5회씩 하는 상태였다.

선대 때부터 지난 50여 년간 감병치료를 전문적으로 시행, 소화기 허약증 전반에 걸쳐 탁월한 치료효과로 부산, 경남 지역에 성가를 높이고 있는 편작한의원의 김홍배 원장은 동의대 한의대를 졸업하고 동대학원에서 한방소아과 석사학위를 취득했다.

김 원장은 대한소아과학회 및 대한추나학회, 대한홍채학회 정회원으로 활동하며 소아질환의 전문치료를 위한 임상과 이론의 연구를 통해 부단한 노력을 기울이고 있다.

편작한의원은 부산광역시 동구 초량3동 부산고 입구 초량육거리에 위치하고 있으며 예약 및 상담문의 전화는 (051)467-2713 이다.

자라 시술을 시행한지 하루만에 배에 가스가 차는 증상이 완화되고 이틀째에는 설사와 설사를 하는 횟수가 줄어들고 정상변을 보기도 했다. 시술 사흘째에는 배에 가스가 차는 증상이 거의 없어지고 배변 횟수가 하루 2회 정도로 줄어들었으며 시술 열흘째에는 배가 부른 증상은 완전히 소멸되고 변 또한 묽기는 하나 하루 1회로 정상적인 상태로 회복됐다.

이후 장 기능을 강화시켜주고 체력을 보강하는 처방으로 약물을 투여한 결과 감병 증상이 완치되었다.

한의학 용어, 이것만은 알아두자!

사진(四診)이란?

한의학에서의 진단방법은 크게 진찰과 진단으로 분류하는데 진찰은 환자가 나타내는 개별적인 증상을 수집하는 과정이며, 진단은 진찰을 통해 찾아낸 필요한 정보들을 종합적으로 분석하여 질병의 원인 및 과정을 찾아내고 치료방향을 결정하는 것이다.

한의학의 주요 진찰법에는 망(望)·문(聞)·문(問)·절(切)의 네 가지 방법, 즉 사진(四診)이 있다.

망진(望診)은 눈으로 보면서 진찰하는 방법으로 얼굴색과 피부의 윤기, 정신상태, 몸의 전체 및 각 부위에 대한 형태 관찰 등이 그 내용이다. 얼굴색의 관찰을 통해 질병의 여러 성질과 장부의 질병을 살필 수 있으며 피부의 광택 유무로는 내부 장기기능의 좋고 나쁨을 파악할 수 있다.

문진(聞診)은 환자로부터 나타나는 여러 가지 소리와 냄새의 이상한 변화를 통해 질병을 진찰하는 방법이다. 즉, 청각에 의해 환자의 언어, 호흡이나 기침 등의 소리를 진찰하고, 배설물에서 나는 냄새를 살펴 질병을 감별한다.

문진(問診)은 환자 또는 보호자에게 질병의 발생, 진행과정, 치료경과와 현재의 증상 및 기타 질병과 관련된 여러 가지 정황을 물어 질병을 진찰하는 방법이다.

절진(切診)은 맥을 보는 맥진(脈診)과 눌러보는 안진(按診)으로 분류할 수 있는데 의사가 손을 이용하여 환자의 신체 표면을 만져보거나, 더듬어 보고 눌러봄으로써 필요한 자료를 얻어내는 진단방법이다.

성장이 더디면 자신감도 떨어진다

서창훈 원장 | 울산 아이랑엄마랑한의원

언제부터인지 우리 사회에 '롱다리 신드롬'이 불어닥치면서 성장기에 있는 청소년들은 물론 부모들에게까지 '키 크기'가 최대의 화두가 되고 있다.

신문이나 잡지에서는 키를 크게 해준다는 각종 영양식품 및 기구들과 관련된 광고가 앞다투어 실리는가 하면 키가 크게 보이게끔 해주는 신발이나 의류 등 각종 상품들이 불티나게 팔려나가고 있다. 더욱이 최근에는 성형수술을 통해 다리를 길게 해서라도 키가 크고 싶은 마음에 병원을 찾는 청소년들도 늘어나는 경향마저 보이고 있다.

이처럼 늘씬한 키에 쭉 뻗은 다리를 선망하는 추세는 무비판적인 서구문화의 추종이라는 일각의 비판에도 불구하고 신세대 사이에서 외모를 판단하는 최고의 가치기준으로 자리잡아가고 있다.

자연 키가 작거나 성장이 지연되는 아이들이 주눅드는 것은 당연지사. 단순히 키가 잘 크지 않는다는 사실에 그치지 않고 자칫 작은 키 때문에 성격형성이나 자신감, 교우관계에까지 부정적인 영향을 끼치게 된다.

한의학에서 보는 발병원인

한방에서는 성장부진의 원인을 부모로부터 유전적으로 타고나거나 아기가 자궁 속에 있을 때 결정되는 선천적 원인과 태어나서 커가는 과정에서 생기는 후천적 원인 등 두 가지로 분류한다.

선천적 원인으로는 연골 무형성증 또는 성염색체가 하나도 없는 XO형

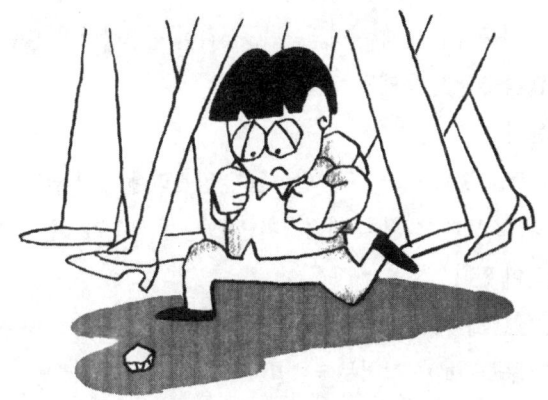

염색체를 가진 터너증후군의 염색체 이상같은 유전인자 문제와 임산부의 질병감염 내지 환경·영양상태 불량, 임산부의 음주 및 흡연 등을 들 수 있다.

또 후천적 원인으로는 출생 이후 잦은 병치레와 각종 만성질환의 후유증에 의한 영양결핍, 공해와 나쁜습관에 의한 체질약화와 면역력 저하 등을 들 수 있다.

1) 선천적 원인

① 품수부족(稟受不足)

아이가 성인이 되었을 때 부모의 키를 닮는 것으로 유전적으로 양쪽 가계가 큰 키가 아닐 경우가 이에 속하며, 염색체 이상 또는 연골무형성증도 이에 해당된다. 성인이 되었을 때의 다 자란 키는 부모로부터 유전적으로 타고난 키의 최대범위를 능가하지 못하게 된다.

② 선천신기부족(先天腎氣不足)

엄마가 임신 시 영양상태가 불량했거나 과로 또는 지병 등이 있어 강한 기운을 받지 못한 경우나 고령임신 등이 이에 해당된다.

선천성 체질성 성장지연의 경우에는 부모의 성장내력을 참조해 봐야 하지만 균형있는 영양섭취나 호르몬 치료로 출생 후에도 최대한 성장을 유도할 수는 있다.

그러나 표준 성장곡선의 3/100이하의 범위에 속하거나 4~8세 정도부터 눈에 띄게 성장속도가 늦어지거나 뼈 나이가 실제 나이에 비해 3~4년 정도 늦어지고 사춘기도 늦게 시작되는 등 심각한 성장장애의 경우 더 이상 성장하지 않는 결과가 초래될 수 있다.

2) 후천적 원인

성장부진의 75% 정도는 출생 후 잘못된 영양관리나 나쁜 습관과 환경, 운동부족, 비만, 스트레스, 각종 만성질환으로 인한 장부기능실조와 기혈허약 등이 원인이 된다.

① 기혈불충(氣血不充) - 기혈허약
② 뇌수부족(腦髓不足) - 선천부족
③ 간신구허(肝腎俱虛) - 음허와 면역약화
④ 근골불육(筋骨不育) - 적절한 운동을 하지 않거나 비만
⑤ 골수불만(骨髓不滿) - 섭생불량
⑥ 비위허냉(脾胃虛冷) - 체질 또는 소화기계 허약
⑦ 기육수척(肌肉瘦瘠) - 영양실조
⑧ 심신부족(心神不足) - 과도한 스트레스 또는 정서적 과민

3) 기타 요인

교통사고나 골절 등에 의해 성장판을 다치는 경우도 성장장애를 유발할 수 있는 만큼 뼈를 상하지 않도록 주의해야 한다.

치료 시기와 기간

성장치료의 목표가 부모로부터 타고난 유전적인 성장능력을 최대한 온전하게 발휘되도록 하는 것인 만큼 치료 시기는 나이가 어릴수록, 성장판이 닫히기 전까지 가능한 장기간 치료할수록, 부모의 키가 클수록 성장의 가능성과 효과가 크다.

일반적으로 여자는 만14세, 남자는 만16세 이전에 치료하는 것이 좋고 보통은 사춘기 이후 2년까지 성장이 잘 되며 최대 20세까지는 성장치료가 가능하다. 가계에 따라 골 연령이 많이 지연되어 있는 경우라면 그 시기가 지나서도 치료는 가능하지만 성장판이 점점 닫혀가고 나이가 들수록 성인의 키로 자라기는 쉽지 않게 된다.

따라서 기혈을 보해주고 면역력을 강화시켜 뼈를 튼튼하게 해주는 성장

치료는 사춘기 이전이 더 효과적이며, 성장판이 닫히기 전 뼈가 자라고 있는 동안이라면 계속적인 치료가 가능하다.

성장치료는 성장장애의 정도와 연령에 따라 1년 이상, 가능한 장기간에 걸쳐 치료를 시행한다. 처음 3개월은 약물투여에 집중하고 다음 3개월 간은 복용횟수와 기간을 다소 줄여 복용시키며, 6개월 후에 치료결과를 검사하여 양호한 반응이 있을 경우와 치료를 지속해야 할 경우로 분류하여 관리한다.

이 과정에서 치료지침에 따라 운동요법과 생활습관과 식이요법을 계속 병행하면 한방치료의 특성상 점차적으로 보다 양호한 결과를 얻을 수 있다.

치료

한의학의 성장치료는 성장기 아이들에게 충분한 기운을 보충시켜 주고 오장육부의 기혈을 조화시켜 인체가 스스로 타고난 기상을 최상으로 발휘하게끔 도와주는 것을 원칙으로 시행한다.

물론 한의학적 치료는 자연스런 방법을 사용하므로 부작용이 없고, 나아가 체질개선으로 질병의 예방과 신체적·정신적으로 조화로운 발달까지 도모할 수 있다는 장점을 가지고 있다.

성장치료에 사용되는 방법은 대보원기, 보신, 강근골, 보기양혈, 자음, 건비온위, 소간이기, 활혈거어, 안신청뇌 등의 치법 등이다. 이들 치료법을 진맥을 통해 진단된 원인에 따라 적절히 적용하여 적합한 처방과 생활습관을 지침으로 내려주는 것이다.

일례로 호흡기가 약해서 감기에 자주 걸리거나 장이 약해 음식을 잘 못먹고 배앓이를 자주하는 아이의 경우 기관지와 장의 기능을 보해주는 것을 병행해야 한다.

처방은 각기 체질과 상태에 알맞게 '비전성장탕' '녹용대보탕' '보중익기탕' '십이미지황탕' '오가피장척탕' 등으로 체질개선 및 뼈 성장에 도움이 되고 성장호르몬 분비를 증가시키는데 도움이 되는 약재를 정확히 가미 탕제 또는 산제, 환제, 고제를 복용시킨다.

약물요법과 함께 추나요법, 침치료법, 운동요법, 알맞은 섭생법을 병행하면 평균성장률을 증가시킬 수 있으며 체질개선 및 성격개조, 집중력강화 등의 치료를 성장치료와 함께 병행하면 한층 배가된 치료 효과를 얻을 수 있다.

치료 후 예후

한방 성장치료를 시행하면 수개월 내에 변화가 시작되며 85% 이상이 1년 정도의 치료로 눈에 띄게 성장하는 것을 확인할 수 있으며 성장이 정상화된 후에는 3개월 또는 6개월에 한번 정도 내원하여 정기적인 관리를 받으면 된다.

치료예후는 평균 이상으로 빠른 경우도 많으며 성장부진의 원인이 완고한 경우를 제외하면 대체적으로 1년 정도 치료 후의 성장률이 이전에 비해 25%~60% 증가하게 된다. 성장기가 끝나는 시점까지 지속적인 치료를 시행할 경우 최종 성인신장에는 큰 변화가 오게 된다.

체험사례

윤○○ (여 15세)

이 환자는 편식으로 인한 변비증세를 치료하고자 내원했던 환자로 허약

한방 성장치료를 전문적으로 시행하고 있는 아이랑엄마랑한의원의 서창훈 원장은 동의대 한의대를 수석으로 입학해 졸업한 후 동대학원에서 한의학석사·박사학위를 취득했다.

현재 한방성장학회와 추나학회, 대한약침학회 정회원으로 활동하며 성장장애 등 각종 소아과 질환의 한의학적 치료를 위해 이론 및 임상연구에 심혈을 기울이고 있다.

아이랑엄마랑한의원은 울산광역시 남구 무거동 울산대학교 부근에 위치하고 있으며 상담문의 전화는 (052)277-5100 이다.

해 보이고 말이 없는 수줍은 성격의 학생이었다. 부모들은 자녀가 몇해 전만 해도 공부도 잘하고 친구들과 잘 어울리는 편이었는데 언제부터인지 짜증을 내고 학교생활에 흥미를 잃었는지 성적도 자꾸 떨어져 걱정이라고 호소했다.

치료를 위해 상담을 하던 도중 환자의 다른 고민을 어렵사리 들을 수 있었는데 한참 예민해지는 사춘기 시기에 또래 아이들에 비해 작은 키가 바로 그것이었다. 그리고는 어떻게든 날씬해지고 싶고 성형수술로 다리를 길게 해서라도 키가 크고 싶다는 속마음을 털어놓았다.

진맥을 해본 결과 영양상태는 염려할 정도는 아니었으나 편식으로 인해 약간의 빈혈과 기허증상이 보였다. 기혈을 보강하는 체질처방약에 성장에 도움이 되고 특히 뼈의 성장에 좋은 약재들을 가미한 '비전성장탕'을 처방해 주고 3주 간격으로 2회에 걸쳐 처방을 더해 주었다.

6개월 정도 지난 후 환자가족들이 부친의 치료를 위해 내원했을 때 키가 큰 아이가 있어 '동생은 왜 안왔느냐'고 물었더니 싱긋 웃으며 지난 번 성장치료를 받았던 환자가 바로 자기라고 말했다. 덧붙여 치료 이후 학교 친구들과의 관계도 더 좋아지고 성격도 밝아졌으며 매사에 적극적으로 변했다고 감사의 뜻을 전했다.

한의학 용어, 이것만은 알아두자!

한약의 형태는?

흔히 대부분의 사람들이 한약하면 으레 파우치에 담긴 액제(탕제)를 떠올리지만 한약의 형태는 탕제를 비롯해 산제, 환제, 고제 등 다양하다.

탕제는 우리가 흔히 아는대로 처방에 따라 각종 약재를 물로 달인 약물을 말하며 산제는 한약재를 미세입자로 분쇄, 가루형태로 만든 약물이다.

환제는 한약의 엑기스 및 약재를 분쇄한 가루에 꿀 또는 밀가루, 풀, 물, 술, 식초, 밀랍, 쌀풀 등으로 둥그런 형태로 만든 후, 일정한 크기의 알약으로 만들어 복용이 편리하게 한 것이다.

고제는 흔히 고약으로 널리 알려진 형태로 미세하게 분쇄한 한약재에 기름을 넣고 졸이거나 기름, 물, 가루풀, 술 등과 섞어 만든 약물이다.

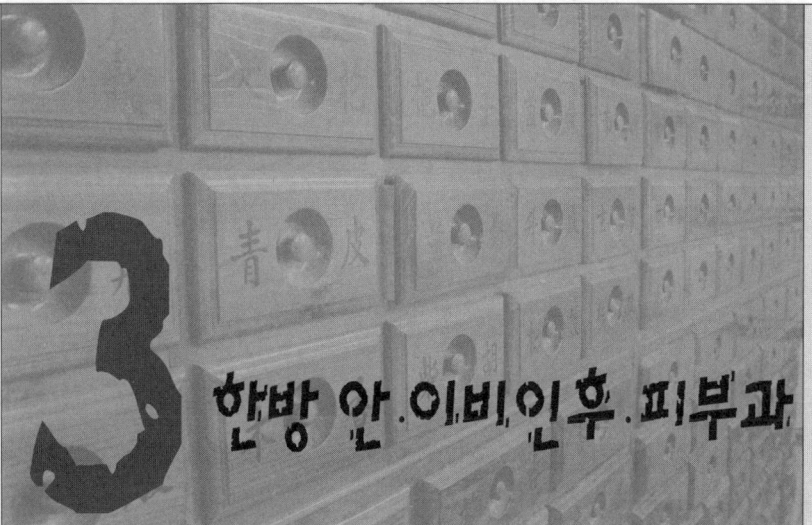

3 한방 안·이비인후·피부과

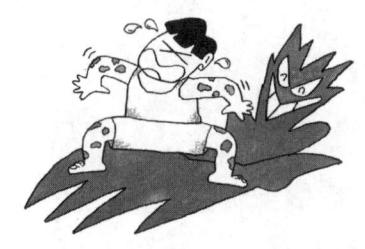

알레르기성 비염

아토피 피부염

건선

축농증

여드름

찬바람만 쐬면 나오는 재채기·콧물

알레르기성 비염

김남선 원장 | 영동한의원

'아침에 일어나 상쾌한 아침 공기라도 마셔볼까 하고 창문을 여는 순간, 혹은 찬물로 세수라도 할라치면 어김없이 코가 근질거리고 동시에 수없이 재채기가 터져 나오며 코가 막히는가 하면 콧물이 줄줄 흘러내린다.

바람 부는 날이나 추운 날, 환절기의 기온차이로 인체의 적응력이 떨어지면 증상은 더욱 심해지고 백화점이나 극장, 지하철 등 사람이 많이 모이는 곳이나 지하상가 같은 공기가 탁한 곳에 가도 상황은 마찬가지. 심지어 집안정리를 하면서 헌 옷가지나 헌 책 등의 퀴퀴한 냄새를 맡기만 해도 재채기와 콧물은 마치 때를 기다린 듯 연신 이어진다'

이런 증상을 경험한 사람이라면 한번쯤 자신이 알레르기성 비염 환자가 아닌지 의심해 볼 필요가 있다.

알레르기성 비염이란?

알레르기성 비염이란 호흡을 통해 코 속으로 흡입된 특정한 이물질(항원)에 대해 코 점막이 일으키는 일종의 면역학적 반응을 말한다.

우리 인체는 각기 체질의 특성에 따라 성격이나 음식에 대한 기호, 체격, 자주 걸리는 질병까지 차이가 나게 되며 몸 속에 나쁜 물질이 들어올 경우 '몸에 나쁜 물질이 쳐들어 왔다'고 가르쳐 주는 특이한 반응 소견을 보인다.

이처럼 어떠한 물질에 특징적인 증상을 갖고 있을 때 이를 알레르기 증상이라 하는데 알레르기성 비염은 바로 코 속으로 흡입된 좋지 않은 이물질에 대해 코 점막이 보내는 위험신호라 할 수 있다.

알레르기성 비염은 발병 시 맑은 콧물과 발작성 재채기, 코 막힘 등 3대 증상을 함께 보인다. 발작적이며 연속적인 재채기를 하고 동시에 맑은 콧물이 쉴새없이 흐르는가 하면 코 막힘으로 호흡이 답답해지는 증상을 보인다. 코 속이나 목안이 가렵기도 하고 귓속이 가렵기도 하며 때때로 눈의 충혈과 함께 눈곱이 끼고 눈물이 나는 알레르기성 결막염의 증세가 나타나는가 하면 2차적으로 두통과 함께 집중이 안되는 증상을 나타낸다.

알레르기성 비염은 계절과 상관없이 연중 내내 접촉하는 각종 원인 등에 의해 나타나는 '통년성 알레르기 비염'과 꽃가루 등에 의해 수개월 동안만 증상이 나타나는 '계절성 알레르기 비염'으로 나뉜다.

발병원인

알레르기성 비염 환자는 알레르기 가족력을 갖고 있는 경우가 대부분이다. 임상연구에 따르면 유전적인 요인이 부모 모두에게 있을 경우 자녀의 알레르기 질환 발생빈도는 40~60%에 이르며, 부모 중 어느 한쪽이 알레르기 질환을 가지고 있는 경우라도 자녀에게서 알레르기 질환이 발생할 빈도는 30%에 이르는 것으로 알려지고 있다.

여기에 최근 들어 패스트푸드 등 각종 인스턴트 식품의 범람, 밀집된 아파트의 주거형태, 실내의 카펫·커튼 사용의 증가, 차량 증가 및 산업화 현상에 따른 환경오염, 경쟁사회 속에서 초래되는 스트레스 등도 알레르기성 비염 환자의 증가를 부추기는 원인으로 작용하고 있다.

이와 함께 먼지와 집먼지 진드기, 꽃가루, 곰팡이, 찬 공기, 개와 고양이 또는 새와 같은 애완동물의 털 등 우리 생활 속에서 쉽게 접하게 되는 각종 유발인자들이 알레르기성 비염을 일으키는 직접적인 원인이 되고 있다.

한방에서 보는 발병원인

한의학에서는 알레르기성 비염의 발병이 폐에 비정상적으로 열이 많이 들든지 또는 차가운데 기인하는 것으로 보고 있다. 이는 폐주비(肺主鼻)라고 하는 한의학 이론에 그 근거를 두고 있다. 즉, 폐가 코를 주관한다는 것으

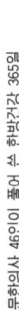

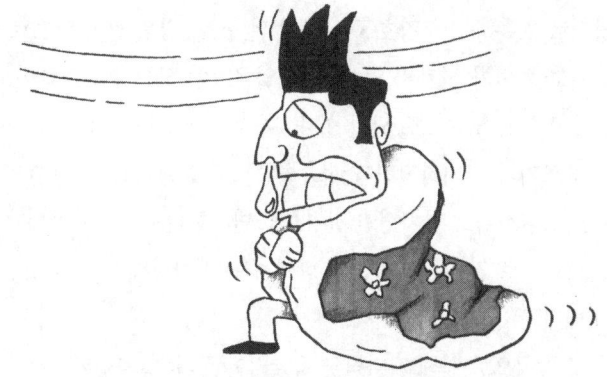

로 코는 폐를 위한 하나의 보조기관이며 폐에 이상이 생길 경우 코에 질병이 발생한다는 것이다.

이는 곧 알레르기성 비염의 발병은 폐의 기능에 이상이 발생, 수분대사가 잘 이루어지지 않아 이것이 상초(폐)에 쌓여 있다가 외부의 알레르기 항원인 먼지나 집먼지 진드기, 꽃가루, 찬 공기, 곰팡이, 애완동물의 털 등이 코로 들어오면 수독의 일부분인 콧물이 끊임없이 나오고 특이한 반응소견이 나타나는 것으로 보고 있는 것이다.

치료시기 놓치면 성장발육 장애 유발

알레르기성 비염은 증상 자체만으로는 생명에 지장이 없는 심각한 질병이 아니지만 증상이 반복될 경우 일상생활은 물론 심할 경우 대인관계나 사회생활에까지 지장을 초래한다.

더욱이 최근 들어 어린이와 학생들의 알레르기가 급증하고 있는데, 특히 이들 어린이와 학생들의 경우 조기에 알레르기성 비염을 반드시 치료해 주어야 하는 다섯 가지 중요한 이유가 있다.

1. 코 알레르기가 있는 어린이들은 다른 아이들에 비해 성장발육이 늦다. 코 알레르기가 있으면 자연히 점막이 부어있어 코로 호흡하기가 어려워진다. 이에 따라 코를 통한 산소의 유입이 적어지면서 한창 성장해야 할 시기에 영양상태가 나빠지게 된다.

2. 알레르기성 비염이 수년간 지속되면 코가 막혀 코로 호흡을 하지 못

하고 입으로 호흡하는 구강호흡을 하게 된다. 이 경우 입이 앞으로 많이 나오게 되고 치아가 고르지 않게 되어 얼굴형이 정상적인 모습이 아닌, 주걱턱 등 변형된 모습으로 되기 쉽다.

3. 코 알레르기가 장기화되면 만성축농증으로 진행되고 기침이나 천식, 아토피 등 고질적이고 난치성인 질병으로 발전한다.

4. 코 알레르기로 인해 정서불안과 함께 주위가 산만해지고 성격이 난폭해질 수 있다.

5. 콧물, 코막힘으로 인해 기억력과 집중력이 감퇴되고 머리가 나빠진다. 초·중·고등학교 학생들의 경우 학업에 지장을 받아 성적이 떨어지게 되는 것은 물론 특히 수험생의 경우 입시준비에 어려움을 겪게 된다.

치료 - 소청룡탕 투약 효과

한의학적으로 알레르기성 비염은 폐가 약한 반면에 열이 많고 신체에 수분대사가 잘 안 되어 발생하는 질병으로 이같은 증상을 수독증이라 한다. 대개 사상체질적으로 폐 등 호흡기가 약한 태음인이 전체 환자의 70%를 차지하고 있으며 여성의 경우에는 손발과 몸이 찬 여성에 다발하는 경향을 보이고 있다.

알레르기성 비염의 한방치료는 폐의 열을 풀어주고 수분대사를 원활하게 해주는 약물을 투약하는 것을 원칙으로 시행한다. 알레르기성 비염의 대표적인 치료제는 '소청룡탕' 이다.

소청룡탕은 중국 후한 말기 장사의 태수 장중경에 의해 씌어진 의학서 '상한론'에 치료약의 하나로 기록되어 있는 것으로 마황, 오미자, 감초 등 8가지 생약을 주성분으로 하고 있다.

알레르기성 비염 환자의 치료 시에는 각기 환자의 체질에 따라 금은화, 신이 등의 약재를 첨가 투약하기도 하는데 소청룡탕은 체내에 축적되어 있는 수독을 땀이나 소변 등을 통해 배출시켜 증상을 개선하고 치료하는데 효과가 있다.

약물은 대개 3~4개월 정도 투약하는데 병증에 따라서는 6개월 이상 투약을 하는 경우도 있다. 복용 시 일차적으로 콧물과 코막힘 등의 증상이 없어짐을 자각할 수 있다. 그러나 재발방지를 위해 증상이 소멸된 후에도 2~3개월 정도 약물을 복용하는 것이 좋다.

약물치료와 함께 침, 그리고 현대의료기기인 저출력 레이저와 바이콤(Bicom)파장치료, 아로마치료, 허브스티머, 레이저 침 등 물리치료기를 병행 사용하면 치료 효과를 극대화시킬 수 있다.

저출력레이저는 콧속 점막의 염증과 부종을 신속하게 가라앉혀 코막힘을 해소시키고 전자침은 1~5Hz의 전기를 통해 영향, 인당, 합곡혈을 자극하여 코의 순환을 원활하게 해주어 코를 편안한 상태로 만들어준다.

개원 이후 20여년간 20만명에 이르는 환자들을 치료한 결과 소청룡탕만을 16주간 투여한 환자의 70.6%가 증상에 호전을 보였고 소청룡탕과 침, 레이저를 병용한 환자군은 85.5%, 소청룡탕과 레이저, 전자침 3가지를 병용 치료한 환자군에서는 91.2%가 완치됐다.

알레르기성 비염의 예방

모든 질병이 다 그러하지만 알레르기성 비염의 경우도 평소 생활 속에서

'코 알레르기 전문병원'으로 유명한 영동한의원의 김남선 원장은 자타가 공인하는 알레르기성 비염 치료의 권위자로 경희대 한의대를 졸업 후 경희대 한의대 부속한방병원에서 수련의 과정을 마치고 동 대학원에서 한의학 박사 학위를 취득했다.

김 원장은 개원 이후 지금까지 20여 년간 대학병원과 견주어도 손색이 없을 정도로 수많은 알레르기성 비염 환자를 치료하는 임상실적을 거두었다. 이러한 임상성과는 우리 나라를 비롯해 일본, 미국, 영국, 중국 등에 논문으로 발표되어 호평을 받았으며 국내 유수의 언론매체 등에 보도된 바 있다.

김 원장은 요즘도 각종 세미나와 TV 강연회, 신문칼럼, '코 알레르기 99.9% 완치에 도전한다' 등 다수의 저서 등을 통해 일반인들에게 코 알레르기의 치료 예방법에 대해 폭넓게 알리고 있다. 경희대 한의대 외래교수, 미국KSU 교수로 후학에게 자신의 임상지식을 전달하는 한편 일본 동양의학회 위원으로 한·일 의학교류와 세미나 등으로 양국간의 유대강화에도 힘쓰고 있다.

서울 지하철 7호선 강남구청역 사거리에 위치하고 있으며 상담문의 전화는 (02)542-9557 이다.

예방을 위한 노력을 기울인다면 발생을 최소화할 수 있다.

1. 항원물질인 먼지, 집먼지 진드기, 애완동물, 찬 공기, 꽃가루, 곰팡이 등을 피한다.
2. 식사 시 알레르기 발병의 3대 식품인 우유, 콩, 달걀 등의 섭취를 금하고 라면이나 햄버거, 과자 등 각종 인스턴트 식품을 피하고 소고기, 돼지고기, 닭고기 등 육식을 제한한다.
3. 코 주위의 경혈을 집중적으로 지압한다.
4. 평소 항알레르기, 항히스타민 효과가 있는 녹차, 영지차를 수시로 음용한다.
5. 녹차 6g과 물 한 컵을 3분간 끓여 죽염 2티스푼을 넣은 후, 그 물을 코로 들이 마셔 입으로 뱉는 방법으로 코를 세척한다.

한의학 용어, 이것만은 알아두자!

칠정(七情)이란?

칠정(七情)은 기쁨(희:喜)·노여움(노:怒)·근심(우:憂)·생각(사:思)·슬픔(비:悲)·놀램(경:驚)·두려움(공:恐) 등 인간이 가지고 있는 7가지 감정상태를 말한다.

한의학에서는 예로부터 정신적 요인과 질병의 관계를 중요하게 여기고 이들 7가지 감정이 질병의 발생에 작용하는 것으로 보고 있다.

물론 외부의 객관적 현상 또는 사물에 대해 갖게 되는 사람의 감정상태는 매우 정상적인 것으로 이로 인해 질병이 발생하지는 않는다.

그러나 정신적 자극이 급격히 강하게 발생하고 장기간 지속될 경우 인체 생리기능에 영향을 미치게 되고 결국 이로 인해 질병이 발생하게 된다.

또 이 7가지 감정상태는 질병을 일으킬 뿐만 아니라 여러 가지 질병이 발전해 가는 과정에서 환자의 감정의 격해질 경우, 병의 상태를 변화 또는 악화시키기도 한다.

성장·정서장애, 고질적 피부질환

양성완 원장 | 뉴코아한의원

아토피 피부염은 아토피 알레르기를 가진 사람에게서 나타나는 심한 가려움증과 습진 등을 특징으로 하는 만성적인 재발성 염증성 피부질환이다. 흔히 '태열'이라고 부르는 영아기의 습진은 대부분 아토피 피부염의 초기 증상이라고 할 수 있다.

임상통계 자료에 따르면 전 인구의 0.5%~1%, 유·소아의 경우 5~10%가 아토피 피부염으로 고통받는 것으로 나타났다. 증상이 나타나는 시기는 대체로 생후 2~6개월이며, 특히 1세 미만 영아에게서 빈발한다.

대부분의 사람들이 어릴 때 잠시 앓는 병으로 인식하고 있으나 환자의 50% 정도만이 2세 이전에 증상이 소멸될 뿐, 25%는 청소년기까지 증상이 계속되고 나머지 25%는 성인이 되어서도 증상이 소멸되지 않고 지속되어 고통을 받는다.

아토피 피부염이란?

아토피(Atopy)란 말은 그리스어가 어원으로 '비정상적인 반응'이라는 뜻을 가지고 있다. 말 그대로 다양한 원인이 복잡하게 뒤엉켜 발병하고 증상의 완화와 재발을 반복하는 만성 혹은 재발성 피부질환이다.

주로 유아와 소아에게서 흔히 발생하는 질환으로 처음에는 태열에서부터 시작되며 가려움이 심한 습진이 나타나고 특히 밤에 가려움증이 극심한 특징을 보인다. 이로 인해 아동의 숙면에 장애를 초래하고 신체적 성장에 장애를 주는 것은 물론 정서적으로도 집중력이 떨어져 학습능력이 저하되고 심리적으로 매우 예민하고 민감한 성격이 되기 쉽다.

증상

아토피 피부염의 증상은 임상적으로 영아기와 소아기, 사춘기 및 성인기 등 세 단계로 분류한다.

1. 영아기(생후 2개월~2세)

영아 초기에는 양쪽 뺨에 불그스레한 소양성 홍반으로 시작되는 경우가 많고 팔 다리의 관절 부위와 목, 몸통 등에 진물이 나는 습성 경향이 강하지만 시간이 지나면서 건성의 경향을 띤다. 가려움증이 심해 수면을 취하기 어려울 정도이며 피부를 계속 긁어 딱딱해지고 두꺼워진다.

2. 소아기(3세~10세)

영아기 때와 동일한 부위에 진물이 적고, 보다 건조한 병변과 구진이 나타나지만 영아기에 비해 증상은 다소 경미한 경향을 보인다. 겨울철에 증상이 악화되고 여름철에는 소멸되는 특징을 나타낸다.

3. 사춘기 및 성인기

머리와 얼굴, 몸통, 팔다리, 손발 등의 피부가 건조해지면서 오돌토돌하고 두꺼워지며 잔금과 함께 비늘이 앉고 색소가 침착, 탈색되는 등의 증상을 나타낸다. 심한 가려움증과 함께 홍반, 인설, 구진 등이 형성되기도 한다.

한의학적 발병원인

한의학에서는 아토피 피부염을 태열 또는 태독, 태렴창, 내선, 사만풍 등으로 인식하고 있다.

아토피 피부염의 발병을 한의학에서는 몸의 열과 밀접한 연관을 갖고 있는 것으로 파악하고 있다. 즉 영·유아기 시기에 발생한 태열을 효과적으로 치료하지 못한 경우 발병하는 것으로 보고 있다.

또 산모가 임신 중에 오신(五辛) 즉, 파와 마늘, 부추, 생강, 겨자 등 더운 성질의 맵고 자극성 있는 음식물을 많이 섭취한 경우 태아의 혈액 속에

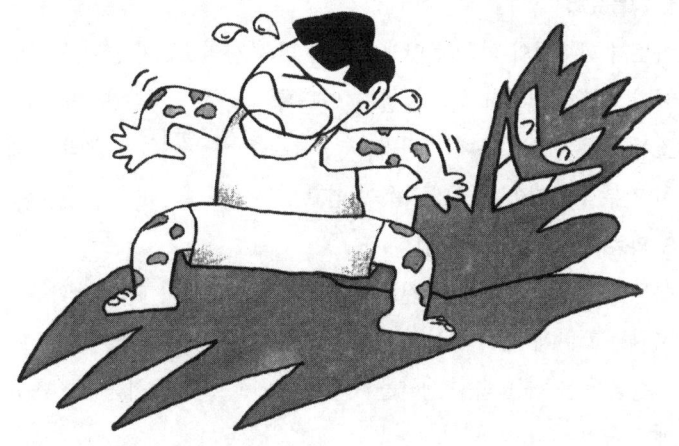

열이 발생, 잠재해 있다가 출생 후 바람을 접촉하면서 몸에서 생긴 열 기운과 외부의 나쁜 바람 기운이 함께 어우러져 피부에 나타난다는 독특한 이론도 있다.

이외에 후천적으로 음식섭생의 잘못과 약물 오·남용 등에 의해 소아 및 유아 아토피 피부염을 발생케 하는 것으로 보고 있다.

치료

아토피 피부염은 한의학적으로 인체 음양허실(陰陽虛實)의 실조(失調)로 인해 인체의 상중하 표리(表裏)의 한(寒)·열(熱)·조(燥)·습(濕)의 불균형이 피부의 건조하고 뜨거운 상태를 초래, 가려움증을 유발하는 것으로 본다.

따라서 치료는 환자의 체질적인 특성을 고려하여 인체의 '寒·熱·燥·濕'의 균형을 맞춰 주는데 원칙을 두고 시행한다. 즉 한약 등을 사용하여 체내 독소로 작용되는 이종단백 등을 제거, 면역반응을 조절하고 면역체계의 부조화(면역저하·면역과잉)를 조절해 주는 것이다.

따라서 치료는 환자 개개인의 체질에 따라 혈액을 맑게 해 주는 약물과 체질에 따라 면역을 조절하는 약물을 투약하고 항원으로 작용되는 음식 또는 환경을 배제해 주며 시행한다.

1. 약물요법

아토피 피부염의 치료시 인체의 안과 밖의 한열조습의 균형을 맞추어서 피부가 건강한 호흡을 할 수 있도록 해 주는 약물을 투약한다. 소아와 유아의 경우에는 한약을 '증류추출' 해 투여하면 한약에 대한 거부감이 없어 약물의 복용이 쉽고 안전하다.

2. 외용제 - 지양고(止痒膏)

아토피 피부염은 피부가 건조하고 뜨거운 상태이기 때문에 피부를 시원하고 맑게 해 주면서 윤기를 도와줄 수 있어야 한다. 따라서 이러한 작용을 하는 순수 생약을 추출하여 연고로 제조 사용하면 치료에 도움이 된다.

현재 아토피 피부염 환자의 치료에 널리 쓰이는 외용 연고는 지양고. 환자의 체질과 피부 상태를 고려해 지양고 Ⅰ·Ⅱ·Ⅲ·Ⅳ·Ⅴ를 선택하여 사용한다.

3. 스프레이 - 지양액(止痒液)

한방 외용제의 사용 원칙은 건대건, 습대습(乾對乾, 濕對濕)이다. 피부의 염증에 의해 진물이 흐르는 것은 피부에 열독이 심한 상태이므로 연고를 사용하게 되면 피부호흡에 방해가 된다.

따라서 이런 경우에는 한약을 추출, 피부의 열독을 가볍게 씻어주어 시원하게 해 주는 지양액을 사용하는 것이 치료에 도움이 된다.

4. 샌드 - 배스(Sand Bath) 요법 - 모래목욕

아토피 피부염은 만성적이고 반복적인 가려움증으로 인해 피부가 태선화 되어 있다. 이런 이유로 아토피 피부염의 유병기간이 오래된 성인의 경우 피부 호흡에 어려움이 발생, 땀이 잘 나지 않게 된다.

심해 속의 맥반석·게르마늄은 순도가 높아 원적외선을 방출하는데, 이 원적외선은 피부 깊은 곳까지 침투하여 말초 혈액순환을 순조롭게 하고, 또한 피부에 직접 흡착하여 피부에 있는 독소를 제거하는 효과가 뛰어나다.

따라서 이를 이용한 모래목욕은 증상을 개선, 치료하는데 도움이 된다.

치료 사례

임ㅇㅇ (남, 16세)

중학교 3학년에 재학 중인 학생으로 어려서 태열로 시작, 이후 치료가 되지 않은 상태에서 내원했다. 전신에 아토피 피부염이 심하여 피부색이 암적색으로 변한 상태였고 밤이면 극심한 가려움증으로 숙면을 취하지 못하는 것은 물론 집중력 저하로 학업에 많은 지장을 받고 있었다.

치료를 시작한지 3개월 동안은 증상이 오히려 심해져 고통스런 나날을 보냈지만 4개월 째 접어들면서 증상이 점차 호전되기 시작, 수업시간에 졸음도 없어지고 집중력도 많이 좋아졌다. 치료 9개월 만에 암적색으로 변해버린 피부색이 정상으로 회복되었고 가려움증도 많이 소멸되어 음식 및 생활관리를 하면서 한약을 $\frac{1}{3}$로 줄여 투약했다.

치료 시작 12개월 째에 들어서는 더 이상 한약을 투여하지 않아도 문제가 없었고 가끔 가려움증이 나타나면 지양고만 사용해도 별다른 이상이 발생하지 않았다.

아토피성피부염과 건선, 백반증 등 각종 난치성 피부질환을 전문적으로 치료하는 뉴코아한의원의 양성완 원장은 경희대 한의대를 졸업하고, 중국 북경 중의학대학 부속 북경중의병원 피부과교실에서 연수를 받았다.

대한외관과학회 및 대한원전의사학회, 한의자연요법학회 정회원으로 활동하며 피부과 질환의 한방치료를 위한 임상연구에 매진하고 있는 양 원장은 이러한 연구결과를 바탕으로 아토피성 피부염과 건선, 백반증의 치료와 관련된 연구논문을 다수 발표했다.

뉴코아한의원은 서울 강남 고속버스터미널 맞은편 반포 뉴코아 백화점 본관 5층에 위치하고 있으며 상담문의 전화는 (02)536-3000 이다.

공중목욕탕에 가보고픈 소망

건선

배승완 원장 | 성지한의원

피부 질환은 생명과 직결되지 않지만 가장 치료가 어려운 분야 중의 하나이다. 피부 질환의 대부분이 겉으로 드러난 피부 자체의 문제라기 보다는 개개인의 체질 또는 신체의 이상에서 비롯되는 경우가 많기 때문이다. 그 중에서도 건선은 짧게는 수개월에서부터 길게는 평생 동안 증상의 악화와 재발을 반복하는 피부 질환 중에서도 치료가 쉽지 않은 대표적인 난치성 질환이다.

영어로는 Psoriasis라고 부르며 중국 등 동양의학권 국가에서는 은설병(銀屑病) 또는 우피선(牛皮癬)이라고 지칭하기도 한다. 임상통계상 대개 춥고 건조한 겨울철에 많이 발생하며 우리나라의 경우 대략 40~50만명 정도의 환자가 있는 것으로 추정되고 있다.

건선은 전염성의 질환은 아니지만 '불치병이 아닌가?' 혹은 '남에게 전염되는 병은 아닐까?' 하는 일반인들의 편견과 무지로 인해 환자는 심각한 정신적 고통을 겪게 된다. 더욱이 증상이 심한 경우 사람들을 만나는 것을 기피하거나 사람들이 모인 장소에 가는 것을 꺼리는 등 대인관계에 심대한 영향을 미쳐 정상적인 사회생활에 어려움을 초래하고 정서적으로도 불안정한 상태를 야기시키기도 한다.

건선(乾癬)이란?

사람의 피부는 하루에도 수백만 개의 표피세포가 분열과정을 통해 기저층에서부터 각질층까지 밀려 올라오고 소멸하고 생성하는 신진대사를 하

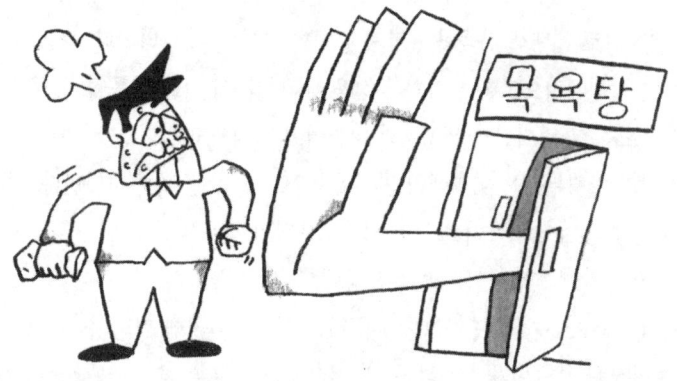

는데 이것을 각화현상이라고 한다.

표피세포의 생존기간은 일반적으로 26일에서 41일 정도로 알려지고 있는데, 어떤 특정한 병변이 생길 경우 생존기간이 빨라지는 경우가 있고 또 각질층이 지나치게 생성하거나 소멸되어 특징적인 병변을 일으키는 경우가 있다. 그 대표적인 것이 바로 건선이다.

건선은 환부가 건조하여 은백색의 은비늘로 덮여 있는 홍반성 구진이 발생하는 만성 재발성 염증성 피부 질환으로, 시간이 경과하면서 점차 커지거나 서로 융합하여 다양한 형태와 크기의 피부 병변을 일으킨다. 전세계적으로 분포되어 있으나 유전 및 환경인자들에 의해 인종 및 종족간의 발병빈도가 다르게 나타난다.

실례로 한 통계자료에 따르면 미국의 경우 건선 환자가 전 인구의 1.5%~2% 정도를 차지하고 있고 우리 나라를 비롯한 동양인들의 경우 이보다 낮은 것으로 알려지고 있다.

대개 20세 전후에 다발하며, 계절적으로는 여름에는 증상이 호전되고 가을부터 심해져 겨울에 가장 극심하며 봄까지 증상이 지속되는 경향을 보인다.

증상

건선은 발병시 피부에 마치 좁쌀 모양의 선홍색의 구진(丘疹) 혹은 얼룩점이 생기고 시간이 경과하면서 이 구진들이 확대 결합되어 무더기를 이루

건선

고 표면 위로 은백색 비듬이나 딱지 등이 겹겹이 쌓여 나타난다.

병변은 대체적으로 대칭적인 양상을 나타내는데 이를 긁을 경우 구진이 손바닥 크기로 커지면서 은백색의 비늘이 박리되기도 한다.

건선의 발병부위는 머리에서 발끝까지 모든 피부에 걸쳐 나타난다. 특히 우리 인체 중에서 접촉이 심하고 외부로부터의 자극을 많이 받는 팔꿈치와 무릎, 엉덩이, 두피, 사지의 외측부 등에 잘 생긴다.

자각증상으로는 주로 가려움증이 나타나지만 환자에 따라서는 심한 경우 수면장애를 일으키기도 한다. 또 건선이 장기화 된 경우 손톱이나 발톱이 회백색으로 퇴색하면서 작은 함몰이 나타나며, 손발톱이 부러지거나 두터워지는 증상이 나타나기도 한다.

또 환부의 범위가 확대되고 두꺼워진 경우 환자에 따라 통증을 느끼는 경우도 있으며 발열감과 전신불쾌감 등의 증상이 나타나기도 한다.

발병원인

건선의 발병원인은 아직까지 정확하게 밝혀지지 않고 있으나 최근의 연구결과에 따르면 유전적 소인과 면역학적 요인, 표피의 각질형성 세포분화 이상 등이 원인으로 작용하고 있는 것으로 알려지고 있다.

특히 건선이 유전적 소인이 강해 주로 가족적으로 발생된다는 사실은 지금까지의 각종 연구를 통해 신빙성을 높이고 있다. 또 면역학적 요인으로 건선이 T보조세포에 의해 매개되는 이상적 각질세포 증식 질환이라는 가설도 최근의 연구를 통해 어느 정도 입증되고 있다.

이외에 감염이나 환경적인 요인, 약물남용, 피부손상, 건조한 피부, 스트레스 등도 건선을 유발하거나 증상을 악화시키는 요인으로 작용한다.

한의학적 발병원인

흔히 많은 사람들이 질병, 특히 피부 질환 하면 세균감염을 먼저 연상하는 경향이 있다. 물론 한의학에서도 전면 부인하지는 않는다. 한의학에서 자주 사용하는 사기(邪氣), 즉 인체에 좋지 않은 기운이라는 용어에는 병균의 개념이 일부 들어있기 때문이다.

하지만 한의학에서는 모든 질병이 인체의 내부장기와 관련이 있다고 파악하는 것처럼 건선의 경우에도 단순히 세균감염에 의한 피부자체의 문제라기 보다는 내과적인 문제에서 발생하는 것으로 보고 있다. 즉 건선을 독립된 하나의 피부질환으로 국한시키기 보다는 인체내 오장육부의 건강상태와 관련이 있는 것으로 보는 것이다.

한의학에서 보는 건선의 발병원인은 크게 외부적인 요인과 내적인 요인 등으로 분류한다. 외부적인 요인으로는 풍(風)·한(寒)·습(濕)·열(熱) 등의 원인이 피부에 침습하여 기혈의 순환을 막거나 기혈의 부조화를 일으켜 병변을 발생시키는 것으로 본다.

내적인 요인으로는 과도한 정신적 스트레스, 과로, 만성적인 피로, 간 또는 신장의 기능허약, 혈액의 부족, 열독 등의 원인이 병변을 발생시키는 것으로 파악한다.

치료 - '가미만병해독단' 투여

건선의 한방치료는 환자의 체질과 병증 등을 파악, 발병의 근본원인을 제거하는데 원칙을 두고 시행한다. 한의학적 치료는 서양의학의 치료와 개념이 조금 상이한데, 이는 서양의학이 건선의 발병원인이 되는 독소들을 체내로 밀어넣는 방법인데 비해 한의학은 발병원인이 되는 독소들을 체외로 배출시키는 방법을 사용하기 때문이다.

건선의 한방치료는 주로 약물요법이 이용되는데 대표적인 처방은 '가미만병해독단'이다.

'가미만병해독단'은 특별한 비방이라기 보다는 기존에 전해져 내려오는 피부질환 치료처방에 건선의 치료에 유효한 성분을 가미한 것이다.

이 처방은 임상에서 건선의 치료에 뛰어난 효과를 나타내는데, 실례로 건선치료를 위해 본 한의원에 내원한 200명의 환자에게 '가미만병해독단'을 투여한 결과 병증이 경미한 경우는 복약 3~4개월만에 완치가 가능했고 증상이 다소 심한 환자의 경우도 6~7개월 복약에 50%, 8~10개월 복약으로 80% 이상이 완치되는 결과를 기록했다.

한편 '가미만병해독단'을 투여하면서 건선의 치료에 유효한 약재들을 증류, 추출한 약침을 병행 사용할 경우 치료기간 및 치료효과를 한층 제고시킬 수 있다.

치료 사례

대기업 비서실에 근무하는 26세의 K양은 명문대학을 졸업하고 뛰어난 외모까지 갖춘 남부러울 것 없는 재원이었다. 하지만 그녀에게도 남에게 말못할 고민이 있었으니 바로 가슴과 등을 비롯해 온몸을 뒤덮고 있는 건선이 그것이었다.

대학시절 소개로 알게 돼 교제해 온 남자친구와 결혼을 한달 남짓 남겨둔 시점에서 K양은 남자친구를 자신의 방으로 불러 그 때까지 숨겨왔던 자신의 비밀을 털어놓았다.

하지만 그녀의 몸을 본 남자친구는 화들짝 놀라 뛰쳐나갔고 며칠 동안 연락이 없더니 급기야 '파혼 통보'를 해왔다. 전염성의 질병도 아니고 몹쓸 병도 아니며 치료를 받고 있는 중이라고 설명을 했지만 남자친구는 막무가내 였다.

결국 파혼 후 여기저기 의료기관을 돌아다니며 치료를 계속하던 K양은 본 한의원에 내원했고 '가미만병해독단'을 투여하며 약침치료를 8개월간 병행한 결과 자신을 그토록 괴롭히던 건선에서 해방될 수 있었고 지금은 새로운 남자친구를 만나 결혼을 준비 중에 있다.

성지한의원 배승완 원장은 피부 질환을 전문적으로 치료하는 한의사로 동국대 한의대를 졸업하고 대한한방병원에서 일반 수련의 및 전문 수련의 과정을 이수했다.

현재 한의원 내에 '건선클리닉' 및 '아토피 피부염클리닉' 등 한방피부 전문 클리닉을 개설하여 각종 난치성 피부 질환의 치료를 위한 연구를 계속하고 있다.

매일경제신문을 비롯해 서울경제신문, 한국경제신문, 내외경제신문, 국민일보, 시티라이프 등에 피부 질환 치료 및 예방을 위한 칼럼 등을 게재하고 있다.

서울 지하철 2호선 구의역 부근 골목시장 안에 위치하고 있으며 예약문의 전화는 (02)456-3265~6 이다.

코가 막히면 집중력도 떨어진다

이환용 원장 | 평강한의원

"머리가 무겁고 책이라도 좀 보려하면 마치 뇌가 앞으로 쏠리는 듯 해요." "쉴새 없이 콧물이 줄줄 흐르고 코를 풀어도 금방 풀어야 할만큼 갑갑해 아무것도 할 수가 없어요." "자꾸만 킁킁대서 집중력이 떨어지고 주위가 산만해져요." "코에서 자꾸 악취가 나 사람들이 많이 모인 곳에 가는 것을 피하게 되고 누구를 만나는 것도 꺼리게 돼요."

이는 축농증 환자들이 이구동성으로 말하는 고통들이다. 날로 심각해지고 있는 대기오염과 밀폐된 주거환경 등으로 최근 들어 코와 관련된 질환이 다발하고 있다.

축농증은 그 중에서도 대표적인 질환 중 하나이다. 일단 발병하면 코가 막히고 누런 콧물이 쉴새없이 흘러나오는 축농증은 사실 증상 그 자체로는 생활에 불편을 초래할 뿐 생명을 유지하는데 심각한 위협이 되는 질환은 아니다.

하지만 가볍게 생각하고 적절한 치료를 시행하지 않은 채 증상을 방치할 경우 질병을 만성화시켜 치료가 어려운 것은 물론 두통 또는 두중(머리가 무거운 증상)으로 인해 수험생의 경우 학업능률을 떨어뜨리고 코에서 나는 악취로 인해 사람들을 만나는 것을 피하는 등 사회생활과 대인관계에 악영향을 초래하기도 한다.

축농증이란?

사람의 두개골에는 부비동이라고 하는 4부분의 빈 공간이 있다. 각 부비

축농증

동은 전두동, 상악동, 사골동, 접형동으로 불리는데 이들 공간들은 콧속과 작은 구멍으로 통해 있어 환기와 분비물의 배설이 이루어지게 한다.

축농증은 바로 이 부비동에 염증이 생겨 점막이 붓고, 염증성 분비물, 즉 화농성 콧물이 고여있는 상태를 말한다. 정확한 질병명은 부비동염이지만 충수염이 흔히 맹장염으로 불리는 것처럼 일반인들에게는 축농증으로 알려져 있다.

축농증은 유병기간(질병이 발생한 이후의 기간)에 따라 급성 또는 만성 부비동염으로 분류하는데, 만성 부비동염의 경우 급성 부비동염의 불완전한 치료로 인해 발생하는 경우가 대부분이다.

증상

축농증의 증상은 코막힘과 누런 콧물 등으로 대변되기는 하지만 급·만성에 따라 약간 다르게 나타난다. 만성의 경우 코막힘, 지속적인 누런 콧물, 코 뒤로 넘어가는 콧물, 부비동의 점막 부종, 빈번한 코피 등의 증상이 나타나고 병증이 심화되면 후각기능 감퇴, 두통 및 현기증, 두중(머리가 무거운 듯한 증상), 집중력 저하, 학업능력 저하 등을 호소하게 되고 중이염 또는 기관지염 등으로 이환되기도 한다.

급성의 경우에는 얼굴 부위의 압통과 함께 권태감, 두통, 미열을 수반한 코막힘, 콧물과 부비동 주위의 통증 등이 발생한다.

한의학적 발병원인

한의학에서는 축농증을 비연(鼻淵), 뇌루(腦漏), 뇌사(腦砂)라는 질병명으로 지칭한다. 축농증의 발병원인을 한의학에서는 풍열(더운 바람) 또는 풍한(찬바람)이 뇌에 침입해 발병하는 것으로 본다. 폐에 풍열 또는 풍한이 침범하는 경우에도 축농증이 발병하는 것으로 파악하고 있다. 이는 코와 폐는 상관관계가 있다는 한의학적 이론에 따른 것이다.

한의학 원전에 따르면 폐에 풍열이 들어와서 발병한 경우에는 몸에 열이 나고 두통과 함께 입이 마르고 얼굴이 벌겋게 달아오르며, 풍한이 들어와서 발병한 경우에는 몸에서 찬바람이 이는 것 같이 으슬으슬하고 혀에 백

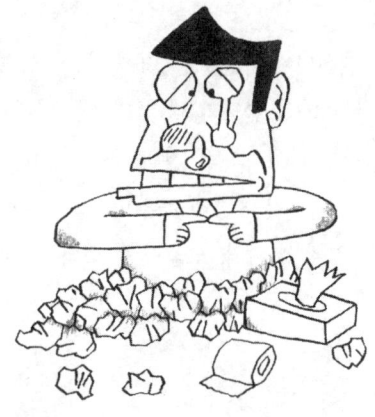

태가 낀다고 기록되어 있다.
　이외에 체질적으로 호흡기와 순환기 계통의 기능이 약하거나 음식의 편식 등에 의한 영양결핍에 의해서도 축농증이 발병하는 것으로 보고 있다.

치료

　축농증은 발병 시 적절한 치료를 시행하지 않을 경우 완치가 어렵고 재발을 반복하는 까닭에 대부분의 사람들이 완치가 되지 않는 것으로 인식하고 있다. 하지만 발병원인을 정확히 파악하고 병증과 환자의 체질을 정확히 파악, 적절한 치료를 시행할 경우, 완치가 불가능한 일은 결코 아니다.
　축농증의 한방치료는 항생제 또는 항히스타민제를 투여하고 외과적 수술을 시행하는 양방과는 달리 환자의 증상 정도와 체질, 변증에 따라 적합한 약물을 투여하는 방법을 이용한다.
　약물치료는 부비동 내의 염증성 분비물(농)의 제거와 함께 증상 소멸, 코의 방어기능 강화, 정상 생리상태로의 회복을 원칙으로 시행한다.
　현재 축농증의 치료에 널리 쓰이는 대표적인 처방은 '청비환'이다. 청비환은 코나무로 알려진 참느릅나무 껍질, 즉 유근피에 면역력을 증강시키고 호흡기 기능을 강화시켜 주는 한약재 20여 가지를 가미한 처방이다.
　'청비환'은 수술이나 장기적인 치료를 시행하지 않고도 축농증의 치료에 뛰어난 효과를 나타내는 것으로 임상에서 나타났다. 실례로 지난 91년 축농증클리닉을 개설한 이래 급·만성 축농증으로 내원한 환자들을 대상으로 '청비환'을 투약하고 치료를 시행한 결과 전체 환자의 95% 이상이 증상의 소멸 또는 개선의 효과를 거둔 것을 임상에서 확인할 수 있었다.

특히 '청비환'은 여타의 한약과 달리 거북한 맛이 없어 유·소아의 경우도 복용에 거부감이 없고, 특히 '청비환'을 투여해 축농증을 치료할 경우 중증의 축농증도 치료가 가능하고 일단 완치 후에는 재발하지 않으며 알레르기성 비염과 비후성 비염, 코풀림 등 여타 코 질환에도 효과를 나타내고 있다.

'청비환'이란?

'청비환'은 예로부터 민간요법에 각종 코 질환의 치료약재로 널리 알려져 전해 내려오는 참느릅나무 껍질인 유근피에 한의학 원전인 동의보감에 수록된 코 질환에 유용한 한약재들을 가미, 개발해 낸 환제로 된 치료제이다.

유근피는 민간에서 예로부터 각종 코 질환의 치료에 효과가 있다 해서 코나무로 불린 약재로 이를 물에 담그면 젤 타입의 끈적끈적한 진액이 흘러나오는데 이것이 바로 고질적인 축농증을 치료해주는 주성분이다. 참느릅나무의 줄기 껍질보다는 뿌리 껍질에 약효가 많고 두꺼운 것일수록 효능이 뛰어난 것으로 알려지고 있다.

유근피는 코 질환의 치료는 물론 호흡기를 정화시켜주고 기침을 멈추게 하는 작용도 하지만 인체에는 전혀 해가 없다.

처방명 그대로 코를 시원하게 뚫어주는 '청비환'은 이러한 유근피를 주된 약재로 하여 살구씨와 목련꽃 봉오리, 수세미 등 코 질환에 효능이 있는 20여 가지의 한약재를 가미하여 만들어진 처방이다.

가정치료요법

축농증의 발병 시 가정에서 손쉽게 시행할 수 있는 방법으로 유근피요법과 지압법이 있다. 다만 이들 요법은 증상을 완화시키는 보조적인 요법일 뿐 축농증의 완치를 위한 치료방법은 아니다.

따라서 축농증이 발생한 경우에는 의료기관을 찾아 적절한 치료를 시행하는 것이 무엇보다 중요하다.

1. 유근피 요법

두 대접 정도의 물에 유근피 20g을 넣고 30분 정도 달여 한 대접 분량으로 줄어들면 이를 1일 분량으로 하여 1일 3회씩 음용한다. 1개월 정도 꾸준히 음용할 경우 웬만한 코 질환은 증상이 호전됨을 스스로 자각할 수 있다.

2. 지압요법

지압요법은 한의학의 원리를 응용하여 증상을 완화시키는 방법으로 축농증을 완치시킬 수는 없으나 약물치료와 병행할 경우 뛰어난 치료효과를 기대할 수 있다.

목을 앞으로 숙이면 목뒤에 두 개의 뼈가 튀어나오는데 이 목뼈 사이에 대추(大椎)라는 경혈이 있다. 이 경혈을 자극하면 효과가 있다.

대추혈은 감기의 예방과 치료에도 효과가 있는 호흡기질환 치료에 반드시 필요한 경혈이다. 코에 이상을 느낄 때마다 대추혈을 자극해 주면 좋다.

콧물과 재채기가 반복될 때에는 지압과 더불어 대추혈을 따뜻하게 보온해주는 것이 증상 완화에 도움이 된다. 가정에서 손쉽게 할 수 있는 방법으로 헤어드라이어를 이용, 대추혈 부분에 1분 가량 따뜻한 바람을 쏘이고 2~3분 정도 쉰 후 다시 따뜻한 바람을 쏘이는 것을 4~5회 정도 반복한다.

한방의료기관 중 드물게 축농증의 전문치료를 시행하고 있는 평강한의원의 이환용 원장은 동국대 한의대를 졸업하고 상지대 한의대 대학원에서 한의학 석사학위를 취득한 후 경희대 한의대 대학원에서 한의학 박사과정을 이수 중에 있다.

자타가 공인하는 축농증 치료의 전문가로 성가를 높이고 있는 이 원장은 현재 경기도 포천 소재 평강식물원의 원장으로 대외활동에도 적극 참여하고 있으며, 축농증 치료와 관련된 임상결과를 KBS-TV 와 SBS-TV, MBC-TV 등의 프로그램에 출연 발표한 바 있다.

축농증 전문 치료기관인 평강한의원은 서울 지하철 2호선 강남역 6번 출구 뉴욕제과 뒤 센터프라자 빌딩 2층에 위치하고 있으며 상담문의 전화는 (02)3481-1656 이다.

아토피성 피부염

난치병이지만 불치병은 아니다

신광호 원장 | 삼정한의원

'유아기에 얼굴과 목, 사지의 안쪽에 가려움증이 빈발하고 소아기 또는 사춘기에 들어서면 무릎과 팔꿈치, 안쪽, 입과 목 주위로 증상이 이환된다. 심한 가려움증을 동반해 긁게 되면 진물과 딱지가 생기다가 결국 피부가 거칠어지고 가죽처럼 두꺼워진다.

이러한 증상은 땀을 많이 흘리는 여름철에 심해지고 특히 날씨가 건조해지는 가을철부터 겨울철에 악화된다. 사람에 따라서는 갑작스런 온도변화 또는 목욕시 과도한 피부자극, 정신적 긴장 등에 민감한 반응을 보이기도 한다'

이러한 증상이 발생한다면 일단 아토피성 피부염을 의심해 볼 필요가 있다. 알러지피부염이나 건성 또는 지루성 피부염의 경우도 유사한 증상이 나타나기는 하지만 이는 대부분 아토피성 피부염 환자들이 호소하는 증상이기 때문이다.

아토피성 피부염이란?

아토피성 피부염은 특이한 반응이라는 뜻인 '아토피'라는 말에서 알수 있듯이 유전적으로 특이한 항체를 갖고 있어 보통사람들에게는 문제가 없는 물질에 대해 쉽게 알레르기 반응을 일으키는 피부병이다.

피부가 외부자극에 특히 민감해 외부요인의 변화에 따라 증상이 더 나빠지고 좋아지기도 하는 상태를 반복한다.

서양의학에서는 아토피성 피부염을 알러지성 피부질환의 일종으로 보고

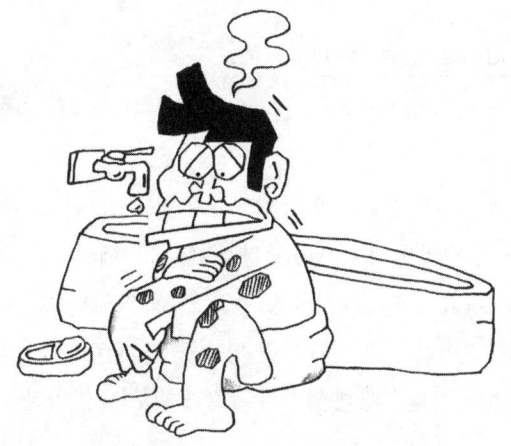

있으며, 그 유형을 Ⅰ형 아나필락시스 반응, Ⅱ형 세포융해 반응, Ⅲ형 항원 항체 복합체 반응, Ⅳ형 세포성 면역반응으로 분류하고 있으나 환자의 유형은 대체적으로 Ⅰ형이 제일 많다.

한의학에서 보는 발병원인

한의학에서 보는 아토피성 피부염의 발병원인은 풍(風), 습(濕), 열(熱) 등 세 가지 사기(邪氣 : 병을 일으키는 좋지 않은 기운)에 의한 것으로 보고 있다.

즉 풍은 피부가 건조해지면서 가려움증을 유발시키는 증상의 원인으로 설명하는 것으로 여기에 세균이 감염되는 현상을 풍이라는 사기의 설명으로 유추할 수 있다.

또한 습은 염증이 발생하여 진물이 흐르고 환부가 질척해지며 세균 또는 곰팡이균이 번식하는 현상으로 유추할 수 있으며 열은 발열을 수반하는 증상으로 유추할 수 있다. 달리 설명하면 아토피성 피부염은 풍독, 습독, 열독으로 인해 발생하는 질환이다.

이는 다시 말해 과산화지질이라는 독이 풍독, 습독, 열독이라는 증상으로 발현된 것이 아토피라는 설명이다.

따라서 아토피성 피부염의 한방치료는 거풍(去風), 조습(燥濕), 해열(解熱), 해독(解毒)시키는 것을 원칙으로 하여 시행한다.

정확한 진단을 위한 검진

아토피성 피부염의 정확한 치료를 위해서는 무엇보다 정확한 진단이 선결되어야 한다.

본원에서 정확한 진단을 위해 중요하게 적용하는 방법은 체질적인 분석의 방법이며 한열에 대한 ABR팔강검사(한의학에서 보는 진단의 기본적 개념으로 표(表)·이(裏)·한(寒)·열(熱)·허(虛)·실(實)·음(陰)·양(陽) 등을 8강이라 하고 이에 따라 병증을 진단한다), 외용약을 통한 피부반응검사법의 적용을 통해 환자의 체질과 피부특성, 한열의 요소 등을 파악한다.

체질적인 진단법은 가장 객관적인 근거를 바탕으로 하는 지문감식을 통한 체질분석법을 이용하는데, 이 방법은 체질에 바탕을 둔 체질처방의 구성과 식이요법을 위한 근거자료를 준비하는데 그 목적이 있다.

한열을 파악하는 검사는 체질분석에 부가적으로 시행하는 방법으로 보다 구체적이고 신빙성있는 체질파악과 진료당시의 몸 상태에서 열이 작용하는 정도가 어느 정도인지 가늠하는 척도로 사용한다.

한편 피부반응검사는 시시각각으로 변화하는 피부의 민감도를 측정하여 치료법의 적용에서 가능한 안전한 피부관리를 위한 제제를 검색하며 아울러 피부의 민감도에 따른 치료프로그램의 단계를 설정하고 피부의 특성을 추정하는데 그 목적이 있다.

치료

아토피성 피부염의 한방치료는 크게 침치료와 약물치료, 외용연고를 이용한 치료 등으로 구분할 수 있다.

침 치료

침 치료는 피부질환을 치료하는데 필요한 치료법임에는 틀림이 없으나 주된 치료방법이 될 수는 없다. 대장정격을 써서 몇몇의 환자를 치료하였다면 성공한 것이라 볼 수 있다.

실례로 본원에서 담정격으로만 환자 여럿을 치료한 경험이 있어 담정격으로 모든 태열을 치료할 수 있다고 생각했으나 실제로는 그렇지 않았고 환자에 따라서는 더욱 극심한 가려움증을 호소하는 경우도 있었다.

소장정격이나 방광정격으로 치료한 경우도 마찬가지여서 치료가 되는 사람과 그렇지 않은 사람으로 나뉘어진다.

한편 침 치료는 곡택을 보하고 어제를 사하는 방법도 좋은 치료방법이다. 치료기간은 대개 1개월에서 3개월 정도 시술하는 것을 원칙으로 한다.

약물치료

아토피성 피부염의 치료에 사용되는 약물은 간단 명료해야 한다. 아토피는 폐가 건조해서 생긴 병으로 인식하고 독을 없애고, 열을 내리며, 폐를 윤택하게 해주는 약재를 선택한다.

아토피성 피부염이 있는 사람의 경우, 대개 폐와 호흡기능이 좋지 않아 기관지염이나 인후염, 비염에 자주 걸리고 한번 감기에 걸리면 쉽게 낫지 않는다.

이는 한의학이론인 '폐주피모(肺主皮毛)'라는 말에서 그 원인을 찾을 수 있다. 즉 폐는 피부와 털을 주관한다는 뜻으로 폐 기능과 피부는 밀접하게 연결되어 있다는 것이다. 피부 역시 호흡기관이고 호흡을 주관하는 것은 폐인 만큼 따라서 피부가 안좋으면 폐가 피곤해진다.

폐가 피곤해지면 호흡기능이 떨어지니까 피부도 더욱 안좋아진다. 이럴 경우 맥문동이나 천문동, 관동화 등 폐를 촉촉하게 윤폐(潤肺)시켜 주는 약물을 사용한다.

외용연고

본원에서는 아토피성 피부염 환자의 치료를 위한 외용약의 네트워킹 프로그램을 도입하여 성과를 거두고 있다.

외용약의 네트워킹 프로그램은 아토피성 피부염에 필요한 모든 외용약, 즉 연고제와 세척제, 스프레이제, 비누, 분말, 식물즙 등을 지문감식을 통해 환자의 체질분석에 따라 하나의 시스템으로 맞추어 관리하는 치료법이다. 환자의 체질이 각기 다르기 때문에 연고제의 선택, 비누의 선택 등이 제각기 달라지게 된다.

아토피성 피부염에 사용하는 연고제로는 외치요법학회에서 개발한 아도비와 삼백이황고, 자운고, 일황고 등을 들 수 있는데 연고제에 민감한 반응을 보이는 피부를 제외하고는 상당한 치료효과를 기대할 수 있다.

세척제는 아토피성 피부염이 발생하는 부위의 피부치료를 위한 것으로 자극이 없으면서 진정과 항균 작용이 뛰어나다.

또한 스프레이제는 치료과정에서 피부에 보습이나 소염을 위해 지속적으로 뿌리는 수액제로 민감성 피부에 적용할 수 있도록 한약성분을 저농도로 희석한 제품이다.

피부의 민감도가 심하거나 전신적 증상을 보이는 경우, 치료제를 속옷에 뿌려서 피부와의 접촉을 통해 성분흡수를 유도하는 방법도 있다.

한편 아토피성 피부염 환자들은 이를 유발시키는 체질적인 요인이 있는데 시중에서 판매하는 일반비누의 사용시 증상이 더욱 악화되는 경우가 많은 만큼 전용비누를 사용하면 증상이 현저하게 완화된다.

또 피부에서 진물 또는 고름 등이 흐를 때, 혹은 땀이 많이 나는 경우 환부에 발라 습기를 제거해주는 파우더가 있으며 아토피성 피부염 치료에 도움이 되는 천연물질의 생즙도 있다.

이들 외용약 네트워킹 프로그램은 다음의 5가지 치료단계를 반드시 거

체질분석 및 팔강검사, 피부반응검사 등 독특한 치료프로그램을 이용, 각종 피부질환을 전문적으로 치료하고 있는 삼정한의원의 신광호 원장은 경희대 한의대를 졸업하고 동대학원에서 한의학석사, KIST-경희대 한의대 학연 박사학위를 취득했다.

상지대 한의대에 본초학 강사로 출강한 바 있으며 경희대 동서의학대학원 겸임조교수로 후학들을 양성하는 한편 한의외치요법학회 회장으로 한방 외용약의 연구개발 및 강의에 매진하고 있다.

현재 사단법인 한길가 대표와 HERBMEDI.COM 부사장으로 사회활동에도 적극 참여하고 있으며, 저서로는 '한방외용약' '중국기공의 역사' '도인술의 이론과 응용' '생긴대로 느낀대로 이야기되는 한의학' '형상침법' 등이 있다.

서울 지하철 3호선 대치역 1번출구 부근 대치프라자에 위치하고 있으며 상담 문의 전화는 (02)553-7007 이다.

치면서 시행되어야 한다.

① 지문감식을 통한 체질분석과 팔강검사, 체지방검사 등을 시행한다.
② 네트워킹된 제제를 피부에 반응시켜 시간에 따른 변화를 관찰한다.
③ 이들 검사 결과를 토대로 침구치료, 경락마사지, 약물치료에 따른 전체 처방을 완성한다.
④ 처방에 대한 검증 단계로 1~7일 정도 경과를 보면서 피부상태를 관찰한다. 3주 이상 관찰을 통해 가장 효과적인 제제를 찾게 되며 이에 따른 치료법을 지속적으로 적용한다.
⑤ 체질을 개선해 주는 식이요법을 시행한다.

한의학 용어, 이것만은 알아두자!

진액(津液)이란?

한방의료기관에서 진료를 받을 때 '몸에 진액이 부족해서 질병이 발생했다'는 등 진액이라는 용어를 흔히 듣게 된다.

진액이란 몸 안에서 순환하는 혈액·임파액·조직액 등의 체액과 음식물의 소화 및 흡수과정을 통해 얻어지는 각종 영양물질 그리고 필요에 따라 분비되는 대사작용의 산물인 땀, 콧물, 눈물, 침, 가래 등의 체액을 통틀어 일컫는 용어이다.

진액은 체내로 침입하려는 각종 병적 요소에 대해 방어작용을 하는 기(氣)와 함께 피부와 근육 등을 따뜻하고 부드럽게 해 주고, 혈액순환을 원활하게 해 주는 작용을 한다.

진액은 그 생성과 분배·배설이 모두 기 대사의 영향을 받으므로 기 대사가 불완전할 때 진액이 부족하거나 손실이 많아진다. 진액의 손실이 많아지면 상대적으로 기가 소모되는데, 이는 음식물의 에센스에서 비롯되므로 소화기 이상 때는 생성에도 이상이 오고, 부족하면 혈액 보충이 어려워져서 혈액과 관련된 질병이 생긴다. 이처럼 진액은 기·혈과 밀접한 관계가 있다.

체질의학으로 치료, 완치 가능

알레르기성 비염

안보국 원장 | 국보한의원

두 살과 세 살 연년생 아이의 엄마인 K모(31세) 여인은 아침이 두렵기만 하다. 출근하는 남편의 식사 준비를 위해 냉장고 문만 열었다 하면 어김없이 터져 나오는 재채기와 콧물 때문이다.

바닷가에 인접한 항구도시에서 살았던 그녀는 결혼 전 재채기와 흐르는 콧물 때문에 한 달 이상 고생을 한 적이 있었다. 감기가 너무도 오래간다 싶어 병원을 찾았고 알레르기성 비염이라는 진단을 받았다. 하지만 2주 정도의 치료로 증상은 호전됐고 이후로 별 이상이 없이 지냈다.

그러나 둘째 아이를 임신하면서 그 증상은 다시 시작됐고 아이에게 영향을 미칠까 별다른 치료도 시행하지 못한 채 몇 달을 참아내며 출산을 했지만 증상은 더욱 악화되었다.

처음엔 찬 공기에 노출될 때 재채기와 콧물이 나오더니 요즘은 조금만 사람들이 모여있는 곳이거나 밀폐된 공간에만 들어가면 어김없이 재채기가 연신 터져나오고 콧물이 줄줄 흐른다. 더욱이 코막힘 증상 때문에 요즘은 머리까지 무겁게 느껴지고 후각과 미각도 잃어버린 듯해 음식 만들기가 겁나고 약간의 먼지에도 증상이 시작되니 집안청소 하기도 어려워져 자연 집안은 엉망이 되어버렸다. 안되겠다 싶은 마음에 유명하다는 병원을 마치 쇼핑하듯 돌아다녀 보았지만 치료하는 동안은 호전되는 듯 하다 이내 증상이 재발, 결국 치료를 포기하고 만 그녀는 요즘 하루하루를 짜증 속에 보내고 있다.

알레르기성 비염이란?

알레르기의 사전적 의미는 '이상면역반응' 현상이다. 즉 누구나 동일하게 반응하지 않는데 알레르기 환자만 반응한다는 것이다. 사람은 외부로부터 자극을 받으면 이를 극복하기 위해 면역반응이 생기게 된다.

그러나 면역반응이 일어날 때 결과적으로 그것이 생체에 해를 끼치는 이상반응이 나타나는 것을 알레르기라고 한다.

알레르기성 비염은 이러한 이상면역반응으로 인해 코 점막이 특정물질에 대해 과민반응을 나타내는 질환이다.

코막힘과 콧물, 재채기를 동반하는 증상을 보이며 심할 경우 눈과 코에 극심한 가려움증이 초래되고 축농증으로 이환되기도 하는 질병이다. 대체로 환절기의 아침 기상시에 증상이 가장 심하게 나타나며 급격한 온도 변화에도 증상이 나타나게 된다.

봄에서 여름으로 넘어가는 환절기에는 꽃가루에 민감해져 증상이 발생하고, 여름에서 가을로 넘어가는 시기 또는 가을에서 겨울로 넘어가는 환절기에는 갑자기 찬 공기에 접촉하게 될 경우 증상이 발생한다.

의학적으로 환절기에만 나타나는 비염을 '계절성 알레르기성 비염'이라 하고, 일년 내내 지속적으로 나타나는 비염을 '통년성 알레르기성 비염'이라 한다.

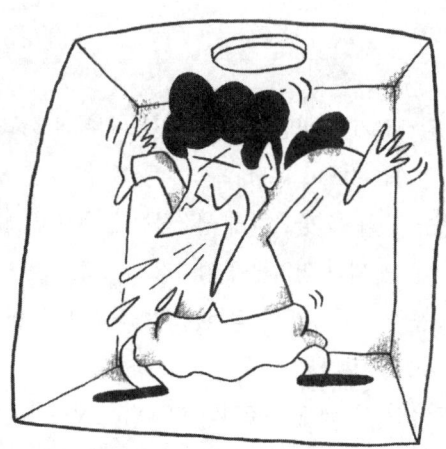

증상

알레르기성 비염은 맑은 콧물과 코막힘, 재채기 등 대표적인 3가지 특징적 증상을 보인다. 만성적 염증이 동반될 경우 코가 늘 막혀서 코로 숨을 쉬지 못하고 목구멍으로 무엇인가 흘러 넘어가는 듯한 느낌이 든다.

또 눈이나 인후두의 가려움증이 생기고 머리가 늘 무거운 듯하며 가래같은 점액을 뱉어내고 취침 중에 잦은 기침을 한다.

이외에 냄새 감지능력의 감퇴, 눈부심, 과도한 눈물, 피로 등의 증상이 생기기도 한다.

한편 합병증으로 부비동염(축농증)이나 중이염이 자주 발생하고 코로 숨을 쉬기 어려워 입으로 숨을 쉬기 때문에 코의 정상적 생리기능인 여과기능이 제 기능을 발휘하지 못해 인후염이나 기관지염을 유발하기도 하며 얼굴 발육이 위 아래로 길쭉한 기형이 되기 쉽고 치아 부정교합 등을 초래하기도 한다.

알레르기성 비염은 그 증상이 코감기와 비슷해서 흔히 대부분의 사람들이 혼동하는 경우가 많다. 하지만 감기의 경우 1주~2주 정도 증상이 나타나는데 반해 알레르기성 비염은 그 증상이 적게는 수개월에서 길게는 1년 내내 지속된다는 점에서 분명히 구분된다.

따라서 엄마들이 '우리 애는 1년 내내 감기를 달고 산다'고 말하는 경우, 감기가 아닌 알레르기성 비염일 가능성이 높다.

발병원인

한의학에서는 알레르기성 비염의 발병원인은 근본적으로 환자 자신의 약한 면역력에 기인하는 것으로 본다.

즉 한의학에서는 '조화'를 중요하게 생각하는데 우리 인체 내 오장육부의 기능이 조화를 잃게 되면 면역력이 떨어져 늘상 감기를 달고 산다거나 쉽게 피로해지는 등 이러한 상태가 장기간 지속되다 보면 어느 날 갑자기 알레르기가 되는 것으로 보는 것이다.

이처럼 건강을 유지하는데 필수조건인 면역력은 오장육부의 기능이 균형을 잃어 버렸을 때 저하되기 시작하며 시간이 경과하면 할수록 알레르기로 이환될 가능성은 높아진다.

임상에서 보면 대체로 계절성 알레르기성 비염의 경우 체질에 관계없이 환자의 몸이 원기부족으로 차가워지고 약해져서 신체의 면역력이 약화되어 발병하는 경우가 많다.

통년성 알레르기성 비염의 경우는 환자의 몸에 열이 아주 많은 상태이거나 몸이 지극히 허약하고 차가워진 경우가 많다.

치료 - 체질따른 장부기능 불균형 해소가 관건

대부분의 사람들이 알레르기성 비염은 치료가 되지 않는, 즉 불치 또는 난치성 질병으로 생각하는 경향이 있다. 하지만 결론적으로 말하면 알레르기성 비염은 치료될 수 있다.

알레르기성 비염의 치료는 체질에 따른 장부기능의 불균형을 해소하면 치료가 가능하다. 즉 각 체질의 불급과 태과를 명확하게 분석하고 체질의학적 관점에서 부족한 장부기능은 보충하고, 넘치는 장부기능은 깎아 내어 장부기능의 불균형 상태가 균형 상태로 변화될 때 비로소 알레르기 치료의 기틀이 잡히는 것이다.

알레르기성 비염 환자의 한의학적 치료는 증상이 계절성이냐 통년성이냐에 따라 조금 다른데 계절성 비염의 경우 우선적으로 체질에 맞는 보약으로 원기가 부족한 것을 보충, 면역력을 강화시켜 감기에 걸리지 않도록 하는데 중점을 두고 시행한다. 통년성 비염의 경우 체질과 병증에 맞는 약물을 처방하고 체질침 치료를 병행 실시한다.

두 가지 경우 모두 체질에 따른 섭생을 하면서 체질처방과 체질침을 병행하는 것은 물론이다.

지금까지 본원에서 알레르기성 비염 환자의 치료를 시행한 임상결과 계절성 비염이 통년성 비염에 비해 치료효과가 빠르고 그 기간도 짧은 것을 알 수 있다. 이러한 사실로 미루어 계절성 비염이 통년성 비염에 비해 병증의 정도가 경미함을 알 수 있다.

알레르기성 비염의 치료를 위해서는 이상과 같은 치료가 물론 중요하다. 하지만 그보다 더 중요한 것은 환자의 체질을 개선시켜야 한다는 것이다.

알레르기성 비염

다만 많은 사람들이 장기간에 걸친 잘못된 식사습관에 길들여져 왔고 체질식 자체가 쉽지 않은데다 체질식을 하더라도 몸으로 느끼게 되는 자각증상에 상당한 시간이 소요되는 까닭에 중도에 포기를 하거나 치료가 안되는 것으로 지레 짐작을 하고 있을 뿐이다.

건강한 체질을 회복시켜 붕괴된 면역체계를 정상으로 회복시키는 일은 그리 어려운 일은 아니다. 자신의 체질을 정확히 알고, 체질을 정상화시키는 음식의 섭취와 함께 운동의 조절을 시행하면 얼마든지 가능하기 때문이다.

알레르기성 비염을 비롯해 아토피성 피부염, 알레르기성 피부염 등 면역계 이상 질환을 전문적으로 치료하고 있는 국보한의원의 안보국 원장은 원광대 한의대를 졸업하고 동 대학원에서 한의학 석사, 우석대 한의대 대학원에서 한의학 박사학위를 취득했다.

대한사상체질의학회와 대한스포츠한의학회 회원으로 활동하며 대한경근첩대학회 부회장을 역임하는 등 각종 난치성 질환의 치료를 위한 임상연구에 매진하고 있는 안 원장은 최근에는 국보한의학 임상연구소를 설립하는 등 알레르기 질환을 비롯한 각종 난치성 질환의 한의학적 치료를 위해 부단한 노력을 기울이며 괄목할 만한 성과를 거두고 있다.

서울 강남구 역삼동 영동세브란스 병원 사거리에서 성수대교 방향 광진빌딩에 위치하고 있으며 상담문의 전화는 (02)553-5959 이다.

청춘의 심벌 아닌 질병

손숙영 원장 | 장생한의원

훤칠한 키에 늘씬한 몸매를 갖고 있는 20대의 여대생 K양은 적어도 멀리서 볼 때는 흔히 젊은 세대들의 표현대로 '킹카'에 속하는 외모라고 할 수 있다. 그래서 가끔 또래들이 말이라도 걸어보고픈 요량으로 그녀의 뒤를 쫓아가는 경우가 부지기수였다.

하지만 막상 그녀의 얼굴을 보는 순간이면 열이면 열 모두가 하나같이 화들짝 놀라 발걸음을 돌리고 이내 도망치듯 달아난다. 이유는 단 한 가지. 중학교 시절부터 얼굴에 달고 살았던 울긋불긋한 여드름 때문이다.

처음 여드름이 생겼을 때 K양은 으레 사춘기에 발생하는 것이 여드름이라는 생각에 치료는 커녕 걱정조차 하지 않고 지나쳤다

하지만 어느 정도 시간이 지나 주위 친구들의 여드름이 하나 둘 없어지는 상황에서도 변화가 없었고 오히려 증상이 악화됐다. 특히 신경 쓰는 일이 생기면 여드름은 더욱 심해져 열이 올라 얼굴이 화끈거리는가 하면 붉어지기 일쑤이고 가려움까지 느끼곤 했다.

그래서 친구들 사이에서 얻어진 별명이 듣기에도 거북한 '멍게'였다. 상황이 이쯤 되고 보니 성격이 내성적으로 변하는 것은 물론 사람들을 만나는 것을 꺼리고 두려워하는 대인기피증까지 생겼다.

여드름이란?

흔히 '청춘의 심벌' 또는 '사춘기의 상징'으로 불리는 여드름은 피부의 피지선이나 모공이 막혀 발생하는 일종의 염증이다. 좁쌀 또는 낱알 만한

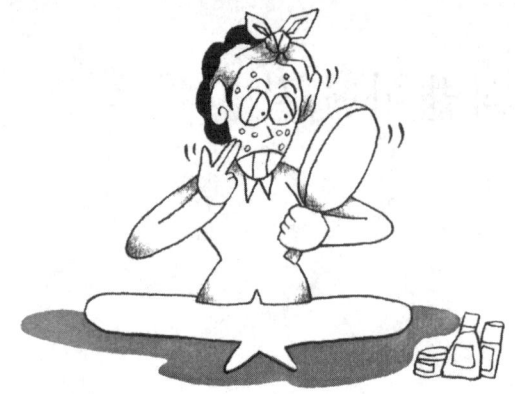

크기의 뾰루지가 이마를 비롯해 뺨과 코, 입 주위, 가슴 등에 발생하며 손으로 짜보면 백색이나 미황색의 유지같은 것이 나온다.

여드름은 대개 호르몬 분비가 많아지고 피지선이 발달하는 사춘기 시기에 많이 발생하며 성인이 되면서 차츰 증상이 소멸되는 특징을 보인다.

그러나 사람에 따라서는 성인이 된 이후에도 증상이 소멸되지 않고 오히려 악화되는 경우도 있으며 적절한 치료를 시행하지 않을 경우 세균감염 등으로 얼굴에 큰 흉터를 남기거나 치료가 된 후에도 귤껍질과 같은 흠집이 남을 수 있다.

증상

여드름은 처음에는 피부 아래쪽에서 흰색의 작은 알갱이로 시작해 모공 밖으로 나오면서 검은색 알갱이가 된다. 시간이 경과됨에 따라 염증반응이 시작되어 붉은색 여드름이 생기고 통증이 수반된다.

염증이 생기면 병변 부위가 빨갛게 부어오르고 곪게 되어 상처가 아물고 난 뒤에도 피부가 움푹 패이거나 굳어지면서 튀어오르는 등 후유증이 남는다.

염증반응이 시작된 경우에는 절대 여드름을 손으로 짜서는 안 되며 적절한 치료를 시행해야 한다. 신경에 거슬리거나 보기 흉하다는 이유로 자꾸 손을 대게 되면 손에 묻어있던 세균이 여드름이 난 피부 속으로 침투, 증상을 악화시킬 수 있기 때문이다.

혹 여드름을 짜게 되는 경우 피부를 깨끗하게 하거나 뜨거운 수건 등으로 스팀 마사지를 시행, 각질을 충분히 부풀려 준 다음, 청결한 상태에서 짜야 하며 이후에는 환부에 대한 충분한 소독과 염증 및 피지분비 억제를 하는 처치를 시행해야 한다.

증상이 심한데도 그대로 놔두면 세균감염 등으로 인해 화농성 여드름이 되어 노란색의 고름이 발생하게 된다. 그러나 여드름은 이처럼 외부로 드러나는 증상 외에 이로 인한 신경정신과적 질환을 야기할 수 있다는데 심각성이 있다.

외모에 한창 신경을 쓸 나이인 사춘기에 보기 흉할 정도로 발생한 여드름은 사람들을 만나는 것을 꺼리게 하는 대인컴플렉스와 정서장애를 유발할 수 있기 때문이다.

한편 여드름은 그 종류에 있어서도 면포에서 적색구진, 농포형 여드름, 낭종형 여드름, 경결형 여드름 등 다양하다.

왜 생기나?

여드름이 발생하는 원인은 남성 호르몬 분비의 증가와 피지선의 발달, 세균감염, 유리지방산, 유전 등이며 이외에 부가적인 원인으로 모발이나 옷깃 등의 기계적 자극, 스트레스, 화장품, 생리주기, 소화기장애 등을 들 수 있다.

이 중에서도 특히 남성 호르몬의 증가와 피지선의 발달은 여드름 발생의 가장 큰 원인으로 작용하고 있다.

사춘기를 전후로 한 시기는 피지가 가장 많이 분비되는 시기로 얼굴에 많은 피지선 조직이 생겨나고 여기서 만들어진 피지가 털구멍을 통해 피부 표면으로 분비돼 응고된다.

여기에 먼지가 달라붙으면 털구멍은 완전히 막혀 버린다. 털구멍이 막히더라도 피지는 계속 나오기 때문에 서서히 털구멍 내에는 피지가 쌓이고 부풀기 시작한다. 이 상태에서 염증이 일어나면 여드름이 되는 것이다.

한의학에서 보는 발병원인

한의학에서는 여드름을 '면포창' 또는 '면좌창' '면분자' 등의 질병명으로 지칭한다.

한방에서는 여드름의 발병이 여러 가지 문제로 발생한 인체 내부의 열이 상부로 상승하는데 기인하는 것으로 보고 있다. 즉 여드름은 얼굴이나 목 부위에 주로 발생하지만 피부 자체의 문제라기 보다는 오장육부의 이상 또는 생리 이상, 스트레스 등 체내에서 생겨난 문제가 얼굴에 나타나는 것으로 보는 것이다.

다시 말해 체내 오장육부의 기능이 저하된 상태에서 얼굴에 풍열기운이 침범함으로써 외부의 찬 공기와 뜨거운 열기 등이 내부의 비정상적인 기혈을 만나는 과정에서 여드름을 발생시키는 것으로 보는 것이라고 할 수 있다.

이는 '얼굴은 내부 장기의 건강상태를 반영하는 거울' 또는 '피부는 오장육부의 상태를 가장 잘 나타내는 신호등'이라는 한의학적 원리에 입각한 것이다.

실례로 한의학에서는 이마에 발생한 여드름은 위장 또는 소장의 기능 이상에 의해 발생하는 것이고, 턱이나 입 주위에 발생한 여드름은 신장과 방광 기능의 저하에 따른 것이며, 양볼 주위에 발생한 여드름은 대장 또는 간장의 이상에 의한 것으로 파악하고 있다.

이와 함께 편식을 하거나 맵고 달고 기름진 음식을 과식했을 경우 습한 기운이 열의 기운으로 바뀌어 열독이 얼굴에 미쳐 여드름이 발생하는 것으로 보고 있다.

치료

여드름 치료의 관건은 무엇보다 발병원인을 정확히 파악하고 근본적인 문제점을 제거해주는 것이다.

특히 입시 스트레스가 많은 수험생 또는 간염 등 내과질환을 앓고 있는 사람들의 경우 정확하게 발병원인을 찾아내 적절한 치료를 시행하지 않으면 의외로 증상이 장기화되어 고질적인 만성질환으로 이환될 수 있는 만큼 발병의 근본원인을 제거해 주는 것이 무엇보다 중요하다.

여드름의 한방치료는 약물요법과 함께 한방 팩요법, 마사지 요법 등이 주로 이용된다.

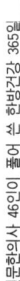

약물요법은 여드름의 발병이 초래되는 상관관계를 살펴 내부장기의 이상을 바로잡아 주는 약물을 투약함으로써 증상을 개선시키고 재발을 방지하는 효과가 있다.

또한 여드름의 치료에 효과가 있는 한약재를 분말로 만들어 얼굴에 팩을 해 주는 한방팩요법과 피부의 신진대사를 원활하게 해 주는 경락마사지 요법 등을 병행하면 치료효과가 배가된다.

치료기간은 환자 개개인의 체질과 병증, 발병기간 등에 따라 각기 편차를 보이기는 하지만 1주일에 3번 정도 치료하는 것만으로도 치료 2주 경과 후면 얼굴에 붉은 색과 여드름의 증상이 사라지기 시작하고, 1개월에서 2개월 정도 약물을 투약하면 90%의 환자에서 완치가 되는 것을 임상에서 확인할 수 있었다.

특히 이같은 치료방법으로 치료를 시행할 경우 치료기간이 크게 단축되면서도 부작용과 재발이 없는 것은 물론 만성화된 악성 여드름의 경우도 치료가 가능하다.

한편 여드름 치료 시에는 허약해진 체력을 보강하고 마음의 평안을 유지하면서 변비 또는 생리불순 등의 질병이 있는 경우 이들 질병을 병행해서 치료하는 것이 효과적이다.

부친에 이어 2대째 한의사의 길을 걷고 있는 장생한의원의 손숙영 원장은 경희대 한의대를 졸업하고 동대학원에서 한의학 석사·박사학위를 취득했다. 개원 이후 줄곧 각종 난치성 질환의 치료를 위해 매진해 온 손 원장은 한의자연요법학회를 설립, 회장으로 재직하며 향기요법을 이용한 피부과 질환의 치료에 성과를 거두고 있다.

임상에서 괄목할 만한 성과를 거두고 있는 손 원장은 서초구한의사회장과 대한여한의사회장, 대한한의사협회 부회장 등을 역임했으며 현재 동신대 한의대 외래교수로 후학들의 지도에도 열성을 다하고 있다.

서울 지하철 7호선 논현역 부근에 위치하고 있으며 상담문의 전화는 (02)549-9331 이다.

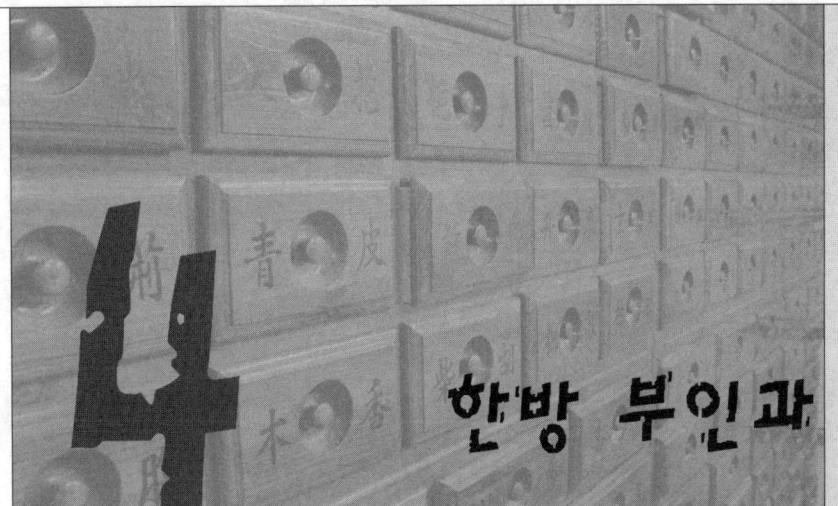

14 한방 부인과

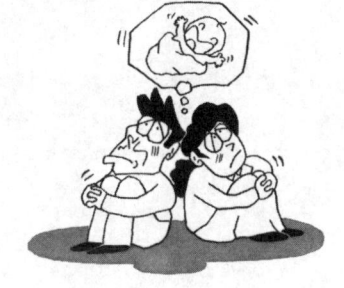

생리통 • 생리불순

산전산후 클리닉

요실금

불임증

갱년기 증후군

매월 찾아오는 반갑지 않은 손님

이은미 원장 | 이은미여성한의원

여성은 남성과 달리 확연하게 구분되는 특유의 생리현상을 갖고 있다. 그 중에서도 생리와 임신은 여성을 여성답게 해 주는 특징인 동시에 남성과 차별화 시켜 주는 가장 중요한 차이점이다. 이는 모두 여성이 자궁을 갖고 있는데 기인하는 것으로 혹 남성이 성전환 수술을 통해 여성으로 성을 바꾸었다 할지라도 엄밀한 의미에서 여성으로 인정할 수 없는 것도 바로 이 때문이다.

그러나 이러한 여성 특유의 생리현상은 역설적으로 여성을 고통스럽게 만드는 요인으로 작용하기도 한다. 흔히 부인병으로 지칭되는 대다수의 질환들이 바로 여성의 자궁에서 시작된다고 해도 무방하기 때문이다. 이는 곧 여성 특유의 생리현상이 질병 발생과 직·간접적으로 연관을 맺고 있다는 뜻으로 해석할 수 있다.

생리통과 생리불순은 그 중에서도 대표적인 질환이다. 생리통은 사춘기를 지난 여성이라면 어느 누구라도 한번쯤은 겪어 본 증상으로 여성들과 뗄래야 뗄 수 없는 불가분의 관계를 지닌 질환이다. 월경곤란증으로도 불리는 생리통은 말 그대로 고통스러운 월경이라는 뜻으로 부인과 질환 중에서도 아주 흔한 질환이다.

한편 생리불순은 월경주기가 부정확하고 월경의 양에 이상이 발생하거나 월경색에 변화가 있는 등 생리통과는 별개로 여성들을 괴롭히는 질환이다.

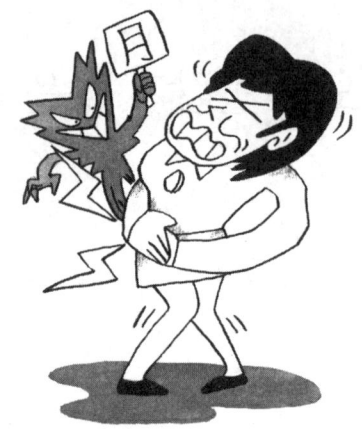

생리통 · 생리불순이란?

생리통은 우리 나라 가임기 여성의 50%, 즉 우리 나라 여성 500만 여명이 매달 고통을 호소하는 대중적인 질환이다. 생리통은 원발성과 속발성으로 분류할 수 있는데 골반 내 아무런 질환이 없이 생기는 생리통은 '원발성'이라 하고, 자궁근종 또는 자궁선근종, 만성골반염증, 자궁내막증 등의 질환이 원인이 되어 발생하는 생리통을 '속발성'이라 한다.

원발성 생리통은 대개 미혼 여성이나 학생들이 겪게 되는 증상으로 초경 시작 후 6~12개월 이내에 시작되는 특징을 갖고 있다. 속발성 생리통은 초경 2년 이후에 나타나는 경우가 대부분이다. 초경 때부터 시작된 생리통의 경우 큰 이상이 없는 경우가 많고, 또 결혼 후 출산의 과정을 거치면서 80~90%는 증상이 소멸되어 별다른 문제가 되지 않는다.

그러나 생리통이 없다가 어느 날 갑자기 생겼다든지, 생리통의 증세가 더욱 심화되는 경우에는 산부인과적 질환에 의해 발생하는 가능성이 높아 정확한 진단과 함께 적절한 치료를 시행하는 것이 좋다.

한편 생리불순은 월경주기가 예정일보다 조기에 도래하거나 반대로 지연된다든지, 또는 월경량이 과다하거나 지나치게 줄어들고 월경의 색에 이상이 발생하는 등 말 그대로 생리가 순조롭지 못하며 그로 인해 불임 등의 원인을 제공하는 질환이다. 실례로 임상에서 보면 여성 불임 환자의 상당수가 월경주기 또는 월경량, 월경색에 이상이 있는 생리불순 환자인 것으로 나타났다.

증상

생리통의 가장 대표적인 증상은 생리기간 내내 또는 생리 시작 전에 마치 몸살을 앓는 것처럼 온몸의 관절과 근육이 쑤시면서 아픈 증상을 들 수 있다. 심할 경우 가슴이 두근거리고 식욕부진, 구토, 편두통, 전신불쾌감, 상열감 등 자율신경 실조 현상이 나타나며 불안초조 및 우울증, 신경질 등 심리적 이상 상태를 보이기도 한다. 생리불순의 경우 증상이 개별적으로 나타나지 않으며 월경주기의 부조화와 월경량의 이상, 월경색의 변화 등이 복합적으로 발생한다.

일반적으로 정상적인 여성의 경우, 월경주기가 개인에 따라 차이가 있기는 하지만 28~30일형이 대부분으로 주기를 전후로 해서 2, 3일씩 변화가 있을 경우에도 3~7일간 지속되는 것이 보통이다.

그러나 병적인 경우, 예정일보다 4, 5일 이상 일찍 월경이 빨리 시작되거나(경조증), 예정일보다 5일 이상 월경이 지연된다든지(경지증), 또는 월경이 8일 이상 지속되거나(과다월경) 2일 이내에 월경이 끝나는(과소월경) 증상이 나타난다. 또 이같은 증상외에 월경색이 자흑색을 띠거나 혈괴 등이 배출되는 경우도 있다.

발병원인

생리통의 발병은 생리 중 자궁근육의 활동성이 증가하여 자궁수축이 심한데 따른 것으로 알려지고 있다. 즉 원발성 생리통은 자궁내막에서 분비되는 프로스타글란딘(Prostaglandin)이 증가, 자궁근육이 과도하게 수축되어 발생하는 것이다.

이외에 자궁협부의 긴장도가 정상적인 경우보다 매우 증가되어 월경혈의 유출에 장애를 초래 생리통이 발생하기도 하며 자궁내막 동맥의 경련, 당뇨병, 만성 질환, 빈혈, 과로, 정신적 긴장감 등도 생리통을 유발하는 인자로 알려져 있다.

속발성 생리통의 경우는 자궁근종 또는 자궁선근종, 자궁내막용종, 자궁경관협착, 만성 골반 염증성 질환 등이 원인 질환이 되며 피임을 목적으로 사용한 자궁 내 피임장치가 원인이 되기도 한다.

한의학적 발병원인

한의학에서는 생리통의 발병이 자궁 및 임신 등과 깊은 연관이 있는 충·임 양맥(兩脈)의 불균형에서 비롯되는 것으로 파악한다. 간장과 비장, 신장 등의 장기들은 자궁과 충·임 양맥의 기능과 밀접한 관련이 있는데 이 세 가지 장기의 기능에 병변이 있을 경우 자궁의 기능에도 장해가 생겨 생리통이 발생한다는 것이다.

충맥과 임맥의 기능이 왕성하지 않은 여성들의 경우, 하복부가 차갑고 손발이 차며, 어혈(瘀血 : 국소적으로 혈액 순환이 정체되거나 성분이 변화된 것으로 혈액이 정체되거나 피가 흐르는 속도가 떨어져 죽은 피, 더러워진 피)이 많아서 혈액순환이 잘 되지 않는 시기에 생리통이 심하게 발생한다.

생리불순의 경우는 칠정(七情 : 기쁨, 노여움, 근심, 생각, 슬픔, 놀램, 두려움 등 7가지 감정), 외감(外感 : 외부의 기후), 음식의 섭생 부조화에 의한 내상(內傷 : 내장기관의 질병)에 의해 간장 및 비장, 신장의 기능과 충·임맥 및 자궁의 기혈이 조절기능을 상실해 발생하는 것으로 파악하고 있다.

주로 경조증과 과다 월경, 월경색이 심홍자흑색이면 열증, 경지증과 과소 월경, 월경색이 담홍백색이면 허한증, 월경혈이 혈괴가 있고 자흑색이면 어혈에 의해 발생하는 것으로 볼 수 있다.

치료

한의학에서는 생리통 및 생리불순의 발병이 자궁의 기혈순환 이상에 기인하는 것으로 보고 이를 바로 잡아주는데 원칙을 두고 치료를 시행한다. 생리통의 경우 자궁의 어혈을 풀어주고 따뜻하게 보충해 주는 약물의 투약과 함께 침, 약침, 뜸, 부항, 혈관 레이져 등 물리치료를 병행, 자궁의 기혈순환을 도와주는 치료를 실시한다.

또한 생리불순의 경우에는 조기(調氣 : 기를 조절), 양혈자수(養血滋水 : 피를 보충해서 체내의 수분을 생성시킴), 보양비위(補養脾胃 : 비장과 위장의 기능을 북돋아 줌) 원칙으로 치료를 시행한다.

주로 '사물탕'을 기본으로 해서 발병원인에 따라 한약처방과 함께 침,

약침, 뜸, 부항, He-Ne 레이저 등 물리치료를 병행, 신체 음양의 균형을 잡아주고, 자궁의 기혈순환을 도와준다.

한편 생리통과 생리불순의 경우 보조치료 요법으로 지압 및 뜸요법과 향기 마사지, 좌욕치료를 시행하면 치료기간을 단축시키고 치료효과를 높일 수 있다. 지압 및 뜸요법은 복부에 있는 관원, 혈해, 석문, 곡골 등의 경혈을 지압하고 같은 부위에 하루 3장씩 뜸을 떠준다.

또 향기 마사지는 편안하게 누운 자세에서 자소엽유 등 증상에 따라 처방된 향유를 하복부에 5방울 정도 떨어뜨린 후 손바닥으로 서서히 시계 방향으로 돌리면서 1회 10분씩, 1일 3회 마사지를 실시한다. 이와 함께 좌욕의 경우 40°C온수 2 l 에 한방외용약인 '은하수' 2cc를 섞어 1일 2회 20분씩 하반신을 담근 채 좌욕을 시행하면 치료에 효과가 있다.

예방을 위한 방법

1. 과격한 운동을 삼가고 하체를 따뜻하게 보온시켜 주는 옷을 입는다. 배꼽티나 미니 스커트는 피하도록 한다.
2. 찬 바닥에 앉는 것을 피한다. 생리통은 자궁이 차서 오는 질환으로

여성 질환을 전문적으로 치료하는 이은미여성한의원의 이은미 원장은 경희대 한의대를 졸업하고 동 대학원에서 한의학 석사·박사학위를 취득했다. 서울대학교 보건대학원에서 보건의료정책 최고관리자 과정을 수료하고 미국 하버드대학 보건대학원에서 Management Program을 이수했다.

현재 경희대 한의대 겸임교수와 대한여한의사회 부회장, 인터넷 종합병원 '한방건강샘'의 한방부인과 상담위원을 맡고 있다.

여성을 위한 사회활동에도 많은 시간과 정열을 쏟아 한방여성건강연구소장, 한국성폭력상담소 이사 등으로 활동 중이다.

'환자의 마음까지도 치유할 수 있는 의사'가 되기를 희망하는 이은미 원장은 분주한 진료일정 가운데 저술활동에도 노력을 기울여 여성의 건강과 성을 위한 에세이집 '솔직한 여자가 사랑도 잘한다'를 출간한 바 있다.

여성을 위한 한방에스테틱도 운영 중에 있는 이은미여성한의원은 서울 지하철 7호선 논현역 부근에 위치해 있으며 상담문의 전화는 (02)3446-1240 이다.

찬 바닥에 앉는 등 하체를 차게 하는 것은 좋지 않다.

3. 꼭 끼는 바지의 착용을 피한다. 혈액순환이 원활해야 자궁 내의 혈액순환도 원활해진다.

4. 허리를 웅크리는 자세는 생리통을 심화시키는 것으로 허리를 펴는 자세를 취하는 것이 좋다.

5. 생리대를 자주 갈아주는 것이 좋다. 생리대를 착용한지 3~4시간이 지나면 세균이 좋아하는 환경이 된다.

6. 외출 후 돌아오면 아랫배에 따뜻한 찜질을 해준다. 30분 이상 찜질을 해주면 자궁과 주위 근육의 긴장이 훨씬 부드러워 진다.

7. 소화가 잘되는 음식물을 섭취한다. 기본적으로 위장이 체하게 되면 온 몸의 기운이 다 막혀버리게 된다.

한의학 용어, 이것만은 알아두자!

육기(六氣)란?

육기는 자연계의 각종 기후변화, 즉 풍(風)·한(寒)·서(暑)·습(濕)·조(燥)·화(火)를 말한다. 한의학에서는 이같은 육기를 병의 원인으로 중요하게 여기고 있다.

물론 육기는 정상적인 기후로 평온한 상태에서는 병의 원인으로 작용하지 않는다. 그러나 기후이상으로 급격한 변화를 나타나거나 인체의 저항력이 약해진 상태에서는 육기가 질병의 원인으로 작용하여 인체에 침입, 질병이 발생하게 된다.

육기로 인한 질병 발생의 특징으로 봄에는 바람이 많이 부는 만큼 풍병(風病)이 많고, 여름에는 더위에 의한 서병(暑病)이 많으며, 가을에는 건조한 기후로 조병(燥病)이 많고 겨울에는 추위에 의한 한병(寒病)이 많다. 또 습기가 많은 지역에 장기간 살게 되면 습병(濕病)이 발생한다.

여성이기에 겪어야 하는 고통

난전난후 클리닉

심문경 원장 | 국보한의원

'10명의 남자를 치료하는 것보다 1명의 여자를 치료하는 것이 더 힘들다.'

한의학 원전에 기록되어 지금까지 한의계에 회자되고 있는 말이다.

이는 곧 여성은 남성과 달리 발생하는 질병의 양상이 복잡하며, 따라서 여성질환의 치료가 그만큼 어렵다는 뜻으로 해석할 수 있다.

사실 예나 지금이나 여성질환은 치료하기가 결코 쉽지 않다는데 많은 의료인들이 공감을 표시한다. 그 이유는 남성과 달리 확실하게 구분되어 지는 생리현상을 갖고 있기 때문이다.

여성은 사춘기가 되면서 초경을 경험하게 되고, 다시 어른이 되어서는 임신과 출산의 두려움을 느껴야 하며, 중년을 넘겨서는 갱년기장애라는 복병을 만나게 되는 과정을 거치게 된다.

이 모든 과정은 따지고 보면 남성과 달리 자궁을 갖고 있고 그에 따른 여성 특유의 생리현상에 기인하는 것으로 볼 수 있다.

결국 여성질환의 시작은 자궁에서부터 시작되며 자궁의 건강이 여성건강의 첫 걸음이라고 할 수 있다.

치료가 쉽지 않은 여성질환

대부분의 여성은 청소년기부터 50대에 이르기까지 생리와 임신, 출산 등 여성이기 때문에 겪어야만 하는 하나의 과정을 경험하게 된다.

결혼 전에는 여성을 특징지어 주는 생리로 인해 생리전 긴장증후군 또는

산전산후 클리닉

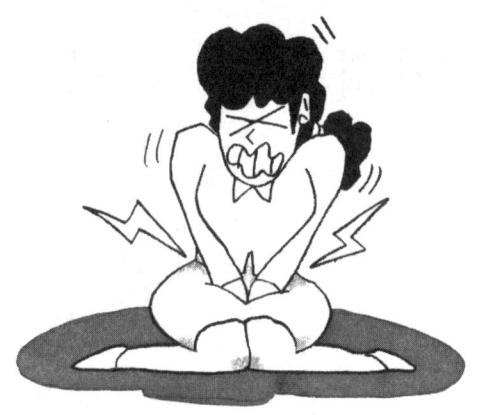

생리통, 이상 분비물 등으로 고통을 받게 되고 결혼 후에는 임신과 출산, 그리고 그로 인한 각종 후유증 등 거대한 복병과 싸워야 한다.

결국 여성들은 일생을 통해 생리와 임신이라는 특유의 현상으로 인해 그와 관련된 각종 질환의 위협에 시달리고 있는 셈이다.

그럼에도 불구하고 대부분의 여성들이 질병의 예방 및 치료에는 무관심한 것이 현실이다. 당장 질병의 근원이 되는 자궁이 겉으로 드러나지 않는데다 여성질환 자체가 치료가 결코 쉽지 않아 치료를 시행해도 중도에 포기하는 경우가 많기 때문이다.

더욱이 미혼여성의 경우 치료가 목적이라 해도 산부인과에 출입하는 것을 꺼리게 되고 기혼여성은 건강관리가 우선 순위에서 남편과 자식에 비해 밀리다 보니 자연 치료를 등한시하는 경향이 강하다.

그러나 여성질환은 초기에 치료를 시행하지 않을 경우 자궁암이나 불임 등 더 큰 질병을 초래할 가능성이 많은 만큼 발병시 적절한 치료를 받는 것이 무엇보다 중요하다.

산전산후 클리닉이란?

여성의 건강은 생리의 규칙성과 밀접한 관계가 있다. 생리 며칠 전부터 신체에 이상 증상이 나타나는 생리전 긴장 증후군이 있다거나 극심한 생리통이 발생한다든지, 또는 생리가 불규칙하거나 이상 분비물이 배출되는 여성은 스스로 느끼는 병적인 자각증상이 없다고 하더라도 이미 건강한 여성이라 할 수는 없다.

이처럼 건강하지 못한 여성이 임신을 하면 임산부는 물론 태아의 건강 또한 좋을 수 없음은 자명한 사실이다.

또 어렵게 임신기간을 보내고 어려운 과정을 거쳐 출산을 했더라도 출산 이후 산후조리를 어떻게 했느냐에 따라 평생의 건강이 좌우된다. 산후조리를 제대로 못했을 경우 흔히 말하는 산후풍이 발생, 이후 나이가 들 때까지 고생을 한다.

산전산후클리닉은 이처럼 여성의 건강과 관련된 모든 부인과 질환을 총 망라하여 예방하고 치료하는 클리닉이라고 할 수 있다.

치료 대상 질병은?

산전산후 클리닉에서 치료하는 질병은 여성에게 발생 가능한 모든 부인과 질환이라고 할 수 있다.

1. 임신 전 제반질환

여성의 건강은 곧 사회의 건강과 직결된다. 건강한 여성이 건강한 아이를 출산할 수 있기 때문이다.

그러나 의외로 많은 여성들이 각종 여성질환으로 고통을 받고 있다. 이들 여성질환은 적절한 치료를 시행하지 않을 경우 당장 본인의 고통도 고통이지만 자칫 불임이나 자궁암 등 불행한 사태를 초래할 수 있다.

임신 전 치료를 시행해야 할 제반질환으로는 생리통을 비롯해 생리불순, 이상분비물, 생리전 증후군, 자궁냉증, 습관성 유산, 불임증 등이 있다.

2. 임신 중 제반질환

임산부는 임신 초기에서부터 많은 질환에 무방비 상태로 놓이게 된다. 몸의 영양분 대부분을 태아에게 빼앗기기 때문에 영양이 부족해지는 것은 물론 이로 인해 각종 질병에 대한 저항력마저 떨어지기 쉽다.

위장이 자궁으로부터 압박을 받아 소화불량과 함께 입덧이 심한가하면 임신이 진행되면서 몸의 무게중심이 앞으로 쏠리게 되면서 요통이 발생하기 쉽고 태아의 성장에 따라 복부가 팽창하면서 쏟아질 것 같은 느낌이 들기도 한다.

자궁이 약한 임산부는 임신 중 하혈이 발생하기도 하고 유산에 대한 두려움으로 자리에 누워지내는 경우도 있다.

그러나 이러한 고통 속에서도 태아에게 영향을 미칠까 봐 약을 함부로 먹을 수도 없다. 심지어 흔한 감기에 걸리더라도 약 한번 먹지 못하고 자연치유 되기만을 기다리는 것이 사실이다.

그러나 체질의학에 입각한 한의학적 치료는 이러한 부작용이 없이 탁월한 치료효과를 나타내고 있다. 임신 중 제반질환으로는 감기, 입덧, 요통, 현기증, 하혈, 부종, 임신중독증 등이 있다.

3. 출산 후 제반질환

죽음을 넘나드는 진통시간, 분만대에 올라 아기를 낳을 때의 두려움과 고통, 출산 후의 느끼는 급작스런 몸의 변화 등 산모는 아이를 낳은 후에도 환자와 마찬가지이다.

더욱이 출산 이후 산후조리를 어떻게 하느냐에 따라 여성의 평생건강이 좌우되기도 한다. 산후조리를 부실하게 할 경우 흔히 말하는 산후풍으로 오래도록 고생하기 때문이다.

따라서 출산 후에 발생하는 제반질환의 적절한 치료는 여성의 건강을 위해 아무리 강조해도 지나침이 없는 부분이다.

출산 후에 발생하기 쉬운 제반질환으로는 산후관절통과 산후 우울증, 산후 요통, 산후 신경통, 산후하복통, 골다공증 등이 있다.

치료

산전산후클리닉에서 시행하는 각종 부인과질환의 치료에서 가장 강조되는 부분은 바로 체질이다. 이는 서양의학에는 없는 체질의학적 관점에서 질병을 인식하고 치료하는 방법이다.

체질의학은 각 체질마다 선천적으로 장부의 기능이 강하고 약함이 서로 다르므로 생리와 병리, 약리 등이 각 체질마다 달라져야 한다는 관점을 가지고 있다.

따라서 선천적인 적당한 불균형 상태는 건강하나 어떠한 원인으로 인해 불균형 상태가 심화될 때 질병이 발생한다는 관점에서, 건강할 때의 불균형 상태로 회복시키는 것을 치료의 목표로 삼고 있다.

따라서 임신 전과 임신 중 그리고 출산 후에 발생하게 되는 각종 부인과 질환의 한의학적 치료는 각기 환자의 체질적 특성을 감안, 체질 약과 체질 침을 이용해 치료를 시행한다.

특히 임신 중 발생하게 되는 각종 여성질환은 서양의학적인 방법으로는 무방비 상태일 수밖에 없다. 하지만 체질의학적 치료법은 임신 중 발생하는 제반 병증에 탁월한 치료효과를 나타낸다.

한편 출산 후 발생하게 되는 각종 여성질환의 경우도 마찬가지다. 산후조리는 사실 서양의학적 개념에서는 찾아볼 수 없는 부분이라 할 수 있다. 자연 양의학적인 방법으로서는 취약할 수밖에 없다.

산후조리를 포함한 출산 후 제반질환의 경우도 체질에 맞는 섭생과 체질에 적합한 약물을 투약, 치료를 실시할 경우 부작용은 최소화시키며 치료효과를 극대화시킬 수 있다.

여성과 관련된 부인과질환의 전문치료를 시행하고 있는 국보한의원의 심문경 원장은 원광대 한의대를 졸업하고 동대학원에서 한의학석사·박사학위를 취득했다.

원광대 한의대 부속 전주한방병원에서 일반 및 전문수련의 과정을 이수하고 한방소아과 전문의 자격을 취득한 심 원장은 대한한방소아과학회 정회원으로 동신대와 우석대, 상지대, 원광대 한의대에 출강하며 소아과 및 부인과 질환에 대해 강의하고 있다.

현재 국보한의원 원장으로 부인과 질환 및 소아과 질환의 특화된 전문치료를 시행, 괄목할 만한 성과를 거두고 있다.

서울 강남구 역삼동 영동세브란스병원 사거리에서 성수대교 방향 광진빌딩에 위치하고 있으며 상담문의 전화는 (02)553-5959 이다.

부끄럽다고 감출수 없는 병

요실금

민병화 원장 | 부산 여사랑한의원

　나이에 비해 탄력있는 피부와 늘씬한 몸매로 주위 사람들의 부러움을 한 몸에 받고 있는 가정주부 K씨(40세)는 최근 들어 남모를 고민에 빠져 있다. 언제부터인가 몸매 관리를 위해 에어로빅이나 줄넘기를 하다보면 자신도 모르게 겉옷이 젖을 정도로 소변이 찔끔찔끔 흘러나오기 때문이다.
　처음엔 대수롭지 않게 생각하고 넘겨 버렸지만 이후 밤에 잠을 자다가 마치 어릴 때처럼 자기도 모르게 이불에 실례를 하는 지경에 이르면서부터는 당황스러울 수밖에 없었다. 답답한 마음에 친한 친구에게 의논을 했더니 출산 등으로 하체가 부실해져 그런 것이 아닌지 모르겠다며 산부인과에 가볼 것을 권했다. 다음날 서둘러 병원을 찾은 K씨는 몇 가지 검사를 받았고 의사로부터 '요실금'이라는 진단을 받았다.

요실금이란?

　요실금은 중년의 여성이라면 어느 누구라도 운동을 하거나 또는 크게 웃을 때 한번쯤은 경험하게 되는 매우 흔한 질환이면서도 남들에게 말하기는 꺼려지는 질환으로 자신의 의지와는 상관없이 소변이 요도로 나와 속옷을 적시게 되는 모든 경우를 말한다.
　국제요실금학회는 요실금을 배뇨이상 증상으로 사회적 활동과 위생상의 문제를 초래하는 질병으로 정의하고 있다.
　임상통계에 따르면 우리나라의 경우 중년 여성의 30% 정도가 요실금 증상을 호소하고 있으며 노년층에서는 그 발생빈도가 더욱 높은 것으로 알려

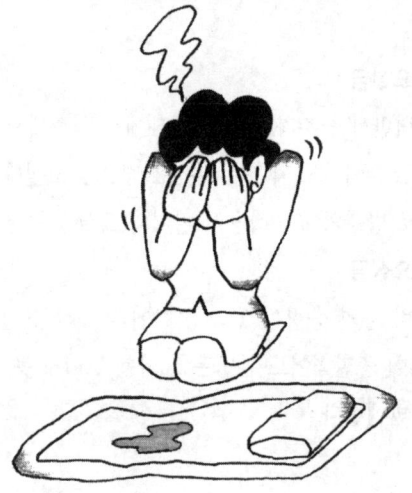

지고 있다.

종류

여성들이 경험하게 되는 요실금은 크게 복압성 요실금과 절박성 요실금, 반사성 요실금, 일출성 요실금, 심인성 요실금 등으로 분류할 수 있다. 환자의 분포는 순수한 복압성 요실금은 그리 많지 않으며, 복압성 요실금과 절박성 요실금을 동시에 갖고 있는 경우가 대부분이다.

1. 복압성 요실금

긴장성 요실금이라고도 하며 웃거나 재채기, 뜀뛰기 등 복압이 증가하는 행동을 했을 때 자신도 모르게 소변이 새는 증상이 나타난다.

방광기능은 정상이나 골반근육층이 약해져 요도 또는 방광경부가 아래로 처지게 되고 이로 인해 요도로 전달되는 복압의 정도가 높지 않게 되어 소변이 새는 것이다. 복압성 요실금의 대부분을 차지하는 진성 복합성 요실금과 요도의 잠금장치 기능 저하에 따른 내인성 요도기능저하 등이 이에 해당된다.

2. 절박성 요실금

방광이 과민하여 비정상적으로 수축하여 소변이 새는 증상이다. 소변을 오래동안 참았거나 손을 씻을 때, 물소리를 들을 때 증상이 심화될 수 있다.

3. 반사성 요실금

방광의 압력반사 중추가 과민한 상태에서 척추에서 신경이 차단되어 방광에 소변이 조금이라도 차면 본인은 소변을 보고싶다는 느낌이 들기도 전에 반사적으로 방광의 수축작용이 일어나 요실금 증상이 나타난다.

4. 일출성 요실금

하반신 마비 등의 증상이 있는 사람에게 이완성 신경인성 방광이 있을 때 소변이 많이 충만되어도 본인은 뇨의를 느끼지 못하며, 이때 소변이 넘쳐 요실금이 발생한다.

발병원인

복합성 요실금(긴장성 요실금)의 경우 질식분만이 가장 큰 원인이다. 출산 시 태아의 머리에 의해 골반근육이나 인대층이 파열되면 방광경부와 요도가 후하방으로 처지기 때문이다.

또 나이가 들면서 여성호르몬이 감소하고 비만 등으로 골반근육이 약해지거나 난산으로 인해 산도에 위치한 음부신경 또는 골반근육이 손상을 입었다든지, 선천적으로 요도가 짧거나 근치적 자궁적출술 후 음부신경이 손상을 받은 경우도 요실금을 발생시키는 중요한 원인이 된다.

절박성 요실금의 경우는 방광의 만성염증, 방광출구 폐색에 의해 2차적으로 나타나는 불안정성 방광이 원인이며 반사성 요실금은 뇌척수수막류, 척추손상 등이 원인이 되어 발생한다.

한의학적 발병원인

한의학에서는 요실금의 발생은 근본적으로 방광과 신장(콩팥)기능의 저하에서 비롯되는 것으로 보고 있으며, 그 유형은 신양허(腎陽虛)와 폐비기허(肺脾氣虛), 방광습열(膀胱濕熱), 간신음허(肝腎陰虛) 등으로 분류한다.

신양허(腎陽虛)

남성은 양기가 크게 저하된 경우, 여성은 갱년기 장애에 의한 호르몬 부족으로 요실금이 발생하는 유형이다. 소변실금을 비롯해 권태 무력감, 활정, 형한지냉, 임포텐스와 같은 증상들이 나타나며 노년층에서 다발하는 경향이 있다.

폐비기허(肺脾氣虛)

한의학에서 기운을 만들어주는 기관으로 보는 소화기계통(비장)의 기능 저하 또는 기운을 다스리는 폐기능의 저하로 발생하는 유형이다. 빈삭한 소변실금, 해수, 호흡곤란, 원기부족, 피로권태감, 식욕부진, 변당, 식후에 배가 빵빵해지는 등의 증상이 나타난다.

방광습열(膀胱濕熱)

방광 및 콩팥의 염증이 원인이 되어 요실금이 발생하는 유형이다. 소변실금과 함께 배뇨량이 적고 배뇨후에도 잔뇨감이 있으며 요도의 작열성 동통, 하복부 불쾌감 등의 증상이 나타난다.

간신음허(肝腎陰虛)

스트레스 또는 신경성으로 인해 간장과 신장의 기능에 악영향을 미쳐 요실금이 발생하는 유형이다. 소변실금과 함께 요량단삽, 황색, 두훈, 양협홍조, 협부둔통, 요슬산연, 신체열감, 도한, 오심번열 등의 증상이 나타난다.

치료

요실금의 한의학적 치료는 약물요법과 함께 침구요법, 전침요법, 훈증요법, 운동요법 등을 병행 실시한다. 우선 약물요법의 경우 신양허로 인한 경우에는 '팔미지황환'과 '공제환'을 처방하며 폐비기허에 의한 경우는 '보중익기탕'과 '감초건강탕'을 처방한다.

방광습열에 의한 경우에는 '팔정산'을 처방하며 간신음허로 요실금이 발생한 경우는 '대보음환' 또는 '가미소요산'을 처방한다. 침요법은 신장·비장·간장을 조화시키는 신유, 기해, 대돈, 음릉천, 승장, 중추, 명문 등의 경혈에 시침하여 치료한다.

전침요법은 회양과 팔요, 요유 등의 경혈에 시침하여 치료하며 이침치료는 신문, 신장, 방광, 삼초, 내분비, 난소 등의 기능을 강화시켜준다.

뜸요법은 관원과 신수, 명문 등의 경혈에 뜸을뜨며 훈증요법과 한방적 기요법, 즉 운동요법을 병행 실시하면 치료에 뛰어난 효과가 있다.

치료 시행후 예후

요실금 환자의 치료경과는 환자 개개인의 체질과 증상, 병력 등에 따라 각기 다르게 나타나기는 하지만 대개 3주간의 약물 및 침, 운동, 물리요법 등을 병행하면 환자의 50~70%가 호전 또는 완치되는 결과를 보인다. 이와 같은 1차 치료를 통해 완치되지 않은 환자의 경우 동일한 방법으로 3주간 치료를 시행하면 80% 정도의 환자가 완치되는 것을 임상에서 확인할 수 있었다.

이상과 같은 치료를 통해 완치된 환자의 경우라도 3개월~6개월 또는 1년 후 체력저하 등 여타의 원인으로 재발하는 경우가 가끔 있으나 상기의 방법으로 치료를 시행하면 정상으로 회복된다. 특히 방광의 기능적 저하 또는 심인성, 스트레스로 인한 방광의 기질적 기능적 저하에 의해 발생한 요실금의 경우 한방의 보기요법과 침, 훈증요법 등의 치료를 시행할 경우 뛰어난 치료효과를 나타내는 것을 임상에서 확인할 수 있다.

치료 사례

오○○ (여 31세)

얼마 전 내원한 이 환자는 부산 모 은행에 근무하는 여행원이었다. 둘째

여성에게서 발생할 수 있는 각종 부인과 질환의 전문 치료를 표방하고 4명의 한의사가 공동개원한 여사랑한의원의 민병화 대표원장은 경산대 한의대를 졸업하고, 동의대 한의대 대학원 한방부인과(비만클리닉)에서 석사학위 취득 후 박사과정에 있다.

현재 대한한방부인과학회를 비롯해 한방비만학회, 한방성장학회, 향기요법학회 정회원으로 부인과 질환 및 소아과 질환에 대한 임상 및 학술연구에 노력을 기울이고 있으며 논문으로 '가미육군자탕이 백서의 비만에 미치는 영향' '갱년기장애에 대한 문헌적 고찰' 등이 있다.

여성질환 전문 한의원인 여사랑한의원은 부산광역시 동구 범일동 현대백화점 맞은편에 위치하고 있으며 상담문의 전화는 (051)637-1600 이다.

아이 출산후 생긴 요실금으로 2년간 고통을 받고 있었는데, 무릎이 저리고 시리며 머리가 어지럽고 귀에서 멍한 소리가 나는 이명증상과 함께 특히 오후만 되면 피곤이 가중된다고 호소했다.

또 웃거나 기침을 한다든지, 또는 조금만 급히 걷거나 뛰면 어김없이 소변이 흘러나오는 상태였다.

진찰을 통해 맥이 현긴(弦緊 : 마치 활의 줄처럼 팽팽하고 긴장되어 있는 상태)하고 안면홍조와 함께 신체열감, 오심번열, 심계정충이 있음을 확인할 수 있었다. 이는 양방적 원인으로 출산 후에 생긴 복압성 요실금으로 한방적으로는 산후에 신장 및 방광기능 약화와 스트레스에 의한 간기울결에 따른 요실금이었다.

가미소요산 계열의 약물을 투여하고 훈증요법과 특수 자기장 치료로 3주간 치료를 시행, 80% 정도의 증상 호전율을 보였고 이후 3주간에 걸친 2차 치료를 통해 증상을 완치할 수 있었다.

한의학 용어, 이것만은 알아두자!

정기(正氣)란?

한의학에서는 건강한 인체와 질병의 발병 상태의 상관관계를 정기(正氣)와 사기(邪氣) 사이에 벌어지는 끊임없는 싸움의 과정으로 파악하고 있다.

정기란 내부장기와 기혈의 순환통로인 경락 계통에서 일어나는 기능 활동과 질병에의 투쟁 능력을 말하며, 사기는 이 기능 계통에 문제를 일으키는 내·외부적으로 발생하는 여러 가지 환경인자를 말한다.

즉 한의학에서는 정기가 체내에 잘 보존되어 있으면 사기가 침입하지 못하고, 사기가 인체를 침범한 경우 그 사람의 정기는 허약한 상태에 있는 것으로 인식하고 있는 셈이다.

이러한 인식은 질병 치료의 대부분을 정기의 배양과 보존에 목표로 두고 시행하는 한의학의 치료방법과도 맥락을 같이한다고 볼 수 있다.

'기약 없는 약속'

임진기 원장 | 수원 삼성심온한의원

임신은 새로운 생명을 잉태하는 엄숙하고도 고귀한 사건으로 신이 인간에게 내려 준 가장 큰 축복 중의 하나라고 할 수 있다.

이런 이유로 성장한 남녀가 결혼이라는 과정을 통해 새로운 가정을 꾸리면 으레 사랑의 결실인 자녀를 갖고, 이를 통해 한없는 기쁨을 만끽하고자 한다. 이는 곧 동서고금을 막론하고 인간의 본능이며 또 의무이기도 하다.

그러나 결혼을 한 모든 남녀가 이러한 기쁨을 만끽하는 것은 아니다. 현대의학의 비약적인 발전에도 불구하고 최근 들어 불임증으로 고통받는 부부들이 크게 증가하고 있기 때문이다.

사실 우리 나라 사람들만큼 자신의 혈육을 갖고자 하는 원초적이고 본능적인 욕구가 강한 민족도 드물다. 자식이 없어 남몰래 속을 끓이면서도 정작 입양은 기피하는 현실과 '씨받이'라는 우리 귀에 결코 낯설지 않은 단어가 이를 입증하고 있다.

그래서 자식이 없는 부부의, 특히 자식을 갖지 못하는 여성의 고통과 설움은 남달리 특별할 수밖에 없다.

불임증이란?

의학적으로 불임증이란 건강한 남녀가 피임을 하지 않고 정상적인 부부생활을 하고 있음에도 1년이 지나도록 임신이 되지 않거나 혹은 이미 출산의 경험은 있지만 출산 후 2년 이상 경과하도록 임신이 안 되는 경우를 말한다.

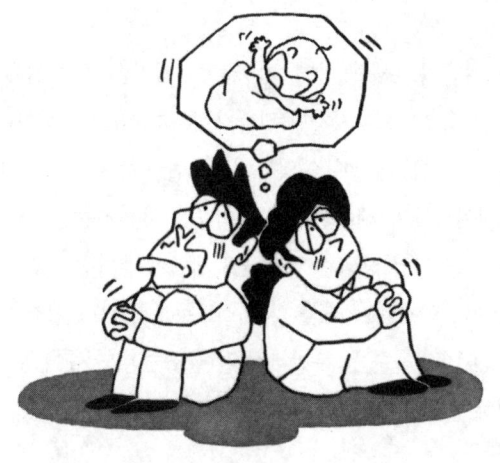

이 때 한번도 임신이 되지 않았던 경우를 원발성 불임이라 하고 출산을 경험했으나 다시 임신이 되지 않는 경우를 속발성 불임이라고 한다.

속발성 불임증의 대표적인 예는 습관성 유산으로 이 습관성 유산은 임상 통계에 따르면 불임환자의 60% 정도를 차지하고 있으며 현재도 계속해서 증가 추세를 보이고 있다.

불임증은 한 마디로 '기약 없는 약속'이라고 표현할 수 있다. 각종 첨단 의료장비를 동원, 검사를 시행해 불임의 원인이라도 속시원히 밝혀낼 수 있다면 그나마 다행이지만 가능한 모든 검사를 다 해보아도 불임이 될만한 그 어떤 원인도 발견해 내지 못할 경우 당사자가 겪는 정신적 육체적 고통은 그야말로 경험하지 않은 사람은 어느 누구도 알 수 없기 때문이다.

왜 생기나?

불임의 원인은 다양하고 복잡하며 남녀의 원인으로 분류할 수 있다. 우선 남성이 원인인 경우는 정자가 없는 무정충이거나 정자의 수가 적은 정소증 또는 기형 등의 병적인 정자, 발기불능, 음경기형, 결핵성 부고환염, 임독성 부고환염, 잠복고환 등을 들 수 있다.

여성이 원인인 경우는 전신성 원인에 해당하는 전염병과 폐결핵, 당뇨병, 악성빈혈, 영양부족, 중독증, 임질, 비타민 부족 등이며, 국소적 원인으로는 난자형성 이상(난소의 선천적 발육부전, 후천적 난소 위축, 난소 종양이나 염증 등 난소의 기능장애), 배란장애 또는 난관의 굴곡 협착, 자궁발육 부전, 자궁내막염, 난관내막염, 자궁근종, 질결손 또는 폐쇄, 자궁하수, 질 분비물 이상 등 난자와 정자의 결합장애, 수정란의 착상이나 발육장애 (난관 협착, 종양, 내분비장애, 영양장애), 무월경 등을 들 수 있다.

이외에 현대여성들의 생활환경도 불임증을 유발하는 인자로 작용하고 있다. 과거와 달리 영양 상태가 양호하고 체력이 좋아진 반면 운동 부족과 과도한 스트레스, 인스턴트 식품 및 패스트푸드의 과다 섭취 등으로 건강에 이상을 초래, 생리불순 등 부인과적 질환 또는 비만 등에 시달리게 되고 결국 이로 인해 불임증이 발병하게 되는 것이다.

한의학에서 보는 발병원인

한의학에서 분류하는 불임증의 원인은 크게 다섯 가지로 신허(腎虛)에 의한 불임과 혈허(血虛)에 의한 불임, 습담(濕痰)에 의한 불임, 간울기체(肝鬱氣滯)에 의한 불임, 자궁한냉(子宮寒冷)에 의한 의한 불임 등이다.

신허(腎虛)에 의한 불임

체질이 허약하거나 신장의 기운이 부족한 상태에서 과도하게 성생활을 많이 하여 호르몬이 많이 소모되고 양기가 손상되어 임신과 밀접한 연관이 있는 충맥과 임맥 등 양맥의 기가 약해져 자궁이 쇠약해짐으로 인해 임신이 안되는 경우이다.

혈허(血虛)에 의한 불임

체질이 허약하고 혈액 또는 호르몬이 부족하거나 혹은 다량으로 출혈을 해 음기를 상하여 충맥과 임맥이 허약해짐으로 인해 임신이 안되는 경우이다.

습담(濕痰)에 의한 불임

평소 체형이 비대해서 담과 습이 체내에 생성되어 기가 잘 소통되지 못하고 이로 인해 자궁의 맥이 막혀서 임신이 안되는 경우이다.

간울기체(肝鬱氣滯)에 의한 불임

마음이 편치 않고 정신이 불안정하여 간의 기가 울결되어 그 기운과 혈액이 조화를 이루지 못하고 이로 인해 충맥과 임맥이 서로 돕지 못하게 됨으로 인해 임신이 안되는 경우이다.

자궁한냉(子宮寒冷)에 의한 불임

생리 중에 바람을 많이 쐬었다든지 또는 찬 기운이 있는 곳에 장시간 머물렀다든지 해서 자궁으로 바람이나 찬 기운이 침입하거나 혹은 양기가 부족하여 혈액순환이 원활하게 이루어지지 못하고 있을 때 찬 기운과 습한 기운이 자궁에 머물러 임신이 안되는 경우이다.

한의학에서 보는 불임증의 원인은 이상의 다섯 가지로 분류되는데 대개 여러 원인이 중복되어 나타나게 되며 어떠한 원인에 해당이 되든지 모두 충맥과 임맥의 기능 실조를 야기시켜 섭정을 못하게 되고 결국 임신을 못하게 되는 것이다.

치료와 예후

불임은 잘 알려진 대로 선천적으로 자궁이 기형이거나 무월경 등 여성의 생리기능에 결함이 있거나 또는 후천적으로 생리기능이 깨져서 발생한다. 이 중 한의학적 치료의 대상이 되는 것은 후자의 경우, 즉 기능부조화 및 기능저하로 생리기능이 깨진 경우라고 할 수 있다.

본원에서는 국내 굴지의 불임전문 클리닉인 삼성산부인과 병원과 연계, 상호이하에 대한 신뢰와 이해를 바탕으로 치료를 시행하고 있다 즉 양방과 한방의 진단과 치료에서 간과할 수 있는 상호 결점을 보완하는 불임증 치료를 실시하고 있다.

불임증의 치료 시 무엇보다 중요한 것은 불임증의 원인이 기질적 병변에 의한 것인지 아닌지에 대한 정확히 파악이 이루어져야 한다는 것이다. 이를 위해서는 우선 초음파 검사를 비롯해 호르몬 검사, 배란 검사 등 각종 기초 검사를 시행한다.

검사 결과 기능부조화 또는 기능저하 등 후천적인 요인으로 생리기능이 깨져 불임증이 발생한 경우 한방치료를 시행한다.

한방치료는 약물요법을 비롯해 침구요법, 좌훈 및 좌욕요법, 좌약요법 등이 이용되는데 어떠한 경우라도 조경, 즉 정상적인 생리가 이루어질 수 있도록 하는 것을 원칙으로 하여 치료한다.

불임증

우선 약물요법의 경우 환자의 상태와 발병원인에 따라 각기 처방을 달리하게 되는데 신허에 의한 불임증의 경우 신장을 따뜻하게 해주고 혈액을 증가시켜주는 것을 원칙으로 충맥과 임맥을 강화시켜 주는 약물을 처방하고, 혈허에 의한 불임은 혈액을 늘려주고 간과 신장을 보호해 주는 약물을 처방한다.

또 습담에 의한 불임증은 비장의 기능을 강화시키고 습과 담을 제거해주는 약물을 처방하고 간울기체에 의한 경우는 간의 뭉쳐진 기운을 풀어주고 혈액을 증가시켜 주며 기를 다스리는 약물을 처방한다.

이와 함께 자궁허냉에 의한 불임증은 자궁을 따뜻하게 해주고 찬 기운을 풀어주며 월경을 조절해 주는 약물을 처방하면 치료에 효과가 있다.

이외 각종 자궁 질환과 질염, 냉대하 등의 치료에 도움이 되는 한약재를 이용한 좌욕 및 좌훈요법, 좌약요법 등도 자궁의 기능을 강화시키고 불임증을 치료하는데 효과가 있다.

한·양방 협진을 통해 불임치료의 새로운 지평을 열고 있는 수원 삼성심온한의원의 임진기 원장은 한림대 의대를 수료하고 원광대 한의대를 졸업한 후 동 대학원에서 한의학석사 학위를 취득하고, 현재 경희대 동서의학대학원에서 부인암으로 한의학박사 과정을 이수 중에 있다.

한방부인과학회와 한방피부미용학회, 한방외치학회, 한방피부과학회 정회원으로 활동하며 각종 부인과 질환 및 소아 질환의 전문적인 치료를 시행 중인 임 원장은 대한한방 해외의료봉사단 교육이사로 10여 차례에 걸쳐 해외의료봉사 활동에 참가하는 등 대외활동에도 적극적으로 참여하고 있으며, 중앙일보 한방부인과 자문위원으로도 활동 중이다.

삼성심온한의원은 경기도 수원시 영통 신시가지 삼성산부인과 부근에 위치하고 있으며 상담문의 전화는 (031)205-8275 이다.

중년 여성 괴롭히는 불청객

갱년기 증후군

배명효 원장 | 삼명한의원

"막내 녀석 대학입학까지 시켜놓고 이제 내 인생을 좀 즐겨야겠다 싶으니까 어느 순간부터 몸이 말을 안 들어요. 얼굴이 붉어지고 식은땀이 나는가 하면 몸은 나른해지고… 요즘은 집안 식구들조차 다 귀찮게 느껴져요."

"폐경이 된지 한 3년 정도 됐는데 갑자기 얼굴이 화끈 달아오르는가 하면 약간만 충격을 받아도 허리, 어깨, 팔다리가 떨어져 나갈 것만 같아요."

"몸이 이상한 것은 둘째치고 도무지 만사에 의욕이 없고 살아온 인생마저 허망하게만 느껴져 자꾸만 눈물이 나요."

자녀들을 어느 정도 키워 놓고 경제적으로도 안정기에 접어들어 주부로서 마음의 여유를 느낄법한 중년의 어느 날, 갑자기 찾아드는 얄미운 불청객, 이른바 갱년기 증후군을 겪고 있는 중년 여성들의 호소이다.

갱년기 증후군은 엄밀히 말해 질병이라기 보다는 자연스런 노화의 한 과정이다. 하지만 가볍게 생각하고 치료를 시행하지 않은 채 그냥 지나칠 경우 안면홍조 또는 발한 등의 증상으로 생활에 지장을 초래하는 것은 물론 골다공증이나 심장질환 등 각종 갱년기 증후군 증상들로 인해 생명에 심각한 위협을 당하기도 한다.

갱년기 증후군이란?

갱년기란 여성이 성숙기에서 노년기로 접어드는 시기를 일컫는 말이다. 대개 45세에서 55세 사이에 난소의 기능이 생리적으로 감소되거나 폐절되는 기간이 이에 해당되며 흔히 '제2의 사춘기'라고도 한다. 신체적 또는

갱년기 증후군

심리적으로 겪게 되는 불안정한 증상이 마치 사춘기 때와 비슷한 양상을 띠고 있기 때문이다.

갱년기 증후군은 바로 이 시기에 발생하는 모든 신체적·정신적 증상을 말한다. 가장 대표적인 증상은 생리가 중단되는 폐경이다.

대부분의 사람들이 폐경을 대수롭지 않게 생각하는 경향이 있는데 폐경은 에스트로겐이라는 여성호르몬 분비를 감소 또는 중지시켜 골다공증이나 심장질환을 포함한 각종 신체기능 이상 및 질병을 야기한다.

증상

지금까지의 임상연구 결과에 따르면 갱년기 증후군의 증상은 크게 초기증상과 후기증상으로 분류된다.

초기증상은 자신이 갱년기임을 알게 해주는 자각증상으로 안면홍조와 목이나 가슴의 작열감, 우울증, 불면증, 현기증, 불안감, 초조감, 집중력감소, 기억력감소 등으로 대변되는 기분변화 등을 들 수 있다.

이외에 질과 비뇨생식기 계통에 이상이 발생, 성교 시 통증을 느낀다거나 요실금, 요통, 신경통 등의 질환과 함께 피부가 탄력을 잃고 까칠해지는 증상이 나타나기도 한다.

초기증상은 갱년기 여성의 75% 정도가 경험하게 되며 짧게는 1년에서 길게는 5년 이상 증상이 지속되는 경우도 있다.

후기증상은 초기증상이 어느 정도 진행되면서 야기되는 것으로 골다공증을 비롯해 심장질환, 각종 혈관계 질환 등을 들 수 있다.

후기증상은 골격이 약하고 마른 여성이나 흡연 또는 음주 습관이 있는 여성, 평소 운동량이 적은 여성에게서 발생할 확률이 높으며 특히 출산 후 산후조리를 부실하게 한 여성이나 인공중절 수술을 한 여성에게서 특히 그 증상이 심하게 나타나는 것으로 알려지고 있다.

한의학적 발병원인

한의학에서는 갱년기 증후군 환자에게 나타나는 증상을 '여어무수(如漁無水)'라고 하여 '마치 물고기가 물밖에 나와 있다' 라는 실감나는 표현을

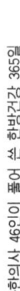

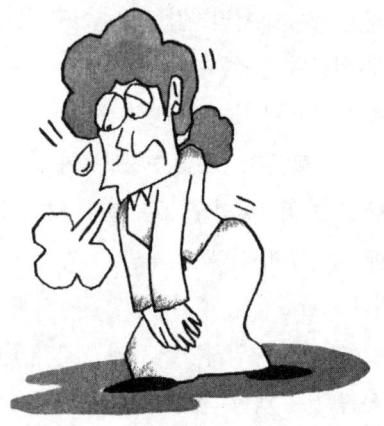

쓰고 있다. 이는 기분의 변화가 나타날 때는 신경질적이고 짜증스럽고 불안하여 마치 뭔가에 쫓기는 기분에 빠지는 상태를 표현한 말이다.

한의학에서는 예로부터 갱년기 증후군이 음허화왕(陰虛火旺) 즉, 신체의 진액이 고갈되고 이에 따라 상대적으로 체내에 화기가 왕성해져 발생하는 현상으로 파악하고 있다.

또 자궁과 관련된 경락, 즉 생리 및 임신 등과 밀접한 연관이 있는 충맥과 임맥의 기와 혈이 부조화를 이루어 약해지면서 신기능이 약해지고 이로 인해 간의 기운이 폭발하게 되고 지나치게 항진된 간의 기운이 각종 갱년기 증후군을 발생케하는 것으로 보고 있다.

치료

갱년기 증후군의 한방치료는 신체의 진액이 고갈되고 이에 따라 상대적으로 몸 안에 화기가 왕성해져 증상이 발생하는 것으로 보고 자음강화(滋陰降火 : 체내의 진액을 보충시켜 화기를 가라 앉힘)의 치법으로 시행한다.

치료는 약물요법이 주로 이용되는데 일단 환자 개개인의 체질과 병증을 파악하고 증상에 따라 적절한 약물을 투약한다. 이들 약물들은 철처하게 한의학적인 원리에 입각해 처방된 것들로 현재 양방에서 이용되고 있는 호르몬 대체요법과는 달리 장기간 복약해야 하는 어려움이나 부작용이 없다는 장점을 가지고 있다.

가장 대표적인 처방으로는 '청리자감탕'을 들 수 있다. 이 처방은 임상에서 갱년기 증후군 치료에 상당한 효과를 거두고 있다. 다만 소화장애가 있는 환자의 경우에는 '귀비탕' 등을 처방한다.

실례로 본원에 내원한 갱년기 증후군 환자 2백여 명을 대상으로 '청리자감탕' 또는 '귀비탕'으로 임상실험을 해본 결과 90% 이상의 환자들이 복약 1~3개월 이내에 완치된 바 있다.

또한 골다공증이나 혈관질환 등 후기증상의 경우에도 '청리자감탕'이나 '귀비탕'에 녹용을 가미하여 투약하면 치료에 효과가 있다. 후기증상의 처방에 녹용을 가미하는 것은 녹용 속에 갱년기 증후군 치료의 특효성분인 천연 에스트로겐이 다량 함유되어 있어 골다공증의 예방이나 치료에 효과를 나타내고 있기 때문이다.

에스트로겐은 골다공증의 치료에 반드시 필요한 성분이지만 장기간 복용할 경우 유방암 또는 자궁암 등을 유발할 수 있다는 이론이 제기되어 의학계에 논란이 야기된 바 있다.

하지만 녹용 속에 함유된 천연 에스트로겐은 장기간 복용해도 부작용이 없고 효과가 우수하다는 장점을 가지고 있으며 혈관질환의 경우도 천연 에스트로겐 성분으로 50% 이상 감소시킬 수 있다.

'청리자감탕' 또는 '귀비탕'에 녹용을 가미한 약물을 투약한 후 골다공증이나 혈관질환 같은 후기증상의 경우도 환자의 증상에 따라 각기 편차를 보이기는 하지만 복약 1~2개월 정도로 증상이 완치되거나 뚜렷한 호전상태를 보이는 것을 임상에서 확인할 수 있다.

단, 호르몬 요법을 시행 중인 환자의 경우 한약 투여시 치료기간이 조금 길어지는 경향을 보이는데 이는 외부에서 호르몬제를 투여, 인체의 균형을 맞추려는 자생적 기능이 약화된데 따른 것으로 1주일 정도 호르몬제와 한약을 병용하다가 서서히 호르몬제 복용을 중단하면 된다.

전조증상 체크 포인트

대개의 질병들이 그러하듯 갱년기 증후군의 경우도 발병 초기에 치료를 시행하는 것이 증상의 악화를 방지할 수 있는 관건이 된다. 따라서 중년의 여성이라면 평소 다음과 같은 전조증상을 체크해 볼 필요가 있다.
① 월경이 끝난 지 1년이 넘었다
② 얼굴이 화끈거리거나 밤에 식은땀을 흘린다
③ 밤에 숙면을 취하지 못하고 자주 잠에서 깬다
④ 가슴이 두근거리는 증상을 보인다
⑤ 성교시 통증을 느낀다
⑥ 성교시 쾌감을 느끼지 못하거나 오르가즘을 거의 느끼지 못한다
⑦ 요실금을 한 경험이 있다
⑧ 최근 들어 더욱 우울해지고 있다
⑨ 수시로 기분의 변화가 일어난다
⑩ 집중력이 떨어진다
⑪ 매사에 신경질적으로 반응한다
⑫ 모든 일에 결정을 내리기가 힘들다
⑬ 얼마 전에 있었던 일인데도 기억이 잘 안난다
⑭ 매사에 불안하거나 두려움을 느낀다

이와 같은 전조증상 중 4~9가지 증상이 자신에 해당된다면 이미 갱년기 증후군이 시작된 것으로 보고 적절한 치료를 시행할 필요가 있다.

여성 갱년기 증후군을 전문적으로 치료하는 삼명한의원의 배명효 원장은 동국대 한의대를 졸업하고 세명대 한의대에서 한의학 석사·박사 학위를 취득했다.
'주간 이코노미'와 '보람은 여기에' 등에 다수의 한의학칼럼을 게재, 한의학의 대중화에 노력하는 한편 한의계 활동에도 정열을 쏟아 현재 대한한의사협회 총무이사를 맡고 있다.
여성갱년기 증후군 외에 구내염, 과민성대장증후군의 치료에도 성가를 높이고 있는 삼명한의원은 서울 전농동로터리 농협 옆에 위치하고 있으며 예약 및 상담문의 전화는 (02)2214-5458 이다.

5 한방 재활의학과

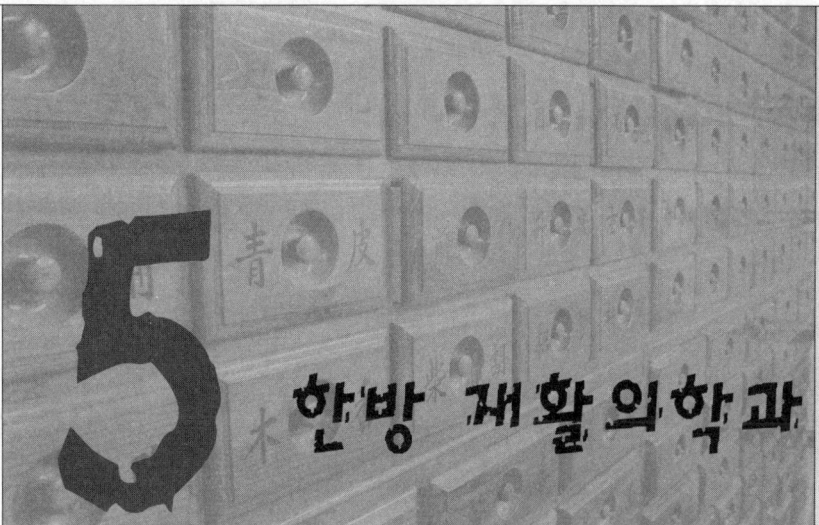

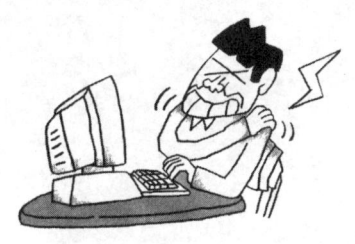

요통
통증질환
관절염
오십견
신경통
디스크
연축성 사경
O자형 다리(내반슬)
뒷골 뻣뻣 증후군

직립보행 인간의 필연적 질병

요통

신준식 병원장 | 자생한방병원

똑바로 서서 걷는 직립보행은 인간이 동물과 구분되는 가장 특징적인 요소로 이를 가능토록 해주는 것은 바로 인체의 척추관절이다.

척추는 우리 몸을 지탱하고 있는 기둥이자 중추신경과 자율신경을 지배하며 내장의 여러 기관을 보호하고 주관한다.

집을 지을 때 기둥이 약하면 외형이 아무리 화려해도 어딘지 모르게 불안하고 자칫 집이 무너지는 것처럼 마찬가지로 우리 몸의 기둥 역할을 하는 척추에 이상이 생기면 몸 전체의 균형이 무너진다.

그럼에도 우리 주변에서 허리가 아프다는 사람들을 흔히 볼 수 있다. 그 중에서도 가장 많은 것이 흔히 디스크라고 불리는 '추간판 탈출증'과 만성적인 요통이다.

한방에서 보는 요통의 발병원인

1. 감정에 따라 나타나는 기요통(氣腰痛)

가장 흔한 요통으로 감정에 따라 발생한다. 신경을 쓸 일 또는 불쾌한 일이 생기면 어김없이 아프고 조금 안정하면 증상이 사라진다.

2. 나쁜 피가 뭉쳐서 나타나는 어혈요통(瘀血腰痛)

소위 '죽은 피'라고 하는 몸 속의 나쁜 어혈이 체내에 돌아다니다 허리에 뭉쳐 생기는 요통이다.

3. 신장기능 허약으로 나타나는 신허요통(腎虛腰痛)

신장 기능이 허약해 발생하는 신허요통은 몸이 약해서 생기는 허증요통이다. 배뇨이상과 함께 성욕이 없어지고 무거운 것을 들기가 어렵다. 또 허리를 잘 펴지 못하고 피로하면 금방 허리가 아프고 장시간 서 있지 못한다.

4. 체증으로 인한 식적요통(食積腰痛)

체증으로 허리가 아프거나, 소화가 안되고 만성위염이 심할 때, 과식을 하게 되면 허리 근육이 긴장해 통증을 유발한다. 주로 폭음폭식을 습관적으로 하면 나쁜 습열이 위장에 축적되어 신장기능이 허약해지기 때문에 허리가 아프게 된다.

5. 찬 바람 또는 추위에 의한 풍요통(風腰痛)

장시간 찬바람이나 추위에 노출되었을 때 발생한다. 체외에서 오는 바람에 신장기운이 상해 나타나는 요통으로 통증이 좌측 또는 우측으로 오면서 다리 아래까지 아프고 뻣뻣하게 수축되어 당기는 느낌이 든다.

6. 찬 기운에 의해 발생하는 한요통(寒腰痛)

차고 냉한 기운에 의해 발생하는 요통으로 날씨가 갑자기 추워지거나 추운 방에서 자고 일어난 경우, 추운 곳에 장시간 있을 때 갑자기 허리에 통증이 생기고 몸이 무거워진다.

7. 체내를 돌아다니며 아픈 담음요통(痰飮腰痛)

허리가 아프고 결릴 때 흔히 담이 결렸다고 한다. 이는 체내에 나쁜 체액이 밖으로 빠져나가지 않고 허리근육에 뭉쳐서 통증을 일으키는 것이다.

8. 날씨만 흐려지면 아파오는 습요통(濕腰痛)

비가 오거나 날씨가 흐려 오면 아파오는 습요통은 장시간 눈 또는 비를 맞거나 지하실처럼 지형이 낮고 습한 곳에서 장기간 생활함으로써 피부로 습한 냉기가 침범하여 발생한다.

9. 허리가 화끈거리고 무거운 습열요통(濕熱腰痛)

습기와 함께 더운열기까지 체내에 침입해 발생한다. 허리가 화끈거리고 몹시 무거우며 장마철같이 덥고 습기가 많은 때 빈발한다. 또 기름기가 많은 음식물을 다량 섭취, 체내에 습열의 기운이 쌓여도 발생한다.

10. 갑자기 허리에 무리가 갈 때 생기는 좌섬요통(挫閃腰痛)

무거운 물건을 나르거나 발을 헛디뎌 삐끗한 경우에 주로 발생하며 허리

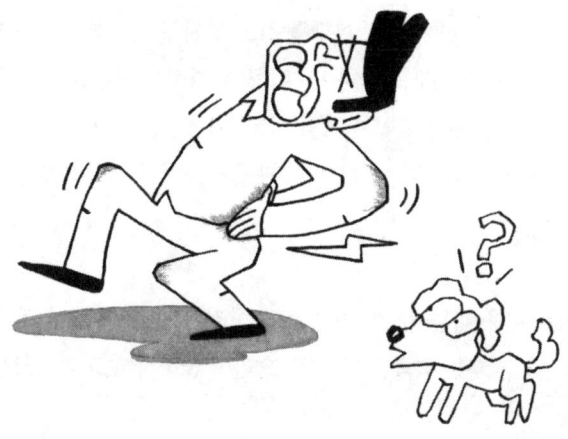

를 펴지도 움츠리지도 못할 정도로 통증이 심하다.
 이외에도 최근 들어 많이 나타나는 요통의 원인 중의 하나가 골반변위이다. 잘못된 자세나 외부적 요인에 의해 골반이 틀어지면서 척추에 영향을 주면서 생기는 골반변위성 요통은 디스크 등을 일으키는 원인이 된다.

추나요법과 추나약물요법 - 수술 없이 치료

 본원에서는 현대사회에서 급증 추세를 보이고 있는 요통 및 디스크의 원인치료와 재발 방지를 위해 추나요법과 추나약물요법, 동작침법 등을 이용해 수술없이 치료하고 있다.

추나(推拿)요법이란?

 추나요법은 시술자의 손과 지체의 다른 부분을 사용하거나 보조기기 등을 이용, 인체의 특정부위(체표의 경혈, 근막의 압통점, 척추 및 전신의 관절 등)를 조작하여 인체의 생리, 병리적 상황을 조절함으로써 치료효과를 거두는 것이다.
 추나 요법은 크게 추법(推法)과 나법(拿法)으로 나뉜다. 추법은 밀어서 뼈가 제자리로 들어가게 하는 방법이다. 엄지손가락 또는 손바닥을 환부나 침혈부위에 대고 힘을 주면서 일정한 방향으로 밀어주는 것을 반복하는데 이 방법은 경락을 잘 통하게 하고 기를 잘 들게 해주며 어혈을 푸는데 효과가 있다.

나법은 두 손 또는 한 손으로 환부를 잡고 당겨서 서서히 뼈를 제자리로 복위시키는 기법으로 주로 목이나 팔, 어깨, 다리에서 시행하게 된다. 추법과 마찬가지로 환부 또는 혈침 부위의 위를 쳐들었다 놓는다거나 잡아당기는 것을 반복하며 주로 골절이 생긴 후 관절의 강직이나 기타 질병의 후유증 치료에 적용된다.

추나약물요법이란?

추나요법을 이용 비뚤어진 골반을 교정하고 추나 약물요법을 통해 염증을 제거시켜 주면 빠른 회복을 할 수 있으며 수술하지 않고 디스크를 치료할 수 있다.

추나 약물요법은 핵귀요법과 양근요법, 보골요법 등 3단계로 나누어 증상과 연령에 맞게 적용한다.

1단계 핵귀요법은 부어 있는 디스크와 염증을 가라앉혀 통증을 완화시키는 요법으로 추나요법을 시행하기 전에 약 2주간 청파전을 복용시켜 급성기 통증이 사라지면 추나요법 시행이 용이해진다.

2단계는 양근요법으로 급성기 통증이 사라진 뒤 지속적인 관절의 균형을 유지시키고자 할 때 양근탕을 복용시켜 근육, 인대 등을 강화시킨다.

3단계는 보골요법으로 퇴행성 또는 골다공증이 있는 환자들에게 골질을 보충하여 척추골격을 강화시키는 것으로 용각교탕을 주로 복용시킨다.

동작요법이란?

동작요법(M.S.T)이란 통증질환에 응용되는 치료법으로 운동제한이 있으며 참기 어려울 정도로 극심한 통증이 있는 경우 빠른 치료효과를 볼 수 있는 치료법이다.

동작요법은 침시술이 기본이지만 일반적인 침 시술과 가장 큰 차이는 바로 움직임에 있다. 즉, 보통 침 시술시 침을 꽂은 후 가만히 있는 것이 일반적이나 동작요법은 침 시술 후 지속적으로 걸으면서 움직여 근육을 풀어줌으로써 치료효과를 상승시킨다.

특히 동작요법의 가장 큰 장점은 상태가 심각한 응급환자라도 시술 즉시 큰 효과를 나타낸다는 것으로 시술 후 20분 정도 지나면 효과가 나타난다.

치료효과

추나요법과 추나 약물요법을 병행할 경우 치료율이 두 가지 시술 중 한 가지만 시행했을 경우보다 효과가 월등히 높은 것으로 밝혀졌다.

이는 한국한의학연구소 개소 2주년 기념 세미나에서 발표한 '요추 추간판탈출증에 관한 추나·약물요법의 기간별 임상치료 효과'란 논문에서 입증됐다.

논문에 따르면 3개월간 요통으로 내원한 환자로 한달 이내에 치료를 중단한 환자군(A군)과 2~3개월만 치료한 환자군(B군)으로 나누어 치료기간에 따른 치료효과를 비교 관찰한 결과 조사대상 1,239명 중 호전율 A군이 약 42%(193명), B군 약 76%(539명)로 B군이 A군보다 훨씬 높은 호전율을 보이고 있다. 또 1,239명 중 CT, MRI상 디스크, 퇴행성 등의 진단을 받은 경우가 641명이었으며, 641명 중 A군이 약 49%(58명), B군이 약 75%(376명)의 호전율을 보이고 있다.

이는 곧 1주 1회의 추나치료와 추나 약물요법을 2~3개월 꾸준히 병행하면 수술하지 않고도 정상 생활로의 복귀가 가능하다는 결론으로 볼 수 있다.

치료 시례

윤○○ (남 30세)

급성 디스크로 119 구급차로 이송되어온 이 환자는 토목설계사로 장시간 앉아 일을 하는 업무 특성상 가끔 허리에 통증을 느꼈고 한달 전 심한 허리통증으로 모 병원에 입원 수술을 준비하던 중에 상태가 악화되어 수술을 포기, 집에서 누워지내다 갑자기 움직일 수 없을 정도의 극심한 통증으로 본원에 이송되어 왔다.

X-ray상 만곡이 없어진 일자 허리에 MRI상 요추 3-4번, 4-5번, 5-선골 사이에 디스크가 탈출되어 있는데다 퇴행성까지 있는 급성 디스크 환자로 혼자 힘으로는 서지도 앉지도 못할 정도였다. 또 골반과 척추 변위로 인해 육안상으로 볼 때도 허리가 오른 쪽으로 틀어지고 족지분석 결과 다리 길이에 차이가 있었고 왼쪽 하지가 무력한 상태였다.

요통

내원 당일 추나요법 교정을 통해 혼자 절룩거리며 보행할 정도로 치료한 후 동작요법을 실시, 부축없이 걸을 수 있게 되었다.

이후 입원치료를 시작, 뼈에 무리를 주지 않는 나법을 위주로 추나요법을 시행하고 신경을 눌러 통증을 일으키는 부어있는 디스크를 가라앉혀 통증을 줄이는 핵귀요법으로 청파전을 투약하고 일반침과 함께 약침, 부항요법 등을 시행했다.

그 결과 보행과 계단을 오르내리는데 불편함을 느끼지 못할 정도로 회복되었으며 이후 핵귀요법과 양근요법, 보골요법 등을 시행, 모든 증상이 완치되어 현재 정상적인 생활을 하고 있다.

허리병 박사로 알려진 자생한방병원의 신준식 병원장은 8대째 한의사 가업을 잇고 있는 요통치료의 권위자이다. 경희대 한의대 졸업 후 동대학원에서 한의학석사·박사 학위를 취득했으며 경희대 한의학과학연구원 수석연구원을 역임했다.

현재 경희대 한의대 및 경영대학원 외래교수와 동서의대학원 겸임교수로 후학 양성에 힘쓰는 한편 월간 굿모닝 닥터 발행인과 대한추나학회 회장으로 각종 사회활동 및 임상연구에도 심혈을 기울이고 있다.

KBS-TV '무엇이든 물어보세요' MBC-TV '건강하게 삽시다' 등 각종 프로그램에 출연, 허리병의 예방과 치료에 대한 명강의로 성가를 올린바 있다.

또 그동안의 임상연구를 토대로 '허리가 생명이다' '허리병 때문에 아직도 고생하십니까?' '자생력이 당신을 치유한다' 등 다수의 저서를 출간한 바 있다.

서울 강남구 신사동 성수대교 남단사거리에서 서울 도산사거리(관세청) 방면 좌측 100미터 지점에 위치하고 있으며 상담문의 전화 (02)3218-2000, 인터넷 주소는 www.jaseng.co.kr 이다.

참을 수 없는 고통, 잠 못 이루는 밤

윤경탁 원장 | 대구 장안한의원

사람들은 흔히 '얼마나 아프면 죽을까'라고 생각한다. 또 우리가 자주 사용하는 표현 중에 '앓느니 죽는다'라는 말도 있다. 하나 같이 통증에 대한 두려움을 단적으로 나타내는 생각과 표현이다.

쑤시거나 당기고, 저린다거나 시린다든지, 또는 터질 듯이 아프거나 후끈거리는 등 다양한 자각증상을 나타내는 통증은 남녀노소 막론하고 그야말로 두려움을 먼저 느끼게 하는 증상이다.

통증은 역설적으로 사람의 생과 사를 가늠하는 기준이 되는 동시에 문제가 발생한 신체 일부가 보내는 구조신호와도 같아 건강을 지킬 수 있는 계기가 되기도 한다.

통증을 느낀다는 것 자체가 이미 살아 있다는 증거이며 통증은 우리 인체의 어느 한 기관이 스스로 하고자 하는 일을 하지 못할 때 발생하는 것이기 때문이다.

통증이란?

통증은 의학적으로 조직이 손상을 당하거나 손상이 임박했을 때 손상과 관련하여 표현되는 감각적이고 정서적인 불쾌한 감각을 말한다.

몸에 이상이 있음을 알려주는 경고신호로 통증을 통해 질병을 진단하고 조기에 치료함으로써 병이 악화되는 것을 예방할 수 있다.

통증은 급성 동통과 만성 동통으로 분류된다. 급성 동통의 경우 치료를 통해 비교적 양호한 치료결과를 기대할 수 있다. 그러나 만성 동통의 경우

통증질환

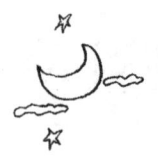
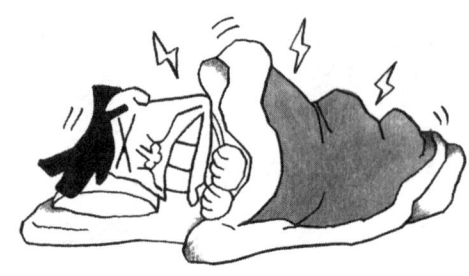

그 종류가 많을뿐더러 여간해서는 치료가 잘 되지 않는 경우가 다수를 이루고 있다.

통증을 야기하는 대표적인 질환은 두통을 비롯해 안면 질환 가운데 가장 난치성 질환인 삼차신경통, 하지 부위에 가장 흔한 질환인 좌골신경통, 최근 들어 부각되는 신경통증인 반사성교감신경 위축증, 대표적인 어깨 질환인 오십견 등이 있다.

이들 질환은 사람들에게 흔히 발생하면서도 만성화되기 쉽고 난치성의 성격을 띠는 질환들이다.

다만 초기 통증은 X-ray 또는 CT, MRI 등의 진단을 통해서도 발견되지 않는 경우가 많고 근육 손상이나 신경 손상 같은 경우는 진단기기의 사각지대에 있는 만큼 검사상 이상 소견이 발견되지 않더라도 통증이 지속될 경우에는 진단을 맹신하기 보다 적절한 치료를 시행할 필요가 있다.

증상

두통은 웬만한 사람들이라면 한번쯤은 경험했음직한 아주 흔하면서도 만성화되기 쉬운 질환으로 긴장성 두통이 전체 두통의 90%를 차지하고 있다.

머리 앞 관자놀이나 뒷머리에서 목, 어깨까지 뻐근한 통증 또는 머리 부분의 박동감과 함께 머리 전체가 욱씬거리는 통증을 수반한다. 또 증상이 심할 경우 눈의 충혈과 함께 이명증상, 속이 울렁거리고 토할 것 같은 위장관 증상을 동반하기도 한다.

삼차신경통은 얼굴에 바람이 스치거나 입을 조금만 움직여도 바늘로 찌르거나 칼로 도려내는 듯하고 마치 전기에 감전된 것처럼 발작적인 통증이 발생한다.

좌골신경통은 주로 엉덩이 부위로부터 고관절, 다리 특히 무릎 이하까지 당기거나 터질 듯한 통증이 극심하며 심할 경우 다리를 절기도 한다.

반사성교감신경 위축증은 삼차신경통처럼 옷깃만 스쳐도 극심한 통증이 발생하며 오십견은 통증과 함께 어깨근육 위축, 자세변화 등을 초래한다.

발병원인

통증이 유발되는 원인은 신경의 손상 또는 압박에 의한 염증과 부종, 혈액순환의 이상, 자율신경의 불균형, 정신적인 스트레스, 원인불명 등의 요인이 복합적으로 작용해 발생하지만 개별 질환에 따라 각기 그 원인이 달라진다.

우선 두통의 경우 뇌혈관장애로 인해 발생하는 경우도 있지만 대부분은 목이나 어깨 근육의 과도한 긴장으로 뇌혈류에 압박을 가해 생기는 긴장성 두통이다.

긴장성 두통은 스트레스에 의한 감정적인 긴장 또는 한 가지 동작을 장시간 반복함으로써 목과 어깨근육의 지속적인 긴장 수축이 발생하여 경동맥을 압박하게 되고 뇌혈류 장애를 일으킴에 따라 발병하게 된다.

좌골신경통은 4, 5번 요추신경과 1, 2, 3번 천추신경으로 이루어져 엉덩이 뒤를 통해 허벅지 뒤쪽을 지나 종아리를 거쳐 발끝까지 분포하는 좌골신경이 압박, 염증을 일으켜 발생한다.

반사성교감신경 위축증은 각종 사고가 원인이 되어 발생하며 오십견의 경우는 어깨관절의 근육과 인대, 활액막 주변의 노화현상이 발병원인으로 작용한다.

한의학적 발병원인

한의학에서는 신경통을 총괄하여 비증(痺證)의 범주로 분류하고 있다.

한의학 문헌에 따르면 이들 비증은 환자 개개인의 체질적 특성과 칠정(七情 : 외부의 객관적인 사물이나 현상에 대해 갖게 되는 사람의 7가지 감정), 섭생불량, 음식물의 부적절한 섭취, 과로, 과다한 성생활 등으로 인해 기와 혈이 허약해지고 음양 중 어느 한쪽이 편중되어 강해지며 체내 장기가 허약해지는 등 인체의 불균형이 초래된 상태에서 풍, 한, 서, 습 등 질병을 일으키는 좋지 않은 외부의 기운이 침입, 경락의 흐름을 방해함으로써 발생하는 것으로 적고 있다.

또 각종 질병 등으로 기혈의 운행이 정상적으로 이루어지지 않을 경우 어혈과 담음이 생성되는데 이들 어혈과 담음도 비증을 일으키는 원인으로 작용하는 것으로 보고 있다.

치료

두통과 삼차신경통, 좌골신경통, 반사성신경교감 위축증, 오십견 등은 하나같이 우리 주위에서 흔히 볼 수 있는 질병이면서 하나같이 치료가 쉽지 않은 난치성 질환이다. 이들 질환의 한의학적 치료는 봉독요법과 재활요법으로 시행한다.

봉독요법은 벌독에 들어있는 아피톡신이라는 성분을 전기추출법으로 뽑아 양과 농도를 조절해 주사하는 치료법이다.

즉 꿀벌에 순간적인 충격을 가해 필요한 만큼 독침을 쏘게한 뒤 그것을 건조시켜 생리식염수에 섞은 것이다. 항염작용이 뛰어나고 신경독 효과와 그에 따른 신속한 투과력 등의 장점을 가지고 있다.

두통 환자의 경우 뇌혈관의 수축을 풀어주고 목과 어깨 근육의 경직을 풀어주는 데 중점을 두고 치료를 시행한다. 이는 대부분의 두통이 목과 어깨근육의 과도한 긴장으로 뇌혈류에 압박을 가하고 이로 인해 발생하는 경우이기 때문이다.

즉 과도하게 긴장되어 있는 근육을 풀어주는 한편, 경직된 근육에 의해 근육의 운동성이 떨어지고 만성 근육염이나 신경염을 야기, 발생하는 두통의 원인치료를 시행하는 것이다.

치료는 항염작용을 통해 통증을 일으키는 염증을 없애주고 신경치료를

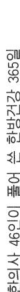

가능케 해주는 봉독요법을 실시하며 두통으로 인해 위장관 증상을 보이는 환자의 경우에는 위장치료도 병행한다.

삼차신경통의 경우도 봉독을 이용, 치료를 시행하는데 신속한 투과력으로 3차신경의 압박으로 인한 신경염증을 없애 진통시키는 효과가 뛰어나다.

한편 좌골신경통은 좌골을 압박하는 부위가 허리 부위인지, 아니면 둔부 부위인지를 먼저 파악하여 과도한 긴장을 풀어주는 치료를 시행한다. 이때에도 봉독요법이 이용되는데 봉독의 항염작용이 신경압박으로 인한 염증과 부종을 소멸시켜 주고 혈액순환을 활발하게 해주며 근육의 과도한 긴장을 풀어주어 증상을 개선시켜 준다.

다만 좌골신경통이 발병한 지 오래된 환자의 경우에는 혈액순환이 원활치 못해 다리 근육의 위축을 초래하는 만큼 하지 근육의 재생을 위한 치료를 병행 실시한다.

이와 함께 반사성교감신경 위축증 환자의 경우 적외선체열진단기(IRCT)를 이용, 인체 내 신경 이상을 파악, 통증치료를 시행한다.

각종 통증 질환을 전문적으로 치료하는 대구 장안한의원의 윤경탁 원장은 경산대 한의대를 졸업했다.

대구광역시한의사회 부회장을 역임하는 등 한의계 및 지역사회 발전에도 크게 기여하고 있는 윤 원장은 대한약침학회 등에서 개원 한의사들을 대상으로 봉독요법과 약침요법에 대한 강의를 실시하는 등 봉독주사 및 약침을 이용한 각종 난치성 통증 질환치료의 권위자로 알려져 있다.

장안한의원은 대구광역시 달서구 성당2동에 위치하고 있으며 상담문의 전화는 (053)625-0674 이다.

'자고 나면 뻣뻣' 행동장애 초래

김양진 원장 | 신명한의원

머리가 희끗희끗한 노부부가 경사가 심한 비탈진 언덕길을 올라간다. 나이에 비해 비교적 정정한 모습으로 올라가는 남편과 달리 부인은 몇 발자국 떼고는 멈춰서 몸을 수그린 채 무릎을 두드리며 힘들어하는 표정이다. 그 모습을 안스럽게 지켜보던 남편은 혼잣말처럼 중얼거린다. "할 수만 있다면 젊은 시절을 돌려주고 싶다"고.

얼마 전 황혼기에 접어든 노부부를 등장시켜 시청자들에게 잔잔한 감동을 던져주었던 패치형 관절염 치료제 광고의 한 장면이다. 사람은 일생을 통해 몸을 움직이며 살아간다. 몸을 움직일 수 있음은 온몸의 마디 마디를 이어주는 관절이 활동하기 때문이다.

관절은 두 뼈가 만나면서 움직임이 일어나는 부위로 우리 신체 중 어느 곳이든 이 조건을 만족시키는 부위는 관절이라 할 수 있다. 관절에 이상이 있는 경우 해당 관절을 움직이거나 누르면 통증이 발생한다.

관절염이란?

관절염은 온 몸의 마디 마디를 이어주는 관절에 면역 이상 또는 염증의 발생 등 여러 가지 요인으로 인해 관절에 통증을 초래하고 마디가 붓고 빨갛게 달아오르거나 작열감을 느끼는 질병이다.

관절염은 여러 형태가 있으나 가장 대표적인 것은 퇴행성관절염과 류머티즘성 관절염, 강직성 척수염 등을 들 수 있다.

그러나 퇴행성관절염의 경우 관절에 있는 연골이 손상 또는 퇴화되어 발

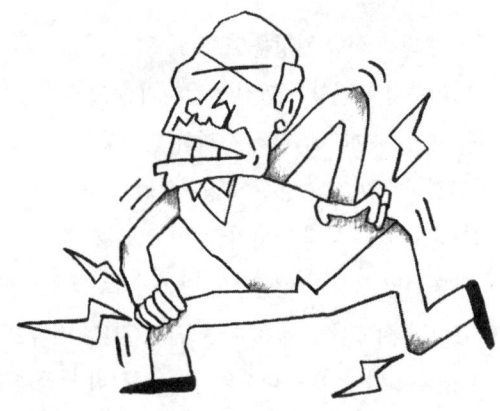

생하는 질병이라기보다는 일종의 노화현상의 성격이 강하며, 류머티즘성 관절염과 강직성 척수염은만성적인 염증이 질병을 야기하는 질환이라고 할 수 있다.

   류머티즘성 관절염은 다발성 관절염을 일으키는 만성진행성 전신성 자가면역 질환으로 유병률은 전체 성인 인구의 1% 정도에 해당하며 30~40대, 그 중에서도 여성이 남성에 비해 3배 이상 다발하는 경향을 보이고 있다.

   강직성 척수염은 척추와 골반 뼈를 주로 침범하는 만성염증성 질환으로 척추의 염증으로 인해 엉덩이 쪽의 통증이 심하되고 관절의 움직임이 둔해지는 질병이다. 얼핏 느끼기에 허리 디스크로 생각하기 쉬우나 허리 디스크와는 달리 증상 자체가 모호하다.

   그러나 강직성 척수염의 발병 부위가 척추에만 국한되지는 않으며 척추 이외의 관절에 나타나는 경우도 많다.

증상

   류머티즘성 관절염은 관절염 중에서 그 증상이 가장 심한 질환으로 전신의 관절에 다발성으로 발생하는데 주로 손가락 또는 발가락에 나타나고 무릎이나 팔꿈치, 어깨, 발목 등에도 많이 침범한다.

   초기 관절 증상으로 1시간 이상 지속되는 관절의 경직을 보이는데 이는 류머티즘성 관절염을 포함한 모든 염증성 관절염에서 공통적으로 나타나는 증상으로 아침에 더욱 심한 경향을 보인다.

이와 함께 류머티즘성 관절염은 관절이 갑자기 붓고 아프게 되는 관절염 소견에서 수개월 또는 수년간에 걸쳐 서서히 관절강직과 변형을 초래, 나중에는 관절이 완전히 굳어지고 증상이 장기화될 경우 보행이 불가능해지고 마치 앉은뱅이와도 같은 상태가 되기도 한다.

이 과정에서 지속적인 통증이 발생하며 관절이 탈구되는 경우도 있으며 관절염 외에 피로감과 식욕부진, 쇠약감 등 만성질환의 비특이적인 증상과 함께 종창 등의 증상이 나타난다. 대개의 경우 서서히 발생하지만 약 10%의 환자에서는 급성으로 발병하기도 한다.

류머티즘성 관절염은 증상이 한 두 개의 관절에 국한될 경우 활동에 별다른 지장이 없으나 증상이 심화될수록 사회활동은 물론 간단한 일상생활조차 어렵게 된다.

강직성 척수염은 그 증상이 다양하게 나타나는데 아침에 허리가 뻣뻣하면서 통증이 있고 심할 경우 밤에 잠을 못 이룰 정도로 극심한 통증이 야기되기도 한다. 무릎과 어깨, 발뒤꿈치, 갈비뼈 등에 발생하며 척추 이외의 부분에서 증상이 나타나기도 한다.

초기에는 척추를 싸고 있는 인대나 힘줄, 관절포가 뼈에 붙는 자리의 염증으로 시작되어 척추 주변 근육을 강하게 수축시켜 통증을 유발하며 이후 염증은 사라진다.

하지만 염증으로 인해 파괴된 연골 또는 관절포가 육아조직으로 변하고 이 육아조직이 다시 석회화되면서 뼈와 뼈가 붙어 관절의 움직임이 없어진다.

이 과정에서 근육 수축이 심하게 일어나게 되어 척추가 앞으로 구부정하게 굽어진 자세가 되고 구부정한 자세가 되면 2차적 근육긴장이 일어나고 이로 인해 통증이 심화된다.

이같은 관절증상 외에 피로감 또는 불면증이 발생하기도 하며 간혹 척추염이 있는 환자의 경우 늑막염이나 협심증과 유사한 흉통을 느끼기도 한다. 또 눈의 통증과 함께 충혈증세가 나타나는 홍체염이 발생하는 경우도 있다.

한의학에서 보는 발병원인

한의학적 시각에서 보는 류머티즘성 관절염은 비증(痺症)의 범위에 속하는 질병으로 풍(風)·한(寒)·습(濕) 등 외부의 좋지 않은 기운이 체내에 침범하여 장기간 경락과 관절에 머무르게 됨으로써 기혈순환이 원활하지 못해 발생하는 것으로 본다.

즉 자연에 비유해 설명하면 바람(風)이 심하면 나무들이나 식물들이 휘어지거나 뒤틀려버리고, 찬(寒) 기운이 강하면 나무나 자연이 얼어서 굳거나 뻣뻣해지며 습기가 많으면 뻣뻣하거나 퉁퉁 불어버리듯이 인체에도 풍, 한, 습이 너무 많으면 문제가 발생하는 것으로 보는 것이다.

한편 강직성 척수염의 경우 비(痺) 또는 역절풍(歷節風) 등의 범주에 속한다고 보고 있으며 요척부 병변을 중심으로 볼 때는 척강(脊强) 또는 척통(脊痛), 요배강통(腰背强痛)으로 표현하기도 한다.

한의학에서 볼 때 강직성 척수염은 선천적으로 허약한 체질, 혹은 신장의 기가 부족해 허리 부위 또는 뼈가 튼튼하지 못한 상태가 지속될 때, 바람이나 습한 환경으로부터 나쁜 기운에 접촉하게 될 때 발생하는 것으로 보고 있다.

한의학 고전인 '동의보감'에 따르면 허리의 정중선인 독맥이나 그 옆을 지나가는 족태양경맥이 병들면 등뼈가 뻣뻣해지고 방광과 신장 사이에 냉기가 침범하여 치밀면 등과 허리, 등뼈가 뻣뻣해서 구부렸다 폈다 하는 동작을 할 수 없다고 기록하고 있다.

또 등뼈가 아프고 목이 뻣뻣하며 등이 아파서 목을 돌리지 못하는 것은 족태양경과 수태양경에 습이 침범, 기가 몰려서 잘 돌아가지 못하기 때문이라고 적고 있다.

치료

관절염의 한의학적 치료는 발병의 근본원인을 정확히 파악, 이의 제거를 통해 정상적인 자세를 유지할 수 있도록 하고 통증을 소멸시켜 편안한 활동이 가능하게 해주는 것을 원칙으로 하여 시행한다.

류머티즘성 관절염의 경우 발병초기 또는 실증(實證 : 질병의 발병원인

221

관절염

이 왕성하여 좋은 기와 좋지 않은 기가 체내에서 대항하는 반응이 격렬한 상태)일 경우에는 좋지 않은 기운을 제거해주는 거사(去邪)의 원칙으로 시행하며 장기간 진행된 만성질환 또는 허증(虛症 : 인체의 정기가 부족하고 체내에서 좋지 않은 기운에 대항하는 능력이 현저하게 떨어져 생리기능이 감퇴된 증후)에는 거사와 부정(扶正 : 정기를 도와주는 약을 이용, 정기를 강하게 하여 병의 원인을 없애는 것)의 복합치료를 시행한다.

이와 함께 풍, 한, 습사를 몰아내고 경락을 소통시켜 기혈의 순환을 원활하게 해주면 치료에 효과가 있다.

한편 강직성 척수염의 경우는 신장의 기운을 북돋아주고 뼈를 강화시키는 한편 허리와 각 관절 부위를 강하게 하고 기가 원활하게 순환될 수 있도록 해주는 것을 원칙으로 시행한다.

통증의 완화와 강직에 대한 효과적인 대처를 위해 침치료를 시행하는 한편 관절의 운동 범위를 유지하기 위해 물리치료와 신전운동을 하는 것이 중요하다. 또한 체질적인 허약과 신장 기능의 보충 등 근본적인 치료를 위해 적절한 약물을 처방하는 것도 치료에 도움이 된다.

3대째 한의사 가업을 이어가며 관절질환 및 당뇨병의 전문치료를 시행하고 있는 신명한의원 김양진 원장은 상지대 한의대를 졸업하고, 북경 중의대에서 중의학을 전공한 후 북경화공대학에서 생명공학박사 학위를 취득했다.

난치병 연구에 남다른 관심을 기울이고 있는 김 원장은 현재 '21세기 대체의학연구소'를 설립, '북경 군자생명동력기술연구소'와 공동으로 파동의학과 생체자연면역요법을 결합시켜 암과 당뇨, 간염, 관절염 등 난치병에 대한 연구에 매진하고 있다.

특히 21세기를 주도할 파동의학을 주축으로 각종 암의 조기진단 및 치료를 통해 괄목할 만한 성과를 거두고 있다. 이러한 임상결과를 근거로 SBS-TV 프로그램 등에서 강의한바 있으며 '당뇨 이것만 알면 병도 아니다' '동의식이보감' 등의 저서를 펴내기도 했다.

신명한의원은 서울 지하철 2호선 서초역 1,2번 출구 옆 명도빌딩 3층에 위치하고 있으며 상담문의 전화는 (02)523-1690 이다.

이유없이 어깨와 팔이 아파요

오십견

윤량 원장 | 윤량한의원

중소기업체 사장인 50대 초반의 K씨는 어깨 주위에 통증이 너무 심해 일상생활에 어려움을 겪고 있다.

얼마 전부터 약간의 움직임에도 어깨 주위에 극심한 통증이 느껴지고 특히 밤이면 증상이 더 심해졌다. 한쪽으로 누워 잠을 자는데 어려움을 겪는 것은 물론 팔을 오므리기도 힘이 들고, 심지어는 출근시 양복을 입는 것조차 부인의 도움이 없이는 불가능한 지경에 이르렀다.

주위에서 보면 50세를 전후한 중년의 나이에 이러한 증상을 호소하는 사람들을 쉽게 볼 수 있다. 더욱이 최근에는 컴퓨터의 사용이 보편화되면서 30~40대 직장인들에서도 이같은 증상을 호소하는 사람들이 늘고 있다.

이는 이른바 오십견이 발병한 사람들의 전형적인 증상이라고 할 수 있다. 이들은 '무리하게 운동을 한 것도 아닌데 어깨가 결리고 팔을 돌릴 수도 없을 만큼 통증이 심하다', '어깨에 통증이 심한 것은 말할 것도 없고 팔을 들어올리기 조차 힘들어 옷을 입는데 몇 분씩 걸린다', '어깨와 팔이 마치 석고처럼 단단하게 굳어 있어 마치 남의 살처럼 느껴진다', '손목이 결리고 팔이 뒤로 돌아가지 않는다' 등의 증상을 호소한다.

견비통으로도 불리는 오십견은 어깨 주위에 특별한 질병이 없는데도 불구하고 어깨 부위가 통증과 함께 굳어서 팔을 마음대로 들거나 움직일 수 없는 증상으로 의학계에서는 중년기를 넘어 발생하는 일종의 노화현상으로 보는 견해도 있다.

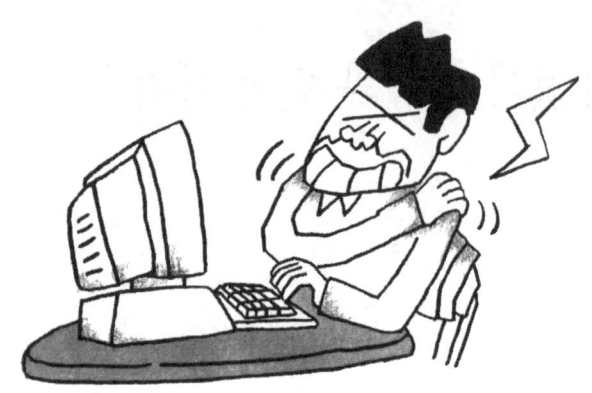

오십견이란?

　오십견(五十肩)은 나이가 들면서 근육 및 뼈가 퇴행하면서 어깨관절 부위로부터 팔에 걸쳐 통증이 발생하고 운동제한이 나타나며 운동시 통증이 야기되는 일종의 근골격계 신경질환이다.

　의학적으로는 견비통이라 하지만 흔히 오십세 전후의 나이에 다발하며, 견갑골 부위의 통증과 함께 운동에 제한을 받는다고 해서 오십견이라는 질병명으로 불리며 어깨관절이 얼음처럼 굳어진다고 해서 동결견(凍結肩)이라고도 한다. 미국에서는 '차가워서 얼어붙은 어깨'라는 의미로 '프로즌 숄더(Frozen Shoulder)'라고 부르기도 한다.

　하지만 최근에는 이와 같은 증상이 50대에만 국한되지 않고 40대, 심지어는 30대에서도 빈발하는 경향을 보이고 있어 질병의 명칭을 무색케 하고 있다.

　특별한 이유 없이 통증을 느끼게 되는 오십견은 일반적으로 남성보다는 여성에게서 많이 발생하는 경향을 보이고 있으다. 이는 여성들의 경우 갱년기 증상으로 인해 동년배의 남성들에 비해 근육과 뼈가 약해진데 따른 것으로 추측되고 있다.

증상

　오십견은 어깨 관절을 둘러싸는 주머니 모양의 관절이나 근육의 변성 외에 근육의 염증, 관절액을 저장하고 있는 부분 즉 활액세포의 염증, 석회화 등의 현상이 나타난다.

초기에는 단순한 어깨의 결림으로 시작되지만 시간이 경과하면 어깨를 움직일 때마다 통증을 야기하게 되고 아픈 어깨 쪽으로 누워 잠자기도 불편하게 된다. 이어 관절의 움직임에 제한을 받게 되어 머리빗기 또는 의복 입기, 지하철 또는 버스 등에서 손잡이 잡기 등 가벼운 일상생활에도 불편을 느끼게 되고 나중에는 활동을 하지 않아도 통증이 유발되는 중증으로 이환된다.

오십견의 발병시 나타나는 두드러진 증상으로는 어깨 관절의 운동장애, 특히 뒷머리 부위에 손을 가져갈 수 없거나 뒷주머니에 있는 지갑을 꺼내기 어려울 정도로 장애가 심해진다.

이와 함께 통증으로 인해 수면 중 자주 깨어나게 되고 숙면을 취하기 어렵게 된다.

발병원인

오십견은 대체적으로 나이가 든 사람들에게서 빈발하는 것을 볼 때 퇴행성 변화와 관련이 있는 것으로 추측된다.

실례로 당뇨병으로 오십견이 야기된 환자들을 제외하고는 대부분의 발병 연령층이 중년이기 때문이다. 또한 오십견은 당뇨병도 발병의 주요 원인이 되고 있다. 임상통계를 보면 당뇨병 환자의 경우 일반인에 비해 발병 위험성이 5배 이상 높은 것으로 나타났다.

이외에 견관절 부위의 외상을 입은 후 발병하는 경우도 있으며, 견관절 주위에 수술을 받은 후 수술부위의 동통에 따른 활동의 제한으로 인해 발생하는 경우도 있다. 또 나이가 들면서 칼슘이 부족해 발병할 수도 있다.

한편 어깨에 무리를 줄 수 있는 잘못된 자세로 장시간 컴퓨터를 사용하거나 스트레스, 운동부족 등도 오십견을 야기하는 원인이 된다. 또한 기후 조건과도 밀접한 관련이 있어 날씨가 흐리고 습기가 많은 계절에 특히 빈발하는 경향을 보이고 있다.

한의학적 발병원인

한의학에서는 오십견의 발병원인을 여러 가지로 파악하고 있다. 우선 오

오
십
견

십견은 외부 기후의 찬바람이나 습기 등인 풍(風)·한(寒)·습(濕)에 의해 발병하거나 나쁜 기운이 몸에 침습하여 발생하는 것으로 보고 있다.

또 기혈응체(氣血凝滯), 즉 기와 혈이 원활하게 순행하지 못하거나 기혈 모두 허약한 경우에도 발병하는 것으로 파악하고 있다.

이와 함께 체내 수분대사의 병리적인 산물인 담음(痰飮)이나 견관절 및 주비부의 좌상이나 타박으로 인한 어혈이 있을 경우, 스트레스 또는 속상한 일 등으로 몸안에 화가 적체되거나 경추에 이상이 있는 경우 그리고 여성의 경우 자궁에 이상이 있는 경우에 오십견이 발생하는 것으로 본다.

이외에 좌상이나 타박상 혹은 과로 등에 의해서도 발생하는 경우가 있으나 이들 질병에 의한 경우는 환자 스스로가 쉽게 구분할 수 있다.

치료

오십견의 한방치료는 약물요법과 침구요법이 주로 시행되며 수기요법과 운동요법 등을 병행 실시한다.

약물요법은 발병원인이 되는 풍과 습을 제거하고 경락의 기혈순환을 원활하게 소통시켜주는 약물을 투약한다. 특히 노화현상에 의해 발병하는 노인성 오십견의 경우는 기와 혈을 보충해 주고 순환을 원활하게 해주는 약물을 투약하면 증상 완화 및 치료에 효과가 있다.

침구요법은 환부에 시침하는데 통증을 감소시키고 기혈순환을 촉진시키는 효과가 있다. 또 침치료 효과의 극대화를 위해 녹용 또는 홍화 등에서 추출한 성분을 환부에 주입하는 약침요법을 시행하기도 한다.

간혹 치료과정 중에 환부의 어혈을 배출해 내기 위해 사혈요법을 시행하는 경우도 있으나 증상이 어느 정도 진행된 병증에는 적절하지 않은 방법이다. 자칫 통증을 가속화시키는 부작용이 있기 때문이다. 침치료와 함께 뜸요법을 병행하기도 하지만 뜸요법 또한 초기 증상에 적절한 치료법이다.

최근에는 테이프를 이용, 견관절 부위에 인공근막을 만들어주어 관절과 근육을 보호하고 혈액순환을 촉진하는 테이핑요법도 많이 이용되고 있는데 치료에 큰 효과가 있는 것으로 알려지고 있다.

오십견의 치료를 위해서는 이들 치료 외에 운동요법의 시행도 중요하다.

운동요법은 마치 시계추가 움직이는 것처럼 팔을 앞 뒤로 가볍게 흔드는 운동을 하고 통증이 감소된 후에는 손가락으로 벽을 짚고 천천히 팔을 올리는 운동을 실시하고, 이후에는 원을 그리듯 회전운동을 시행한다.

다만 운동요법을 시행할 때 주의해야 할 사항들이 있다. 우선 운동시 통증이 강할 정도의 무리한 동작은 삼가야 하며 운동을 전후해서 따뜻한 물수건이나 핫백 등으로 환부 주위를 마사지해 근육의 긴장을 풀어주어야 한다.

또 여하한 경우라도 운동을 할 경우에는 근육의 긴장과 이완을 같이 풀어주어야 한다.

한편 임상에서 보면 오십견의 증상이 나타나고 있음에도 검사상 이상소견이 발견되지 않고 치료가 쉽지 않은 경우가 있다. 이는 근육을 많이 써서 근육손상을 초래, 발생한 경우로 이 때에는 '간주근(肝主筋)의 원리', 즉 간이 근육을 주관한다는 원리에 입각해 치료를 시행한다. 이 경우 처방하는 약물은 간 기능을 보강해주어 근육을 강화시켜 주는 약물을 사용한다.

오십견을 비롯한 각종 근골격계 질환의 치료를 전문적으로 시행하는 윤량한의원의 윤량 원장은 경희대 한의대를 졸업했다.

서울 영락병원 부설 한의원 원장을 역임한 후 현재의 위치에 개원, 개원의로서 각종 난치성 질환의 치료를 위한 연구에 심혈을 기울이고 있으며 '주부생활'에 10여 년간 건강상담 칼럼을 연재하는 등 한의학 칼럼니스트로도 활동 중이다. KBS, MBC 등 TV 건강프로그램에도 다수 출연한 바 있다.

서울 지하철 3호선 신사역 1번 출구 부근에 위치하고 있으며 예약 및 상담문의 전화는 (02)546-0248 이다.

스치는 바람도 무서운 고통

류호균 원장 | 세명한의원

'일기예보보다 더 정확하게 비올 확률을 맞추는 사람은?' 정답은 바로 신경통 환자들이다. 그래서 한 때 신경통 환자들을 우회적으로 표현하는 말로 "얘야! 빨래 걷어라" 하는 말들이 사람들의 입에 오르내린 적이 있었다.

신경통, 즉 통증은 사람들을 수시로 괴롭히는, 그래서 의료기관을 찾게 하는 가장 흔한 질병 중의 하나이다. 실례로 몇 해전 미국의 경제전문지 '비즈니스 위크'가 해마다 미국인들이 통증으로 치르는 경제적 손실을 분석, 발표한 적이 있었다.

'1,000억 달러의 비용, 5억1,000만회에 달하는 결근 일수, 4,000만 번의 병원 방문…' 이쯤 되면 신경통은 결코 누구에게나 발생할 수 있는 가벼운 질환이라기보다 가히 사회와 경제구조를 흔들 수도 있는 공포의 질병이라 할 수 있다.

신경통이란?

신경통은 감각신경이 분포된 영역을 따라 통증을 나타내는 것으로 이는 질병 명이라기 보다는 하나의 증상명이라 할 수 있다. 이런 이유로 임상에서 나타나는 통증의 양상도 '저린다', '쑤신다', '마치 남의 살 같다'에서부터 '견딜 수 없이 아프다', '바람만 스쳐도 아프다', '끊어질 듯 아프다'에 이르기까지 실로 다양하다.

임상에서 흔히 접하게 되는 대표적인 신경통은 그 통증 부위에 따라 삼

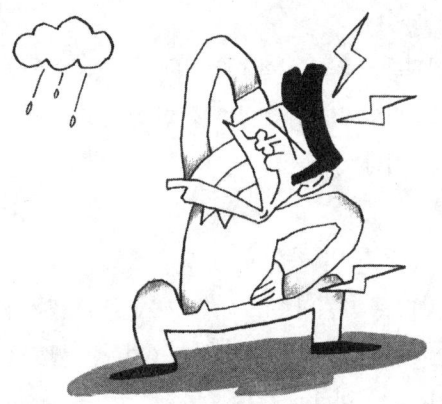

차신경통, 좌골신경통, 늑간신경통, 후두신경통, 상완신경통 등으로 분류하며 환자의 상태에 따라 대상포진후 신경통, 노인성 신경통, 소아신경통, 당뇨로 인한 말초신경장애 등으로 구분하기도 한다.

신경통은 각기 종류에 따라 조금씩 상이한 양상을 보이지만 공통적으로 마치 잡아당기는 것처럼 시리고 저리는 듯한 증상과 함께 터질듯한 극심한 통증, 발걸음을 옮길 때마다 발병 부위를 바늘로 찌르는 듯한 통증 등을 주요증상으로 하고 있다.

좌골신경통의 경우 좌골(엉치)이나 허벅지, 종아리, 발목, 발바닥 등이 몹시 시리고 저린 증상을 나타내는 한편 신할 경우 다리를 절기까지 한다.

삼차신경통은 이마 또는 뺨, 코, 아래턱, 혀끝 등에서 가볍게 얼굴을 만진다든가, 선풍기의 바람이 닿는다든가, 입을 움직이는 것만으로도 강렬한 통증을 느끼고 특히 아래 턱과 아랫 입술에 심한 통증을 느낀다. 심지어 면도를 할 수 없을 정도로 격렬한 통증을 느끼는 경우도 있다.

발병원인은?

신경통은 크게 본태성 신경통과 속발성 신경통으로 분류할 수 있다. 본태성 신경통은 그 발병원인을 알 수 없는 경우이며 심지어 환자 사망 후 해부를 해도 그 원인을 알 수 없는 경우도 있다. 그러나 지금까지의 임상연구 결과 노화현상, 운동부족, 과로 또는 불안정한 자세, 인체의 냉증, 차가운 음식물의 다량 섭취 등 다양한 원인이 신경통을 발병케 하는 원인으로 작

신경통

용한다고 추측되고 있다.
 한편 속발성 신경통은 뼈의 압박 이상이나 당뇨병, 내분비계 이상, 납중독과 알코올 중독, 암 말기의 신경 압박 등 인체 내 다른 질병에 의해 신경통이 발생하는 경우이다.

한방에서 보는 신경통의 증상

 한의학에서는 신경통, 즉 비증을 허(虛), 실(實)로 분류하고 증상 또한 각기 특징적으로 분류하고 있다. 그러나 어떠한 경우에도 쑤시고 저리고 아픈 것은 공통적인 증상이다.

<실비(實痺)>

행비(行痺) : 통증 부위가 돌아다니는 경향이 있고, 발병초기에는 바람을 싫어하고 열이 나는 경우가 있다.

통비(痛痺) : 통증이 매우 심하고, 찬 기운을 만나면 심해지고 따뜻하게 해주면 통증이 줄어든다. 통증 부위가 고정적이고 항상 냉감이 있다.

착비(着痺) : 통증 부위가 비교적 고정적이고 몸이 무겁고 권태감이 있으며, 통증 부위에 부종이 생기는 경우도 있고 날씨가 흐리거나 비가 오기 전에 증상이 심해지는 경우가 많다.

열비(熱痺) : 동통 부위가 열이 나고 붉게 부어오르는 경우도 있고, 발열과 입안의 건조, 가슴 답답함 등의 증상도 있다.

완비(頑痺) : 동통이 완고하고 반복적이며 골변형도 생긴다. 퇴행성 질환과 병행해서 나타난다.

<허비(虛痺)>

기혈허비(氣血虛痺) : 기혈이 허약해서 안색이 창백하거나 누렇고 기운이 없고 식은땀이 나며, 소화기도 약해 입맛이 없고 소화도 잘 안 되고 대변도 무른 경우가 많다.

양허비(陽虛痺) : 양기가 떨어져 추위를 많이 타고 허리와 무릎이 약해져 자주 시린감을 느끼며 소변을 자주 보고 새벽녘에 설사를 자주 한다.

음허비(陰虛痺) : 음기가 떨어져 근육과 인대가 당겨지고 어지럽거나 이명 증상이 있기도 하고, 자는 동안 식은땀을 흘리며 변비와 함께 조열감이나 입이 마르는 경우도 있다.

한의학적 발병원인

신경통은 한의학적 관점에서 볼 때 비증(痺證)의 영역에 포함된다. 비증이 나타나는 모든 원인은 기혈(氣血)의 순환이 저해되거나 막히는데 기인한다.

기혈의 순환에 문제를 야기하는 원인으로는 인체 내적 원인과 외적인 원인이 복합적으로 작용한다. 내부원인으로는 체질적 성쇠를 들 수 있으며 외적인 요인으로는 풍, 한, 습 등 외부의 좋지 않은 기운의 인체내 침범, 기후적 조건, 생활환경 등을 들 수 있다.

비증은 발병 후 시간이 경과하게 되면 어혈(瘀血)과 담음(痰飮)을 생성하게 되는데 이들이 기혈의 순환을 더욱 방해하게 되어 증상을 악화시키는 요인으로 작용한다. 한편 한의학에서는 이러한 비증의 발병을 체질적 요인으로도 규명하고 있다.

〈소음인〉

인체 내부적 원인으로 비장과 위장의 기혈이 허약하거나 양기가 허약한 상태에서 풍, 한, 습 등 외부의 좋지 않은 기운의 침범을 받으니 내부 원인의 상태가 악화되어 한증(寒證 : 기혈의 순환이 저하되고 양기가 떨어진 상태)으로 되거나 습증(濕證 : 비장의 운화기능이 상실됨)으로 변화되어 비증이 발생한다.

〈소양인〉

인체 내부적 원인으로 신장의 음기가 허약해지고 허리 아래 하체는 신장의 허약함이, 상체는 상화(相火)를 원인으로 해서 비증이 발생한다.

〈태음인〉

폐 또는 대장기능의 허약함으로 인해 외부의 좋지 않은 기운에 쉽게 노출되고 습담(비만의 경우), 간장의 화기, 혈독 등이 원인이 되어 비증이 발생한다.

치료

신경통, 즉 비증(痺證)의 한의학적 치료는 한방적 분류 자체가 원인적 분류인 만큼 그 발병 원인에 따라 원인을 제거하는 방법으로 치료를 시행한다.

발병 초기에는 정기를 상하지 않아 사기(邪氣 : 병을 일으키는 좋지 않은 기운)만 제거하면 되므로 치료가 용이하나 초기에 적절한 치료를 시행하지 못할 경우 각종 병변이 생길 수 있고, 내인(內因 : 체질적 성쇠)과의 상호관계가 복잡해져 동시에 다른 내과적 증상이 겸해 나타나기도 한다.

이 경우에도 각각의 상호관계를 정확히 분석하여 원인치료를 시행한다. 일례로 소음인이 기혈이 허약하여 소화기가 약해져 식체가 오래된 상태에서 한사(寒邪 : 병을 일으키는 차가운 기운)를 받아 비증이 발병했고, 또 적기에 치료를 시행하지 못해 열비(熱痺)의 상태로 변해 통증부위가 발열하고 입이 마르는 증상을 나타낼 경우, 열을 내려주는 청열지제를 처방하기 보다는 식체를 풀어주는 따뜻한 약재에 기혈을 보하는 약재, 그리고 한사가 열사로 변화하는 과정에 파생된 어혈을 풀어주는 약재를 적절히 배합, 처방해야 비증의 치료가 가능한 것이다.

또 비증의 치료를 위해서는 이와 같은 약물의 투약 외에 침구요법을 통해

각종 통증질환의 대표적 질환인 신경통의 전문치료를 시행하고 있는 세명한의원의 류호균 원장은 경산대 한의대를 졸업하고 대전대 한의대 대학원에서 한의학박사 과정을 이수 중에 있다.

대한약침학회 운영위원으로 약침을 이용한 각종 통증질환의 치료와 관련된 임상연구에 매진하고 있으며, 대한한방해외의료봉사단 총무이사로 인도주의 실천 및 한의학의 세계화를 위한 활동에도 기여하고 있다.

서울지하철 3·6호선 불광역 인근 시장사거리 방향에 위치하고 있으며 상담문의 전화는 (02)386-5014 이다.

인체의 기혈순환을 촉진시키며 약침요법 등을 활용하여 치료를 시행한다.

약침요법은 최근 들어 한방의료기관에서 많이 사용하는 대중화된 치료요법으로 침구요법과 약물요법을 결합시킨 치료법이라고 할 수 있다. 즉, 정제된 한약재(정제된 봉독을 포함)를 경혈에 주입함으로써 침의 효과와 약물의 효과를 동시에 얻을 수 있는 치료법으로 환부에 약물을 바로 주입함으로써 신속한 효과를 기대할 수 있는 것은 물론 약물의 경구투여가 어려운 환자에게도 사용할 수 있는 장점을 가지고 있다.

경락약침 중 윤제를 사용하여 경락 및 근육, 관절 등을 부드럽게 자양하고 팔강약침을 이용하여 장부의 기능을 조절하며 어혈 약침으로 기혈의 순환을 촉진하는 한편 황련해독탕 또는 소염방을 이용해 병의 좋지 않은 기운을 해독하는 방법으로 비증을 치료한다.

증상의 정도에 따라 병의 뿌리가 깊을 경우 봉약침을 이용, 경락의 면역반응을 깊은 곳에까지 유도해 내면 뛰어난 치료 효과를 얻어낼 수 있다.

우선 통증이 심할 경우 무리한 활동을 자제하고 추위에 인체의 노출을 삼가도록 하며, 치료를 통해 통증이 경감되면 수영 또는 보행 등 가벼운 운동을 실시, 근골을 튼튼하게 하고 기혈순환이 원활하게 유지되도록 한다.

한의학 용어, 이것만은 알아두자!

경혈(經穴)이란?

경혈은 신체의 표면에 있는 침·뜸·부항치료의 자극점으로 경락 상에 있어서 침을 놓거나 뜸을 뜨기에 적절한 위치를 말한다.

경혈은 인체의 중요한 기초적 물질인 기와 혈이 지나는 통로인 경락을 따라 신체 바깥 부분에 위치하는데 기가 모이고 출입을 하는 곳이라 해서 혈이라고도 한다.

기가 출입하는 통로인 혈은 인체 표면 곳곳에 있는데 그 중에서도 중요한 14개의 경맥을 따라 있는 것을 경혈이라 하며, 모두 365개가 있는 것으로 알려지고 있다.

경혈은 또 신체내 장기 또는 기능체계 이상이 체표에 나타나는 반응점이기도 하다. 반응은 일반적으로 통증으로 나타나는데 그 부위가 자발적 또는 손으로 압력을 가할 때 드러나며 피부색깔과 윤택의 정도가 달라지기도 하며 과민반응이 나타나기도 한다.

허리가 무너지면 인체도 무너진다

강성호 원장 | 부산 성진한의원

인간은 동물과 확연히 구분되는 한 가지 특징을 갖고 있다. 똑바로 서서 걷는 직립보행이 바로 그것이다.

지금의 현대 과학문명을 이루어낸 것도 따지고 보면 인간이 설 수 있고 그에 따라 두 손을 자유롭게 사용할 수 있었기에 가능했을 것이라는 게 많은 역사학자들의 주장이고 보면, 직립보행은 인간의 특징이자 인류의 발전을 가능케 해준 요소라고 할 수 있다.

하지만 역설적으로 인간이 직립보행을 하기 때문에 감내할 수밖에 없던 질병도 있다. 바로 척추질환, 흔히 일반인들이 말하는 디스크이다. 척추질환은 인간이 서기 시작한 이래 가장 오랜 기간, 그리고 가장 흔히 경험하게 되는 질환이다.

디스크(disc)란?

인체의 척주는 7개의 목척추(경추)와 12개의 허리척추(흉추), 5개의 요추, 2~3개의 미추로 구성되어 있고 하나 하나의 뼈를 척추라고 한다. 척추 뼈와 뼈 사이에 완충작용을 하는 연골이 있어 몸의 무게와 외부 충격에 대한 완충기능과 척추를 연결하는 기능을 하는데 이를 추간원판 또는 디스크라고 한다.

디스크 질환은 완충작용을 하는 이 연골이 내·외부의 충격이나 노화 등으로 제 위치에서 이탈되어 옆의 신경을 눌러 통증을 일으키는 질환을 통상적으로 일컫는다.

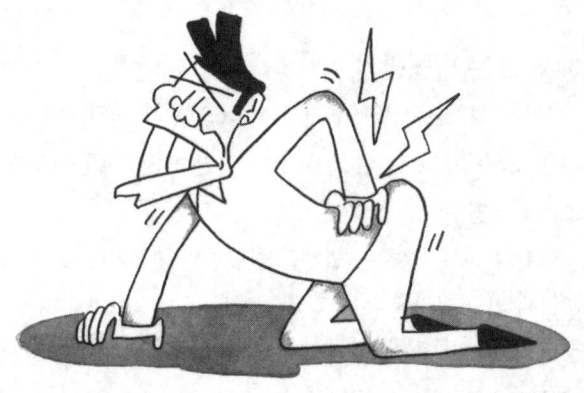

디스크 질환은 특히 목과 허리 부위에서 빈발하는 경향을 보이는데, 목디스크의 경우 고개가 잘 돌아가지 않고 목에 통증을 느끼며 어깨와 팔이 저리고 아픈 증상을 나타낸다. 허리디스크의 경우는 허리 자체의 통증과 함께 골반이나 다리 쪽으로 저리거나 통증이 발생한다. 목과 허리디스크 모두 발병 초기에는 왼쪽과 오른쪽 중 어느 한쪽으로 나타나는 경우가 대부분이다.

발병원인

디스크의 발병은 여러 가지 요인이 복합적으로 작용하지만 일반적으로 잘못된 자세와 운동부족, 무절제한 성생활, 척추의 퇴행성 변화 등에 의해 발생하는 것으로 볼 수 있다. 특히 잘못된 자세는 디스크를 비롯해 각종 척추질환을 야기하는 원인으로 작용하는데 이는 현대인의 일상을 보더라도 미루어 짐작이 가능해진다.

많은 사람들은 아침 출근시 운전석에 앉는 것을 시작으로 사무실에서는 책상에 앉아 장시간 컴퓨터로 업무를 수행하고 점심식사 시간에는 음식점에 앉아 식사를 하는 등, 하루 중 깨어있는 시간 대부분을 앉아 있는 자세로 보내게 된다.

자연히 불량한 자세를 취하기 쉽고 디스크의 발병 또한 많아질 수밖에 없는 상황이다.

한의학에서 보는 발병원인

한의학에서는 디스크의 발병원인이 담음(痰飮)과 신허(腎虛), 어혈, 한(寒), 습(濕), 습열(濕熱), 기허(氣虛) 등에 기인하는 것으로 보고 있다.

- 담음에 의한 경우

담음은 인체의 대사작용으로 발생하는 일종의 찌꺼기라고 할 수 있는데, 이것이 허리 주위의 경락에 흘러 들어올 경우 통증을 야기한다. 이 경우 통증은 허리와 등을 아래 위로 옮겨 다니며 허리 일부분에 냉감이 있으며 통증이 발생한다.

- 신장 기능 허약에 의한 경우

나이가 많아짐에 따라 신장 기능이 약해지거나 지나친 성생활 등으로 정(精)이 고갈되면 신장과 밀접히 연관된 허리에 통증이 발생하게 된다. 이 경우 허리의 통증으로 오래 누워있지 못하고 새벽에 잠을 깨는 경우가 많으며, 하지에 힘이 없고 무릎 관절의 통증이 동반되는 경우가 많다.

- 어혈에 의한 경우

허리 부위에 타박상을 입었다든지, 또는 여성들의 경우 월경불순과 함께 나타나는 경우가 많다. 이 경우 통증은 특정 부위에서 발생하고 낮에는 감소하나 밤이 되면 극심한 고통을 야기한다.

- 한(寒)에 의한 경우

찬 기운이 통증을 일으키는 경우로 허리를 좌우로 돌리기 힘들고 따뜻한 곳에서는 괜찮으나 찬 곳에서 다시 통증이 발생하며 옆으로 눕는 자세를 취하기 어렵다.

- 습(濕)에 의한 경우

몸에 습한 기운이 많이 쌓여도 통증이 발생하는데 허리에 마치 돌을 매달아 놓은 것처럼 무겁고 아픈 증상이 나타난다.

- 습열에 의한 경우

평소 기름진 음식을 과다하게 섭취하는 반면 활동량은 극히 적어 발생하는 통증이다. 한의학에서는 습열요통이라 지칭한다.

- 기허에 의한 경우

평소 음식물의 섭취가 적고 활동량이 부족해 몸에 기운이 없을 때 발생한다. 앉아 있거나 조금씩 돌아다닐 때는 통증이 없어지고 장시간 걷거나 서 있을 경우 통증이 발생한다.

치료

디스크의 한방적 치료시 통증발생 부위만을 치료하는 경우는 거의 없다. 실례로 요추 4번과 5번 사이에 디스크가 발생했다고 해서 그 주위 경락만을 치료한다거나, 왼쪽 다리가 저린다고 해서 왼쪽 다리만 치료하는 경우는 아주 드물다.

가장 기본적인 치료를 시행하는 경우라도 발병원인을 정확히 파악, 그에 따른 적절한 치료를 병행하는 것이 한의학적 치료의 기본이기 때문이다. 예를 들어 신허요통의 경우 신장의 기운을 북돋아 주는 경혈 또는 통증 부위를 지나가는 경락을 선택, 침을 놓거나 뜸을 뜨고 신장의 활동을 보조하기 위해 보신제(補腎劑) 계통의 약재를 중심으로 한약을 처방한다.

약물요법과 침구요법외에 디스크 치료에 탁월한 효과를 보이는 치료방법으로 추나요법을 시행한다.

추나라는 말은 '밀 추(推)'와 '당길 나(拿)'로 이루어진 그 명칭처럼 한의사가 환자의 몸을 직접 만지거나 교정하여 근골격의 배열을 바르게 만들어주는 치류법이다. 따라서 어떤 치료보다 통증을 없애고 자세를 교정하는데 있어서 적극적인 치료법이라 할 수 있다.

한편 본원에서는 일반적인 추나요법에 전신조정술(GCM : General Coordinative Manipulation)을 결합하여 치료를 시행하고 있다.

전신조정술은 질병이 있는 부위를 직접 자극, 이를 해소하려는 기존의 치료법과 달리 병의 원인을 전신 관절에서 파악, 치료를 시행함으로써 인체의 자연치유력을 최대한 살려 일상생활 속에서도 자기 관리를 터득케 하는 이상적인 치료법이다.

요통 환자의 경우 인체의 체형 패턴을 4가지 유형으로 분류하고 치료 적용 부위를 확인하여 허리뼈를 직접 교정하기보다는 사지관절(특히 손목, 발목)을 간단히 교정함으로써 허리통증을 사라지게 하는 방법을 주로 사용한다.

아울러 환자의 통증을 없애주는 차원을 넘어 일상생활에서 주의해야 할 동작과 운동법 등을 정확히 제시, 완치될 수 있도록 한다. 즉, 서 있을 때 어느 다리로 지지하며 누웠다 일어날 때는 어느 쪽으로 일어나야 하고, 가부좌로 앉을 때는 어느 쪽 발이 위로 올라오게 앉아야 하는지 등 일상생활에서 취하게 되는 모든 동작과 자세에서 치료에 도움이 되는 생활습관을 갖도록 제시해준다.

전신조정술은 1~2개의 침을 근육에 자극하여 전신균형을 바로잡는 방법, 사지관절 상태와 움직임의 분석에 기초한 부드러운 관절 교정법, 환자 스스로 하는 능동적 운동, 일상생활 동작의 문제점 또는 자세의 개선, 신경을 활성화시키는 치료법, 인대 강화를 위한 치료법 등으로 시행한다.

치료 사례

임○○ (남 23세)

왼쪽 허리와 왼쪽 하지를 따라 발뒤꿈치의 통증이 1개월 정도 지속되어 내원한 환자로 병원에서 추간판탈출증으로 진단을 받고 치료를 시행했으나 별다른 차도를 보이지 않아 수술을 권유받은 상태였다.

요통을 비롯해 근골격계 질환을 전문적으로 치료하는 성진한의원의 강성호 원장은 원광대 한의대를 졸업하고 동대학원에서 한의학석사·박사 학위를 취득했다.

부산, 경남 추나학회 회장을 역임한 후 현재 대한추나학회 이사로 근골격계 질환의 임상연구에 열정을 기울이고 있는 강 원장은 맥진학회와 성장학회, 형상학회, 기공학회, 부인과학회 등에도 회원으로 참여, 각종 난치성 질환의 한의학적 치료에 매진하고 있다.

또한 강 원장은 동아대 의대에 출강, 후학들을 지도하고 인터넷 건강사이트 '한방건강샘' 상담위원으로 일반인들이 궁금해하는 각종 질병의 증상에 대한 상담을 해주는 한편 부산사상문화원 이사로 지역사회 발전에도 기여하고 있다.

성진한의원은 부산광역시 사상구 주례사거리 부산 지하철 주례역 1번 출구 앞에 위치하고 있으며 상담문의 전화는 (051)312-8300 이다.

환자의 상태는 육안으로 보기에도 허리가 왼쪽으로 빠지고 어깨는 오른쪽으로 심하게 기울어 있었다. 적외선체열진단 결과 왼쪽 하지에 신경압박 증세가 뚜렷했고 체형측정기를 통한 체형진단결과 우측골반의 전방경사와 허리의 왼쪽 편위가 심한 것으로 진단되었다.

첫날 치료에서 이상이 있는 첫 번째 경추를 침과 간단한 수기법으로 교정하면서 왼쪽 발목관절도 동시에 교정을 실시한 데 이어 치료 2일째에는 첫날의 치료내용 외에 오른쪽 복부근육을 강화하는 치료를 시행했다. 2일간의 치료 이후 통증이 현저하게 감소되고 허리가 편위된 것이 많이 회복되었다.

이후 왼쪽 손목 관절치료와 헐거워진 왼쪽 고관절을 제자리에 고정시키는 치료를 병행하며 15회의 치료를 시행했다. 2주간의 휴식 후에 환자의 상태를 진단해보니 자세가 좋아지고 통증은 없어졌으며, 적외선체열진단에서는 정상소견을 보였다. 평소 생활에서 왼쪽으로 눕지 말 것과 가방은 오른쪽으로 매고 다닐 것을 교육하고, 골반을 교정하는 체조를 교육시켜 1일 5분씩 시행토록 하고 있다.

한의학 용어, 이것만은 알아두자!

삼초(三焦)란?

한방의료기관에서 진찰을 받다보면 상초에 이상이 있다느니, 또는 하초의 기능이 저하되었다느니 하는 말을 흔히 들을 수 있다.

상초(上焦)와 중초(中焦), 하초(下焦) 등은 오장육부 중 육부의 하나인 삼초(三焦)에 속하는 것으로 몸의 부위에 따라 구분하고 있다.

인체에서 횡경막 이상 부위는 상초, 횡경막에서 배꼽까지는 중초, 배꼽 이하 부위는 하초로 칭한다. 상초는 심장과 폐를, 중초는 비장과 위장, 간장을, 하초는 신장과 대장, 소장, 방광 등의 내부장기를 포괄하고 있다.

상초의 주요 기능으로는 음식물 섭취에 따른 각종 영양소를 전신에 보내 피부와 근육, 골격 등을 보양해주고 중초는 영양물질을 혈액으로 변화시키는 기능을 한다. 또 하초는 대·소변을 분리시키며, 체내에 축적된 노폐물을 몸 밖으로 배설시키는 기능을 한다.

목비뚤이 증상(연축성 사경)

삐딱하고 비뚤어지게 보이는 세상

손승현 원장 | 동진한의원

명문대학을 나와 국내 굴지의 그룹사에 입사, 탁월한 업무능력을 인정받아 승진에서 줄곧 입사동기의 선두에서는 등 남들의 부러움을 한몸에 받던 Y모(38세) 씨는 최근 하루하루의 생활을 버겁게 이어가고 있다.

매사에 자신만만하던 그의 생활을 하루 아침에 송두리째 바꾸어 버린 것은 바로 목의 비뚤림 현상. 계속되는 과로와 그에 따른 스트레스를 퇴근 후 한잔 술로 풀던 어느 날, 목이 왼쪽으로 돌아가기 시작했다.

처음에는 피곤해서 그런가보다 하고 대수롭지 않게 생각하고 넘겨 버렸지만 시간이 지나면서 증상은 더욱 심해져 앞을 똑바로 보기가 어려울 정도였다.

놀란 마음에 병원을 찾아 치료를 받아 보았지만 별다른 효과가 없었고 자신의 흉칙해진 모습에 사내에서 사람들을 만나는 것을 꺼리게 되는 것은 물론 일도 손에 잡히지 않아 책상에 멍하니 앉아 있는게 일상이다.

회사에서는 그동안의 공적을 인정, 병가라도 내서 요양을 하라고 하지만 Y모 씨는 요즘 사직서를 내는 것을 심각하게 고려하고 있다.

연축성 사경이란?

일반적으로 사경은 선천성 혹은 후천성의 여러 가지 원인으로 머리가 한쪽으로 기울거나 비뚤어진 위치에 있는 것을 말하며 목비뚤이(wry neck)라고도 한다.

그러나 동일한 목이 비뚤리는 증상이면서도 치료가 어렵고 예후가 좋지

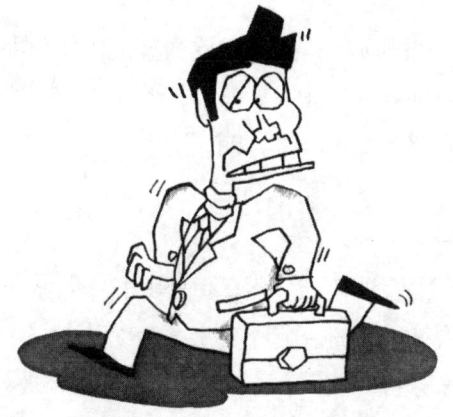

않은 증상이 바로 연축성 사경이다. 연축성 사경은 경부 근육의 불수의적인 긴장성 수축이나 간헐적인 연축으로 인해 회전성(사경), 측방(측경), 전방(전경) 혹은 후방(후경)으로 머리가 기울어지는 질환을 말하는 것이다.

선천성 사경과 성인형 사경으로 구분되어 지며 아직껏 발병원인이 정확히 밝혀지지 않은 상태이며 예후 또한 불량한 것으로 학계에 보고되고 있다.

심한 경우 앞을 똑바로 보지 못하여 손을 이용, 억지로 잡고 있어야 할 정도가 되며 이로 인해 타인과의 접촉을 기피하게 되므로 사회생활에 장애를 초래하는 질환이다.

유병률

서양 의학계에서는 턱이 어깨쪽으로 잡아 당겨지는 사경을 1만명당 3명 정도로 보고하고 있으며 우리나라의 경우도 최근 들어 증가추세를 보이고 있다.

대개 선천성 사경은 드물고 출생시 흉쇄유돌근의 한 쪽이 손상되어 점차 늘어나지 못하는 섬유성 띠로 변화되어 발생한다.

출생 직후의 신생아에서도 약간의 변형이 보이기도 하며 수주 이내에 한 쪽의 흉쇄유돌근이 수축할 때 단단한 융기가 관찰된다. 소아에서 목근육의 수축은 안근의 불균형이나 경추 또는 경추 근육의 변형에 의해 2차적으로 생길 수도 있다.

성인형 사경의 경우 더 흔하게 나타나며 약 5%의 환자에서 가족력이 관찰된다. 어느 연령대에서나 발병이 가능하지만 대개 30대에서 60대 사이의 성인에서 가장 흔히 나타나고, 여성과 남성의 발병비율은 1.4 : 1로 여성이 다소 많은 것으로 보고되고 있다.

증상 및 진단

연축성 사경이 발병하면 일차적으로 반복적인 회전운동과 목을 비뚤어지게 하는 지속적인 근수축이 일어난다. 증상은 점차적으로 시작하지만 갑작스레 생기는 경우도 있다.

또 흉쇄유돌근을 비롯해 승모근, 경판상근, 두판상근 등 목근육에 아픈 긴장성 수축이나 간헐적인 연축이 대개 일측성으로 생겨 비정상적인 머리위치를 만들기도 하며 흉쇄유돌근의 수축은 머리를 반대편으로 회전시키고 목은 같은 방향으로 측방굴곡시키게 된다.

선천성 사경의 경우, 신생아의 목에 비대칭 또는 비정상 구조물 혹은 덩어리가 있는지 잘 살펴보아야 한다. 흉쇄유돌근의 혈종은 생후(일반적으로 둔위분만) 수일 후에 나타날 수도 있으며 점차 시간이 경과함에 따라 섬유종처럼 되기도 한다.

사경의 증상은 경미한 정도에서 극심한 상태까지 다양하다. 평생 지속되는 경우도 있고 운동제한과 자세변형을 가져올 수도 있다.

대개 질병은 1년에서 5년까지 점진적으로 진행된 뒤에 유지되는데 젊은 연령층에서 발생하는 경미한 증상일 경우 10~20% 정도는 발병 후 어느 정도 시간이 경과하면 저절로 호전된다.

그러나 환자의 1/3 정도는 예후가 극히 불량하여 증상이 평생 지속되면서 그 외에 연축성 사경의 근거, 즉 예를 들어 안검, 안면, 턱 등이 구안와사처럼 긴장되며, 앞을 보기 위해 손으로 잡는 등의 증상이 발생한다.

한의학적 발병원인

한방에서는 연축성 사경을 항강(項强)으로 보고 뒷 목 부근을 흐르는 족태양 방광경과 족소음 신경에 습사(濕邪 : 병을 일으키는 습한 기운)가 침범하여 목의 경락이 굳어지면서 목이 돌아가는 것으로 파악하고 있다.

최근 본원에 연축성 사경의 치료를 위해 내원한 환자들의 대부분이 과도한 스트레스에 따른 음주과다의 경우가 많았던 것으로 미루어 근육을 주관하는 장기인 간(肝)에 습열(濕熱)이 발생하여 간화상염(肝火上炎 : 간장에 화기가 충만해 상체에 염증이 발생함) 상태에서 경항부의 근육이 위축되어 발병하는 경우도 있는 것으로 보인다.

본원에 내원한 환자들을 진찰한 임상결과로는 환자의 대부분이 진맥상 현(弦 : 맥이 곧고 길며 마치 팽팽한 가야금 줄을 뜯는 듯한 느낌이 있는 상태), 삭(數 : 맥의 움직임이 급속하여 의사의 정상호흡에 환자의 맥박이 5회 이상 뛰는 상태), 실(實 : 맥이 모두 유력하게 느껴지는 상태)한 경우가 많고 설진(舌診)시 설질이 윤택하고 백태가 낀 경우가 많은 것을 확인할 수 있었다.

치료 및 예후

연축성 사경의 치료는 양방의 경우 물리치료와 함께 근이완제 또는 항우울제를 사용하는 등 정신과적인 접근을 시도하고 있으며, 간혹 보톡스 주사를 통해 목의 긴장성 근육을 풀어주는 경우도 있으나 독소의 항체가 형성되면 효과가 상실되기도 하며 도리어 근육의 약화를 초래, 증상을 악화시키는 경우가 있다.

또한 과거의 경우 긴장된 목의 근육을 일부 절단하는 수술을 하기도 했으며 최근 들어 선택적 신경 절제수술을 시행, 국소 근육을 영구적으로 약화, 마비시키기도 한다.

이에 반해 한방에서는 연축성 사경의 치료시 증상에 대한 변증(辨證 : 증상을 살펴 이에 적합한 치료방법을 결정하는 것)을 통해 '이진탕' '회수산' '목과전' '강활승습탕' 등을 활용하면서 침구치료와 추나치료 등을 병행, 목 주변 근육의 긴장을 완화시키면서 해당 경락의 활성도를 높이는 치료를 시행한다.

이같은 치료를 시행할 경우 비교적 예후가 좋고 또한 치료가 진전된 만큼 퇴행되지 않는 것을 임상에서 확인할 수 있었다.

치료 사례

1. 김○○ (남 34세)

직장인이었던 이 환자는 업무에 따르는 과도한 스트레스로 음주가 잦은 편이었는데 어느 날부터인지 목이 왼쪽으로 돌아가면서 앞을 보기가 힘들다고 호소했다.

내원시 왼손으로 턱을 잡고 있었으며 손을 놓으면 바로 얼굴이 왼쪽으로 돌아갔다. 지난 3년간 양방병원에서 치료를 시행했고 특히 최근 보톡스 주사를 맞은 뒤 근육이 약화되면서 증상이 더욱 심해진 상태였다.

내원 후 2개월간 매일 침구치료를 시행하면서 회수산을 복용한 후 손을 거의 이용하지 않아도 앞을 볼 수 있을 정도로 증상이 회복되었으며 이후 마지막 3주간의 주 2~3회 치료를 통해 억지로 목이 돌아가는 현상이 없어지고 간혹 긴장하거나 스트레스를 받았거나 음주량이 많아질 경우 하루 정도 근육의 긴장감을 느끼는 정도로 회복됐다.

마지막 치료시에는 본인이 거의 증상을 느끼지 못할 정도로 좋아진 상태가 되었다.

2. 고○○ (남 62세)

이 환자는 IMF로 사업이 망하면서 수개월간 음주를 한 경험이 있는 사람으로 얼굴이 오른쪽으로 향한 상태에서 손으로 잡고 내원을 했다. 하루 종일 목이 돌아가 있어 보행시에도 똑바로 걷지 못하고 항상 목을 잡고 있

부친에 이어 가업을 계승, 2대째 한의사의 길을 걷고 있는 동진한의원의 손승현 원장은 상지대 한의대를 졸업하고 동대학원에서 한의학 석사과정을 수료했다.

개원 이후 줄곧 난치성 질환의 한방치료에 남달리 관심을 기울여온 손 원장은 요즘도 진료일정으로 바쁜 틈틈이 난치병 치료를 위한 각종 이론과 임상연구에 매진하고 있다.

서울 종로구 창신동 종로구민회관 부근에 위치하고 있으며 상담문의 전화는 (02)745-4681 이다.

어야 하는 까닭에 어깨와 손목에 근육통까지 발생한 상태였다.

3개월간 치료를 시행하며 회수산과 강활습승탕의 가감방을 처방했고 침구치료를 시행한 결과 취침시 목이 풀어지고 보행시에도 똑바른 걸음걸이가 가능해졌다.

연령과 신체의 기력을 감안해 3~4개월 간의 보완치료를 권했으며 치료 예후는 양호한 상태이다.

한의학 용어, 이것만은 알아두자!

체질(體質)이란?

많은 사람들이 체질이란 말을 흔히 한다. '나는 술이 안 받는 체질이야' 또는 '체질상 난 그런 것 못해' 심지어는 '나는 군대 체질이야' 라는 소리까지 체질과 관련된 말은 우리 일상생활에 깊숙이 파고들어 있다.

세상에 동일한 모습의 사람이 존재하지 않는 것처럼 동일한 신체 장기를 갖고 있는 사람이라도 그 기능의 약하고 부족함이나 또는 강하고 충족함의 상태는 각기 다를 수밖에 없다. 이런 이유로 사람은 각기 독특한 생리기능을 발휘한다.

한의학에서는 이처럼 사람마다의 각기 독특한 생리기능을 체질이라고 한다. 체질의 특이성에 따라 사람은 저마다 성격은 물론 음식에 대한 기호, 체격, 심지어는 자주 걸리는 질병까지 상이한 형태를 띠게 된다.

일례로 똑같이 감기에 걸렸다 하더라도 한증막이나 사우나 등에서 땀을 빼 낫는 사람이 있는가 하면, 오히려 기운이 빠지면서 증상이 더 악화되는 사람도 있다.

이런 이유로 한의학에서는 각종 질병의 예방 및 치료를 위한 측면에서 체질을 중요하게 여기고 있다.

휜다리에서 각선미를 꿈꾸며

권강주 원장 | 헬스메카한의원

'연병장 한 구석에서 제대로 붙지 않는 다리, 소위 'O자형 다리'로 차렷 자세를 해보려고 안간힘을 쓰다 결국은 다리가 붙지 않아 기합을 받는 훈련병… 당사자의 고통에도 불구하고 아무리 차렷 자세를 취하려 애써도 엉거주춤한 자세가 되는 모습을 보며 웃음을 터뜨리다 엉뚱하게도 단체 기합을 받는 한 무리의 동기들'

군 생활을 경험한 사람이라면 어느 누구라도 제식훈련 시간에 경험했을 법한 일이다. 하지만 이른바 휜다리 또는 O자형 다리로 불리는 내반슬 변형은 군에서만 문제가 되는 것은 아니다.

생활양식의 변화로 헬스나 레저 등 신체 노출의 기회가 부쩍 많아진 요즘, 체형미용에 관심이 많은 젊은 여성에게도 'O자형 다리'는 문제가 심각하다. 아무리 길고 늘씬한 다리라도 'O자형 다리'라면 아름다움과는 거리가 멀 뿐더러 미니스커트 같은 복장은 아예 꿈도 꿀 수 없기 때문이다.

O자형 다리(내반슬)란?

흔히 휜다리로 불리는 'O자형 다리'는 관절의 결합에 이상이 생겨 무릎이 서로 붙지 않고 둥그런 모양으로 벌어지는 증상을 말한다. 벌어진 다리 사이가 좁게는 2.5cm에서 심할 경우 7.5cm를 넘는 경우도 있다.

사실 사람의 다리는 출생 시 15도 정도 휜 O자형이었다가 두돌이 지날 무렵 일직선으로 됐다가, 다시 반대로 휘어 세돌 무렵엔 10도 정도 휜 X형이 됐다가 초등학교에 입학할 무렵 정상적인 모습을 갖게 된다. 따라서 세

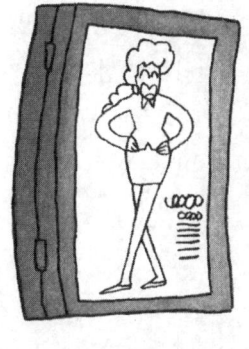
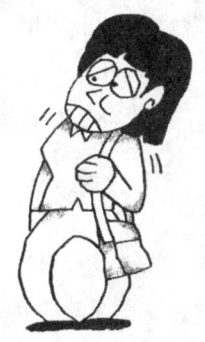

돌이 지난 이후에도 O자형이 심할 경우 무릎 안쪽 다리뼈 성장에 장애가 되는 질병이 있는지 여부를 알아볼 필요가 있다.

휜다리는 체형미용 문제나 그로 인한 당사자의 열등감도 문제지만 요통 또는 관절염, 디스크와 척추질환 등 각종 질병을 초래하기 때문에 심각성이 크다. 더욱이 여성의 경우 골반이 틀어지는 원인을 제공, 생식기 질환이나 불임을 초래하기도 한다.

이외에 휜다리 형태의 인체구조는 만성적인 보행장애와 보행습관의 변형을 초래하고 드물기는 하지만 환자에 따라서는 아주 미세하게 다리를 저는 경우도 있다.

야기되는 질병 및 증상

휜다리는 우선 외적 아름다움을 추구하는 현대인들의 미용적 관점으로 볼 때 이미 각선미의 상실, 이상한 걸음걸이 등 전체적인 자신감의 결여나 수치감을 초래하지만 이보다 더욱 심각한 것은 만성피로 또는 근 위약을 초래, 쉽게 넘어지고 이로 인해 상처를 입을 수 있다는데 있다.

또한 구조적 퇴행변화의 연장선상에 있어 세월이 경과함에 따라 다리의 변형이 심화되어 척추, 골반을 비롯한 전체적인 구조변형을 가속화시켜 노화를 촉진하고 다음과 같은 2차적 질환을 야기한다.

운동기계 질환

하지의 내방 만곡 및 요추 만곡의 소실 등 신체 근골격 구조의 불균형으

O자형 다리(내반슬)

로 인해 체중전달의 편달에 의한 관절염 또는 퇴행성 관절 변형, 족저부의 통증, 족장 각화증, 외반 모지증 등을 유발하는 직접적인 원인이 될 수 있으며 피로와 체력저하 등을 초래한다. 또 연쇄적 신체구조 변화의 원인으로 작용, 요통 또는 니스크, 좌골신경통, 견비통, 어깨결림 등의 질병을 야기한다.

내과적 질환

다리구조의 변화는 궁극적으로 척추 및 골반의 변화를 초래하게 되어 각종 소화기 질환 또는 위염, 위하수, 하복부 냉증, 생리통, 생리불순, 불임증, 빈뇨실금, 심장병, 폐 질환, 피부질환, 두통, 뇌졸중 등을 야기한다. 또 신경정신과적으로 자신감 상실, 의기소침, 우울증 등으로 발전하기도 한다.

특히 양쪽 다리 길이가 차이가 심할 경우 합병증을 유발하게 되는데 왼다리가 길 경우에는 비뇨생식기의 질환이나 소화기 계통의 질병이 발생하기 쉽고, 오른쪽 다리가 길 때에는 심장질환이나 호흡기 질환, 피부질환 등이 발생하기 쉽다.

발병원인

O자형 다리(내반슬)의 발생은 대개 굽은 자세나 영양 불균형, 편식, 운동부족 등 좋지 않은 습관 또는 나쁜 자세 등이 주된 원인이다.

또한 만성질환이나 장기간의 신체허약 상태에서 서서히 진행되는 경우가 많고, 드물기는 하지만 구루병이나 골연화증, 골단 연골 성장장애, 내분비 이상 등 특정 질병에 의해 발생하는 경우도 있다.

선천성 내반슬(생리적 내반슬)

신생아는 대부분 모태 내에서 굴곡된 자세로 인해 2~3세 까지 내반슬 상태에 있게 되지만, 이후 성장하면서 대부분 정상으로 회복된다. 그러나 드물게 회복되지 않는 경우도 있는데, 이는 대개 좋지 않은 잠버릇이나 영양 불균형, 편식 등으로 인한 만성 허약상태인 경우가 많다.

구루병성 내반슬

비타민 D의 결핍으로 인한 구루병이 원인이 되어 발생한다.

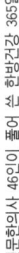

골대사성 내반슬
골대사 이상이나 내분비 이상, 골연화증, 골단 연골 성장장애 등으로 인해 발생한다.

외상성 내반슬
대퇴골 또는 하퇴골의 골절이 원인이 되어 발생한다.

염증성 내반슬
슬관절 결핵이나 변형성 슬관절 질환이 원인이 되어 발생한다.

만성 진행성 내반슬
만성소화기 장애나 만성설사, 편식으로 인한 영양 불균형, 장기간의 원기 허약상태에 있을때 골관절을 정위치로 견고하게 결합하여 지지구조를 지탱하는 인대나 근육의 위약으로 중력에 대한 항력이 저하되면 신체 구조의 변형을 야기하게 되고 좋지 않은 습관이나 나쁜 자세들도 개개 관절 면의 퇴행성 구조변화를 촉진시켜 내반슬을 초래한다.

O자형 다리의 검진

무릎을 쭉 펴고 선 자세에서 고관절 대퇴 골두와 슬관절, 족관절을 연결한 부하선에서 슬관절의 중심이 외측에 있는 경우는 내반슬이며, 슬관절의 중심이 부하선의 내측에 있는 경우는 외반슬이다. 즉 족 내과를 마주대고 똑바로 섰을 때 양무릎이 닿지않고 벌어져 있는 경우는 내반슬이고, 양무릎을 붙였을 때 족 내과가 닿지않고 벌어져 있는 것은 외반슬이다.

양측 경골 안쪽 사이의 거리를 측정, 그 중등도를 나타내는 기준은 다음과 같다.

구 분	벌어진 정도
1 도	2.5cm 이하일 때
2 도	2.5cm이상 5cm이하
3 도	5cm이상 7.5cm 이하
4 도	7.5cm이상

치료

휜다리와 근위축증 등 하지질환은 적기에 치료하는 것이 무엇보다 중요하다. 이의 치료를 위해서는 우선 변형된 골반과 고관절(엉덩이 관절)을 바로 잡아 슬관절(무릎관절) 이상에 의한 무릎기형을 해소해야 한다. 골반과 관절의 교정을 위해 사용하는 치료법이 기추나요법이다.

기추나요법은 척추와 골반 관절 등을 손 또는 특수장비 등을 이용, 밀고 당겨 교정해 주는 한의학의 전통의술인 추나요법에 기(氣)체조를 결합한 치료 방법이다. 기추나요법은 별도의 보조기 착용이나 수술이 필요없어 후유증에 대한 우려를 불식할 수 있으며 치료시기가 문제되지 않아 나이가 든 사람에게도 적용이 가능한 장점이 있다.

치료는 1차적으로 변형된 골반과 관절의 기형을 바로 잡아주는 시술을 시행하며, 이후 전체적인 체형을 바로 잡고 보정을 지속적으로 유지하기 위한 프로그램인 운동치료와 기체조를 시행한다.

이와 함께 한방 정형치료기기인 오토세이퍼(Ortho-Shaper)로 지속적인 보정치료를 실시한다. 이같은 치료를 시행하면 인체의 대들보 역할을 하는

한방의료기관으로는 드물게 정형클리닉을 개설하고 있는 헬스메카한의원의 권강주 원장은 원광대 한의대를 졸업했다.

한의대 재학시절부터 요통 및 휜다리 등의 질환 치료에 관심을 가졌던 권 원장은 개원 후에도 대한추나학회와 대한스포츠한의학회, 대한약침학회 등에 가입, 임상과 이론을 연구하며 한방 정형클리닉의 새장을 열어가기 위해 부단한 노력을 기울이고 있다. 서울시 한의사회 이사를 역임하는 등 한의계 내부의 활동에도 정열을 쏟고 있다.

헬스메카 한의원은 한방정형클리닉 외에도 휜다리클리닉, 척추클리닉, 근위축클리닉, 음성장애클리닉, 보행장애클리닉, 성장클리닉 등을 개설하고 있다. 서울 강남구 대치동 지하철 3호선 학여울역 부근 서울은행 건너편 KFC빌딩 4층에 위치하고 있으며 상담문의 전화는 (02)542-6004 이다.

등뼈와 골반, 관절이 정상적으로 복원되며 뼈와 관절이 강화된다.

치료기간은 환자 개개인의 증상에 따라 각기 다르지만 주 2~3회씩 3개월에서 6개월 정도 실시하면 벌어진 다리의 간격이 좁아지고 미니스커트 등의 의복을 착용하는데 별다른 지장을 느끼지 않을 정도로 증상이 개선된다. 실례로 무릎 간격이 7cm였던 한 환자의 경우 1개월의 치료를 통해 간격이 2cm까지 줄어든 것을 임상에서 확인할 수 있었다.

근 위축증에 의한 보행장애는 빠를 경우 불과 몇 번의 시술로도 즉시 치료효과가 나타나는 경우가 있으며 만성 또는 증상이 장기화되어 극심한 경우에는 6개월 이상의 지속적인 치료가 필요하다.

한의학 용어, 이것만은 알아두자!

법제(法製)란?

일반인들이 한방의료기관에서 진찰을 받고 그 결과에 따라 치료를 위한 약물을 복용하게 되는데 이 때 처방에 사용되는 한약재들은 법제과정을 거친 것들이다.

법제란 식물 또는 동물, 광물 등의 원래의 생약들을 약으로 사용하기 위해 처리하는 과정을 말한다.

원생약들의 법제과정이 필요한 이유는 우선 약으로 쓰이는 부분의 불필요한 잡물들을 제거하고 부피가 너무 크거나 질이 단단하여 그대로 사용할 수 없는 경우가 있기 때문이다.

또 독성이나 자극성이 있는 약재의 복용시 우려되는 부작용을 방지하고 좋지 않은 냄새 또는 맛을 제거하며 장기간 보존을 위해서도 법제과정이 필요하다.

이외에 약물의 치료효과를 증강시키거나 그 효능 자체를 다른 것으로 변화시키기 위해 법제과정을 거친다.

법제과정은 물을 이용해 처리하는 경우와 불을 이용해 처리하는 경우, 물과 불을 공동으로 사용, 처리하는 경우 등 크게 세 가지 방법으로 나뉜다.

허리는 인체의 대들보

요통

신정식 원장 | 대구 신정식한의원

　허리는 인체에서 상체를 지지해주고 상반신에 걸리는 하중을 하지로 전달해 주는 중간 역할을 한다. 또 상체를 전후좌우로 움직이도록 하고, 내부 장기의 기능을 조절하는 자율신경과 온몸의 감각을 느끼고 몸을 움직이게 하는 척수신경을 보호하기도 한다.
　이처럼 허리는 인체에서 중요한 역할을 하는 부위이다. 따라서 허리에 이상이 발생하여 극심한 통증이 있게 되면 일상생활이 불가능할 정도로 어려움을 겪기도 한다.
　우리 주변에 보면 '허리가 아프고 다리가 저린다' '아침에 자고 일어나면 허리가 뻐근하다' '오래 앉아 있다보면 일어서기가 힘들다' '조금만 걸어도 허리가 아파 쉬었다 걷는다' 는 등 허리의 통증을 호소하는 사람들이 점차 증가 추세에 있으며 연령층 또한 낮아지고 있다.

요통이란?

　'허리가 아픈 것'으로 표현되는 요통은 인류가 직립보행을 하면서 얻은 필연적인 질환이다. 원숭이는 허리가 아프지 않다고 한다. 네 발로 걷는 동물들은 체중을 네 발로 분산, 허리에 가해지는 압력이 적기 때문이다.
　그러나 만물의 영장인 인간은 두 발로 걷고 양손을 마음대로 사용하면서 편리한 생활을 영위할 수 있었던 반면 그 대가로 요통이라는 반갑지 않은 질병을 얻게 됐다.
　요통은 일단 발병하면 쉽게 치료되지 않고 재발이 흔한 질환이다. 사람

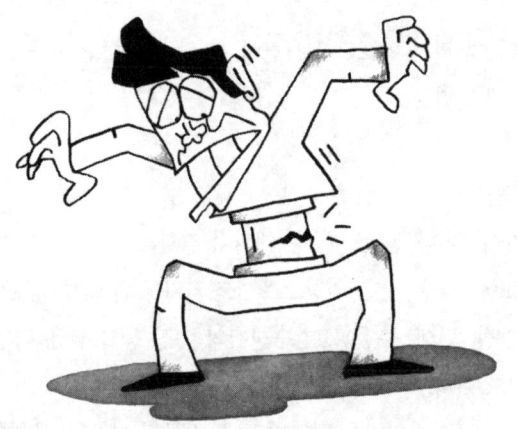

이 일생을 살아가면서 감기 다음으로 잘 걸리는 질환이 요통이다. 임상통계상 10명 중 8~9명은 일생동안 한번 이상 요통으로 고생을 하며, 40세 이상 중·장년층의 30% 정도는 허리가 아프다고 호소한다.

'허리디스크'로 불리는 추간판탈출증

척추의 뼈 사이에는 추간판이라 불리는 디스크가 있어 충격을 흡수하고 활동에 유연성을 주며, 척추의 앞 뒤에는 인대가 붙어 있어 척추를 지지해 준다.

디스크는 가운데에 수분을 많이 흡수, 젤리와 같은 수핵과 이를 둘러싸고 있는 질긴 막인 섬유륜으로 되어 있으며, 성장이 끝난 직후부터 수핵의 수분 함유량이 줄어 들고 섬유륜의 탄력성도 떨어지는 퇴행성 변화가 시작된다.

'요추간판탈출증'으로 불리는 허리디스크는 평소 잘못된 자세와 구조적인 문제 등으로 요추 4~5번과 요추 5번과 천추 1번 사이의 디스크가 많이 탈출된다.

허리의 디스크는 목의 디스크보다 뒤쪽으로 밀려날 공간이 넓고, 허리뼈의 뒤쪽에 있는 인대는 얇고 약하며, 또한 허리의 아랫부분은 허리를 굽히고 펴고 비트는 각도가 큰데다, 일상생활에서 잘못된 자세로 허리의 아랫부분에 하중이 많이 가해지기 때문에 허리에 디스크가 많이 발생한다.

허리디스크는 퇴행성 변화로 많이 야기되는데 디스크가 신경근을 압박

요통

하면 초기에는 허리가 아프다가 시간이 지나면서 엉치가 아프고 다리가 저리거나 당기게 된다.

발병 원인은?

요통은 위궤양이나 신장질환 등 내과적 질환 또는 부인과 질환, 정신적 스트레스, 교통사고와 같은 외상으로 초래되기도 하고, 허리 근육 또는 척추뼈, 척추관절, 인대, 추간판, 척수신경의 손상 등과 같은 다양한 원인으로 발생하기도 한다.

이처럼 요통은 발병원인은 많지만 평소 잘못된 자세나 생활습관이 허리 근육 또는 디스크에 부담을 많이 주어 발생하는 경우가 많다.

일상생활에서 허리에 부담을 주는 행동
- 장기간 앉아 업무를 보거나 운전을 하는 경우
- 방바닥에 구부정하게 앉은 경우
- 푹신한 소파에 다리를 꼬고 비스듬히 앉은 경우
- 의자가 높아 발바닥이 바닥에 닿지 않는 경우
- 가방을 한쪽으로만 들거나 맨 경우
- 바닥에 있는 물건을 허리를 비틀면서 구부려드는 경우
- 하이힐과 같이 굽 높은 신발을 신는 경우
- 몸에 꽉 끼는 거들을 입는 경우
- 허리를 한쪽으로만 비트는 운동을 하는 경우

일상생활에서 장기간 같은 자세로 앉아 있는 수험생이나 직장인, 운전기사들은 허리의 디스크에 많은 부담을 받게 된다.

디스크에는 혈관이 분포되어 있지 않아 자주 움직여 주어야 하는데, 오랜 시간 앉아 있게 되면 영양공급도 잘 받지 못하고 수핵의 수분이 빠져나가 디스크의 높이가 낮아지게 된다.

또 디스크의 퇴행성 변화는 50~60대에 일어나는 것이 아니라 20대 초반만 되어도 나타나게 되는데 장기간 앉아 있게 되면 디스크의 퇴행성 변

화는 더 일찍 오게 된다.
 구부정하게 앉는 자세가 습관화되면 허리가 앞쪽으로 약간 휘어진 정상적인 요추만곡이 소실되면서 누워 있을 때보다 디스크에 가해지는 압력이 7~8배나 증가하게 되어 디스크의 내압이 상승, 디스크의 퇴행성 변화를 촉진한다. 또 허리 근육인대는 정상적인 만곡을 유지코자 긴장을 함으로 요통을 일으키는 원인이 된다.
 이처럼 척추의 정상적 곡선이 깨어진 부위에는 척추관절의 정상적인 움직임이 제한을 받을 뿐만 아니라 디스크에 영양공급이 제대로 되지 않아 디스크의 퇴행성 변화가 빨리 일어나게 하는 원인이 되기도 한다.

허리 근육 이상에 의한 통증
 장기간 잘못된 자세, 정신적 스트레스는 근육의 긴장을 초래, 통증을 발생시킨다. 허리의 요방형근이 긴장으로 수축되면 허리와 엉덩이에 통증이 나타나며 편히 쉬어도 계속 아프고 돌아눕기가 힘들며 누웠다 일어나기가 어렵다. 허리를 삐끗하여 요방형근이 손상되면 보행장애 또는 다리가 마비된 듯한 느낌을 받는다.
 엉덩이의 중둔근은 장시간 앉거나 바지 뒷주머니에 두툼한 수첩을 넣어 근육이 수축하게 되면 허리와 엉덩이가 아프기도 한다.
 요추의 앞쪽에 있는 장요근의 근육이 수축, 뭉치면 허리 위쪽에서 아래쪽으로 통증이 나타나며 장시간 서있으면 통증이 심해지고 아침 기상시 증상이 심해지기도 한다.
 이상근의 수축으로 좌골신경이 압박되면 허리와 엉덩이가 아프거나 다리가 당기는 증상이 나타나서 허리디스크로 오인하기도 한다.

치료
 한의학에서는 요통 또는 허리디스크의 치료시 추나요법과 약물요법, 침구요법, 테이핑요법 등을 병행해 치료효과를 높이고 있다.
 추나요법은 척추나 골반이 비뚤어진 부위를 정상위치로 바로잡아 관절의 움직임을 원활하게 하고 경락의 기순환을 잘 시켜 기능 회복을 촉진시

요통

킨다. 한쪽 다리 길이가 6mm이상 차이가 나면 척추나 골반의 변위된 부분을 추나요법으로 교정해 주어야 한다. 허리디스크의 경우 요추신연법으로 디스크의 압력을 줄이고 눌린 신경의 압박을 감소시켜 준다.

약물요법은 원인에 따라 적절한 약물을 투약 치료효과를 배가시키는데 내과질환 또는 부인과질환이 원인일 경우 이를 해소시키는 약물을 투약하고 허리근육이 약할 경우 근력을 강화하는 양근요법의 약물을, 뼈가 약할 때는 뼈를 강하게 해주는 보골요법의 처방을 시행한다.

침구요법은 허리의 통증과 연관되는 경락상의 경혈에 침을 놓고 전기적인 자극을 가하여 경락의 기혈순환을 원활하게 해주고 통증이 심할 경우 봉독을 사용하기도 한다.

테이핑요법은 추나요법으로 척추를 교정한 후 근육의 불균형을 바로 잡아준다.

근육의 이상으로 오는 통증의 경우 근육 상태에 따른 운동도 시행해야 하는데 이상이 있는 근육을 촉진하여 뭉쳐있을 경우에는 환부에 침을 맞고 스트레칭 운동을 해야하며 근력테스트를 통해 약해져 있는 근육은 근력강화 운동을 꾸준히 해야 한다.

요통 및 디스크 치료를 전문적으로 시행하는 대구 신정식한의원의 신정식 원장은 한의학 박사학위를 취득했다.

현재 추나학회 교육위원, 한방비만학회 정회원, 한방부인과학회 정회원으로 활동하며 각종 난치성 질환의 한의학적 치료를 위해 임상연구에 매진하고 있다. 동의난달 이사로 사회봉사활동에도 적극 참여하고 있다.

신정식한의원은 대구광역시 중구 공평동 한일극장 건너 밀리오레 동편 부근에 위치하고 있으며 상담문의 전화는 (053)425-7588 이다.

조금만 신경쓰면 뒷골이 뻐근

진선두 원장 | 진선두한의원

'조금만 신경 쓸 일이 생겼다하면 어김없이 뒷골이 뻣뻣해져요' '긴장한 상태에서 작업을 하고 나면 뒷목이 뻐근해요' '교통사고를 당하고 난 뒤부터 늘상 뒷골이 뻣뻣한 느낌이 들고 몸까지 찌뿌둥한 것 같아요'

우리 주변에서 이러한 증상을 호소하는 사람들을 흔히 볼 수 있다. 사회가 복잡해지고 경쟁이 심화되면서 이에 따른 스트레스가 증가하고 이로 인해 각종 신체의 이상증상을 호소하는 사람들 또한 크게 늘고 있다.

하루종일 동일한 자세로 승객들과 부딪히며, 신호등에 촉각을 곤두세우며 운전을 해야하는 운전기사부터 새벽에 출근해 밤늦게 퇴근하는 직장인, 대학입시에 대한 심리적 압박감을 느끼며 입시준비에 하루도 편히 쉴 날이 없는 수험생, 육아와 가사노동에 시달리는 주부들에 이르기까지 모든 사람들이 저마다 각종 스트레스와 과로에 시달리며 몸의 이상을 호소하고 있다.

가장 대표적인 증상은 뒷골이 뻐근하고 뻣뻣한 증상. 이들은 혹시나 하는 마음에 고혈압 또는 중풍 등의 질병을 의심하고 병원을 찾아 CT 또는 MRI등의 촬영을 해보지만 별다른 이상 소견을 발견할 수 없는 경우가 대부분이다.

뒷골 뻣뻣 증후군이란?

뒷골 뻣뻣 증후군은 목 주위의 근육이 뭉쳐서 나타나는 일종의 근막 통증 증후군이라 할 수 있다. 또 경부근육경련이나 경부염좌, 긴장성경부 증

뒷골 뻣뻣 증후군

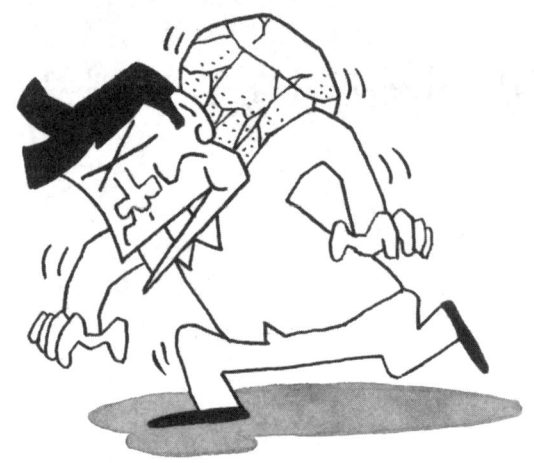

후군 등으로 인해 증상이 발생하기도 한다.

그러나 의학적으로 뒷골 뻣뻣 증후군이란 용어는 없다. 다만 15년 이상 개원의로 임상에서 진료를 하면서 어깨가 돌덩이를 올려놓은 것처럼 무겁고 뒷목이 뻐근하고 뻣뻣하며, 머리가 띵하다는 등의 증상을 호소하는 수많은 환자들을 지켜보며 이러한 증상을 통틀어 편의상 뒷골 뻣뻣 증후군으로 명명한 것이다.

증상

임상에서 보면 뒷골 뻣뻣 증후군의 증상은 다양한 형태로 나타나고 있다. 어깨 부위에 마치 돌덩이를 올려놓은 듯한 느낌이 들고 뒷목이 뻐근하여 목의 회전이나, 굴신 운동에 불편함을 느끼는가 하면 때때로 담이 든 것처럼 등에 뻐근한 통증이 느껴진다.

또 머리가 맑지 않아 기억력이 점차 감퇴되고, 극심한 두통이 수반되기도 하며 눈이 침침해지고 몸이 무거워지며 피로감을 느끼기도 한다.

이와 함께 여성 환자의 경우 환자에 따라서는 갱년기도 아닌데 얼굴에 열이 확 올랐다가 식으면서 땀을 흘리고 일순간 추위를 느끼고 뒷목이 뻐근한 증상을 호소하는 경우도 있다.

사람에 따라서는 안면 통증이나 눈꺼풀 혹은 입주위 근육이 가늘게 떨리는 증세가 나타나 구안와사나 중풍을 의심하는 경우도 있다.

발병원인

뒷골 뻣뻣 증후군이 발생하는 가장 큰 원인은 스트레스와 불량한 자세에 기인하는 것으로 추측되고 있다.

심신의 피로가 장기간 누적된 상태에서 엎드려서 자는 등 불량한 자세로 잠을 잤다거나, 장시간 고정된 자세로 컴퓨터 업무 또는 독서를 했다거나, 순간적으로 목을 잘못 돌렸을 때 발생하는 경우가 많다.

또 갑작스런 외상, 즉 교통사고 등으로 목이 뒤로 넘어가는 경우 등으로 인해 증상이 발생하는 경우도 있다.

실례로 임상에서 보면 이러한 증상을 호소하는 환자들은 업무상 과다한 스트레스를 받는 직종에 종사하는 직장인들이나 수험생, 운전기사 등인 경우가 대부분이며 신경을 많이 쓰면 증상이 더욱 심해지고 덜 쓰면 증상이 완화되는 특징을 보이고 있다.

뒷골 뻣뻣 증후군은 목 디스크가 원인이 되어 발생하는 경우도 있다. 이 경우 목을 구부리거나 뒤쪽으로 제낄 때, 목과 어깨로 통증이 내려감을 느낄 수 있으며 증세가 심화되면 목 주위의 통증은 소멸되는 반면 팔로 내려가는 통증이 발생한다.

그러나 뒷골 뻣뻣 증후군의 대다수 환자들은 담이 결리거나 목 디스크와는 무관하게 발생하는 경우가 많다.

한의학적 발병원인

한의학에서는 뒷골 뻣뻣 증후군과 같은 증상을 항강증(項强證)이라는 질병명으로 표현하는데 증상이 뒷목의 어느 한쪽 방향으로 나타나는 특징을 보인다.

항강증은 극심한 스트레스로 인해 몸의 기운이 저하되고 혈액순환이 원활하지 못하여 목 주위의 근육이 뭉쳐져 발생하는 것이다.

즉 혈액순환의 기능이 크게 떨어진 상태에서 과민한 신경의 작용이 더해져, 화기(火氣)가 심해지고 뒷목의 혈액의 흐름을 원활하게 해주지 못해 발생하는 것이다.

뒷목이 뻐근한 증상은 체질의 비대와 수척, 질병의 유무에 상관없이 발생한다.

한의학에서는 체내에 지방이 많은 비대한 체질을 기허습담 체질이라고 한다. 기허습담 체질의 경우 지방이 많아 기운의 소통이 원활치 않고 기운이 허약한 상태가 되며 혈액순환이 원활하지 않아 체내 영양물질이 담음으로 변질, 혈관벽에 달라붙어 혈액의 통로를 좁게 만들어 버린다.

두뇌활동을 많이 하기 위해서는 충분한 혈액량을 필요로 하는데 혈관이 좁아져 혈류량이 이를 따르지 못하게 되고 이로 인해 뒷목 쪽이 뻣뻣해지는 것이다.

또 수척하고 마른 체형은 혈허유화 체질이라고 하는데, 체내에 혈액을 포함한 진액이 부족하고 신경이 예민해 슬픔 또는 기쁨, 노여움 등의 감정에 체내의 화기가 상승하면서 혈액순환에 장애를 초래하고 이로 인해 뒷골이 무거워진다.

이와 함께 이들 체질 외에 보통의 체질에서도 과도한 성생활이나 과음, 흡연, 스트레스, 염분의 과다섭취, 고혈압 등이 원인이 되어 뒷골이 뻣뻣해지기도 한다.

치료

뒷골 뻣뻣 증후군의 한의학적 치료는 환자 개개인의 체질에 따라 상이하기는 하지만 기본적으로 기혈의 조화를 도모하면서 담음을 제거하고 화기를 내려주는 것을 원칙으로 시행한다.

즉 뒷골 뻣뻣 증후군의 발병이 인체의 혈액순환 장애로 기혈이 부족해진 상태에서 신경과민 작용이 더해져 담음과 화기를 발생시켜 야기되는 질환인 만큼 혈액순환에 장애를 초래하는 담음과 화기를 제거시켜 주어 혈행을 원활하게 해주고 이를 통해 기와 혈을 북돋아주는 것이다.

치료는 정확한 진찰과 상담에 근거해 침구요법을 비롯해 부항치료, 한방 물리요법, 약물요법 등을 적절히 사용한다.

약물요법의 경우 환자의 체질에 따라 각기 처방이 달라지는데 우선 소음인의 체질로 혈압은 정상이나 몸의 기가 약한 상태에서 과도한 스트레스로 인해 증상이 발생한 경우 '보중익기탕' 에 화를 풀어주는 약재를 가미한 약물을 처방한다.

또 태음인의 체질로 열이 많고 고혈압인 경우 '열다한소탕' 또는 '갈근해기탕'에 화를 삭여주는 약을 가미해 처방하고, 소양인의 경우는 '육미지황탕'에 화를 삭여주는 약재를 가미 처방하면 치료에 효과가 있다.

이외에 여성 환자로 혈허, 즉 혈액이 부족해 증상이 발생한 경우에는 '사물탕'에 화를 가라 앉혀주는 약재를 가미해 처방한다.

한편 찜질요법도 뒷골 뻣뻣 증후군을 치료하는데 효과적이다. 급성 통증의 경우 냉찜질, 만성 통증은 온찜질이 효과적이며 초기 극심한 통증이 어느 정도 소멸되면 적당한 운동 등으로 땀을 내어 근육의 뭉침을 풀어주는 것이 좋다.

흔히 발생하는 뒷목 또는 뒷골의 뻐근한 증상을 뒷골 뻣뻣 증후군이라는 명칭으로 명명하고 이의 전문적인 치료를 시행하는 진선두한의원의 진선두 원장은 경산대 한의대를 졸업하고 동 대학원에서 한의학박사 학위를 취득한 후 서울대학교 보건대학원 보건의료정책 최고관리자과정을 수료했다.

은평구한의사회 회장을 역임한 후 현재 서울시한의사회 부회장으로 한의협 회무에도 적극적으로 참여하고 있는 진 원장은 대한한방 해외의료봉사단 서울시지부장으로 10여 회에 걸쳐 해외의료봉사 활동에 참가하는 등 한의학의 세계화에도 앞장서고 있으며, 세명대 한의대에 출강, 후학들을 양성하고 있다.

서울 지하철 6호선 응암역 1번 출구, 신사오거리에서 신사동 고개방향으로 200m 전방 신사동고개삼거리 부근에 위치하고 있으며 상담문의 전화는 (02)372-6521 이다.

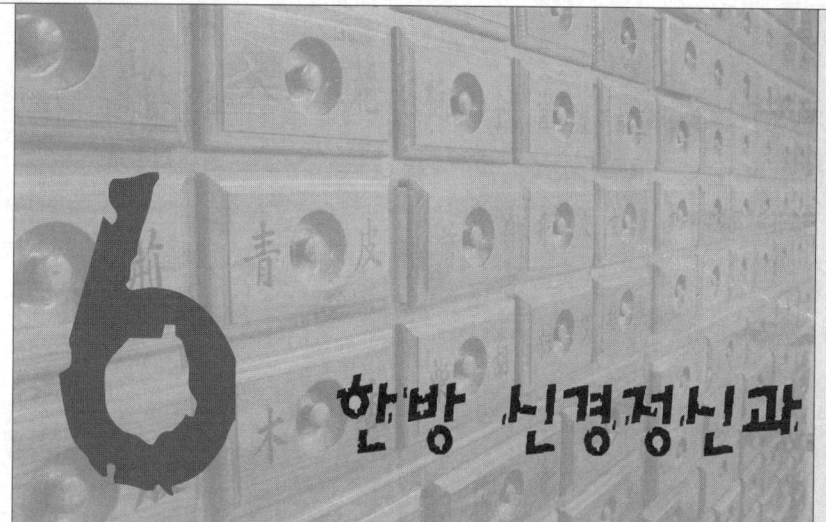

6 한방 신경정신과

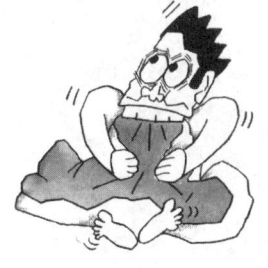

공황장애

이유 없이 엄습하는 불안과 공포

서보경 원장 | 강남 동서한의원

　대기업 중견 간부인 40대 초반의 K씨는 모처럼 일찍 퇴근한 어느 날 저녁 거실에서 TV를 보다가 갑자기 가슴이 답답해지면서 두근거리고 식은땀이 흘러내리고 현기증과 함께 정신을 잃을것만 같아 이러다가 혹시 미치는 게 아닌가 싶어 몹시 불안한 증상을 경험했다.
　지난 몇 주간 계속된 과로 때문이려니 하고 잠시 밖으로 나와 찬바람을 쐬자 언제 그랬냐는 듯 증상이 사라져 잠자리에 들었다. 하지만 10여일 후 K씨는 잠자리에 들려고하는 순간 또 다시 가슴이 쿵쿵거리고 답답해지면서 호흡이 짧아져 숨조차 쉴 수 없을 정도로 가슴이 눌려오고 알 수 없는 공포와 함께 금방이라도 죽을 것 같은 불안감이 엄습함을 느꼈다.
　놀란 마음에 심장 이상을 의심한 K씨는 이튿날 날이 새기가 무섭게 종합병원 응급실을 찾아 심전도 검사 등 각종 검사를 받아보았지만 본인이 믿기 어려울 정도로 아무런 이상소견을 발견할 수 없었다. 여러 진료과를 전전하며 이상을 발견할 수 없었던 K씨. 결국 마지막으로 들른 신경정신과에서 '공황장애'라는 다소 생소한 진단을 받았다.

공황장애란?

　공황장애는 갑자기 극심한 불안과 함께 심장이 죄여오고 식은땀이 나는 등 신체 전반에 걸쳐 이상증세가 나타나는 공황발작이 되풀이되면서 증세가 심해져 급기야 공포, 불안 등으로 일상생활에 지장을 초래하는 질병이다.

공황장애

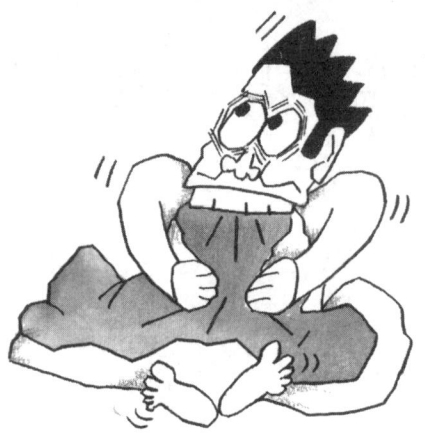

사실 대부분의 사람들은 시험을 치르거나 면접, 검사 등을 받을 때, 어려운 자리 등에 나가야할 때 잔뜩 긴장을 하고 불안감을 느끼게 마련이다. 또 이처럼 긴장과 불안감이 지나치면 뒷목이 뻣뻣해지거나 심장박동이 빨라지는 등의 신체 이상 증세를 경험하게 되는 것은 당연하다.

하지만 공황장애는 이러한 불안, 긴장과는 전혀 그 성격이 다르다. 긴장감이나 불안감을 느끼게 될 특별한 상황이 아님에도 불구하고 신체건강상의 위급한 문제와 관련된 듯한 극도의 공포와 불안감을 느끼게 되기 때문이다.

한 임상자료에 따르면 미국의 경우 정상인 중 30%가 살아가면서 공황발작을 경험하고 이 중 1.5~3%가 공황장애 환자인 것으로 알려지고 있으며 우리나라의 경우 공황장애 환자가 60만~150만명 정도로 추산하고 있다.

발병원인 및 증상

지금까지의 연구에 따르면 공황장애의 발병은 사람의 간뇌에 있는 위험한 자극이 생기면 경고 메시지를 보내 자율신경계를 흥분시키는 청반이라는 시스템이 스트레스 또는 과로 등의 이유로 이상이 생겨 사소한 자극에도 신경계가 흥분하고 몸이 과도하게 반응하는데 기인하는 것으로 알려지고 있다.

대개 동일한 상황 또는 조건하에서도 내성적인 성격이나 소심하고 상처 받기 쉬운 성격, 자신감이 결여되고 인내심이 적은 성격, 모든 일에 완벽을

기하려는 성격, 스트레스를 밖으로 표출하지 못하고 속으로 쌓아놓는 성격 등을 가진 사람들에서 그 증상이 더욱 심하게 나타난다.

특히 가족 중에 공황장애 환자가 있는 사람의 경우 그렇지 않은 사람에 비해 발생빈도가 상당히 높게 나타나고 있다.

공황장애의 주된 증상으로는 흉부통증을 비롯해 현기증, 심계항진, 다한, 피로, 의욕상실, 무력감, 공포, 피해망상, 불안감, 두통, 소화장애, 불면증 등을 들 수 있다. 발작 후 10분 이내에 증상이 가장 심화되며 특별한 치료를 시행하지 않아도 수 분내에 자연히 소멸되지만 심한 경우는 몇 시간씩 지속되기도 한다. 또 증상이 일회성으로 끝나는것이 아니라 지속적으로 반복되는 특징을 보인다.

한의학에서 보는 발병원인

패닉현상을 주로하는 공황장애와 걱정·불안 등을 주증상으로 하는 불안장애는 양방에서 신경정신과 질환으로 분류하는데, 한방에서는 심불안증(心不安症) 또는 심계(心悸)·정충(怔忡)의 범주에 속하는 질병이다.

심계란 가슴이 두근거리고 불면증에 시달리며 설령 잔다해도 꿈에 시달리는가 하면 건망증이 심해지고 심신이 불안해지며 잘 놀라고 현기증 등을 느끼는 증상을 말한다.

또 정충이란 가슴이 두근거려 심히 불안해지고 마치 누군가가 자신을 붙잡으러 오는 것처럼 자꾸 쫓기는 듯한 두려움을 느끼며 이러한 증상이 심장의 두근거림과 함께 지속적으로 나타나는 증상이다.

한의학에서 보는 공황장애의 가장 큰 원인은 바로 심장기능의 이상이다. 이는 한의학의 이론에 따른 것으로 한의학 고서인 '소문'에 따르면 '심(心)은 군주지관(君主之官)이라고 하는데 신명이 여기서 생긴다.

심이 제 작용을 못하면 오장육부가 위태롭게 되고 돌아가는 길이 막혀서 잘 통하지 못하면 형체가 몹시 상하게 된다'고 기록하고 있다.

이는 곧 심장이 단순히 혈액을 내보내고 받는 역할을 하며 육체를 구성하는 하나의 장기에 그치는 것이 아니라 사고와 마음을 주관하고 담당하는 장기로 보고 있는 것이라 할 수 있다.

즉 생각을 많이 한다는것은 심장에 열을 발생케 하고 이 열이 제대로 발산되지 못하고 울체될 경우 화(火)가 발생, 심장의 기능이 허약해지고 항상 불안하고 초조하며 마음이 편치않게 되면서 각종 신경성 질환으로 고생하게 되고 일상생활에 지장을 초래하게 된다는 것이다.

조기치료가 완치의 관건

임상에서 보면 많은 환자들이 치료시기를 놓치고 한창 병증이 진행된 후에 찾아오는 경우가 많은데 이는 공황장애의 증상이 정신적인 증상 외에 신체적 증상까지 동반, 내과적인 질환으로 인식하기 쉬운데다 또 설령 신경정신과를 찾아 공황장애라는 진단을 받았다 하더라도 체면과 남의 눈을 의식, 적절한 치료를 시행하지 않는 경향이 있기 때문으로 추측된다.

하지만 공황장애는 초기에 치료하는 것이 무엇보다 중요하다. 우선 치료가 늦으면 늦을수록 완치가 어렵기 때문이기도 하지만 자칫 가볍게 생각하고 지나쳤다간 증상의 반복 또는 만성화로 이어지면서 공포증이나 우울증, 건강염려증, 불면증, 정신분열증 등 여타의 신경정신과 질환으로 이환되기 쉽고 약물 및 알코올 중독의 빌미가 되기도 하며 심할 경우 이혼 등 가정파탄, 자살, 실직 등의 결과를 초래할 수도 있기 때문이다.

또 공황장애의 원인이 되는 심장에 울체된 열로 인해 발생하는 화기를 발산하지 못하고 억눌린 채 속으로만 삭일 경우 자칫 화병으로 이환될 가능성도 아주 높다.

치료 - '보심단' '청심안신탕' 등 투약

공황장애의 한방치료는 약물요법이 이용된다. 처방 약물은 청심안신(淸心安神) 치법, 즉 심장에 울체되어 있는 열을 삭혀주어 진정시키고 보강해주며 정신을 안정시켜주는 '보심단'을 위주로 해서 '청심안신탕' 등을 병용시킨다. 이들 처방들은 원기를 북돋아주고 심장기능을 진정시켜주며 열을 풀어주어 증상을 개선시키는데 뛰어난 효과가 있다.

실례로 지난 2000년 9월부터 2001년 8월까지 공황장애 증상을 호소하며 본 한의원에 내원한 환자 156명(남 76 여 80)을 대상으로 이들 약물들

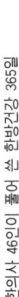

을 투약 치료한 결과 양호한 치료결과를 확인할 수 있었다. 이들 환자들의 연령대는 10대가 16명, 20대 33명, 30대 56명, 40대 29명, 50대 18명, 60대 이상 4명의 분포를 보였다.

치료는 보심단과 함께 각기 병력과 증상들을 감안, 청심안신탕을 병용 투약시켰다. 그 결과 발병한지 1년 이내의 양방치료를 받지않은 환자들의 경우 1개월 정도의 약물투약으로 증상의 개선을 자각할 수 있었으며 발병한지 1년 이상되고 양방치료를 시행했던 환자들의 경우도 3~4개월 정도 복약으로 증상이 치료되는 등 전체 환자의 90% 이상이 복약 후 3~4개월 이내에 증상이 호전되어 일상생활을 하는데 불편이 없는 것을 임상에서 확인할 수 있었다.

공황장애의 치료를 위해서는 발병 시 적절한 약물의 투약이 물론 중요하지만 가족 또는 주위 사람들의 관심과 애정이 무엇보다 중요하다. 공황장애의 증상이 발작 시엔 공포심이 극도로 심해져 숨이 막히거나 미쳐버릴 것 같은 극단적인 불안증세를 보이지만 대부분 안정을 찾으면 언제 그랬냐 싶게 정상으로 돌아오는 경우가 많아 자칫 꾀병으로 보일 수도 있기 때문이다.

따라서 각종 검사에서 아무런 이상소견이 발견되지 않았다 하더라도 환자에게 '꾀병이다'느니 '의지력이 약하다'느니 하는 비난을 하기보다는 환자의 입장에서 이야기를 들어주고 고통을 이해해주며 환자 스스로가 질병을 이겨낼 수 있도록 자신감을 북돋아주는 노력이 필요하다.

강남 동서한의원 서보경 원장은 동국대 한의대를 졸업한 순환기계 질환을 전문적으로 진료하는 한의사이다.
공황장애의 치료외에 한의원 내에 중풍전조클리닉과 화병클리닉, 불안장애클리닉을 개설, 이들 질환의 예방치료에 성과를 거두고 있다.
서울 지하철 2호선 역삼역 부근 LG타워 맞은 편에 위치해 있으며 상담문의 전화는 (02)555-6926~7 이다.

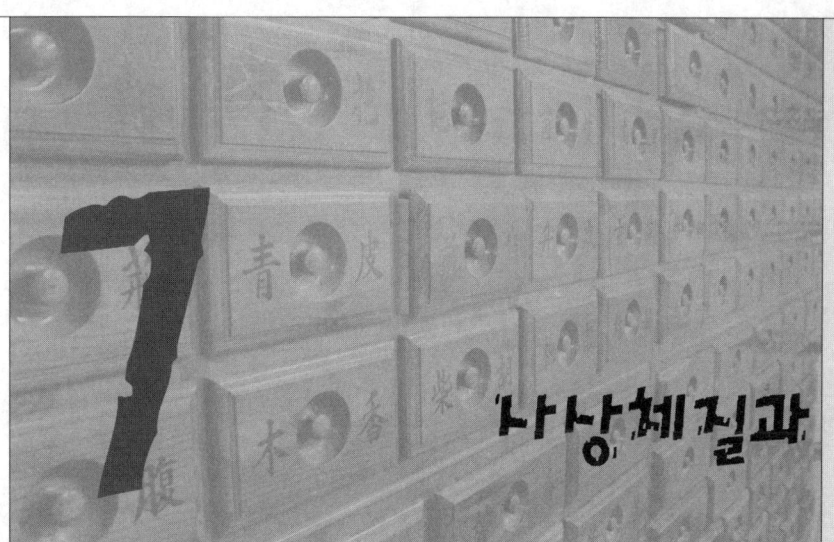

7 사상체질과

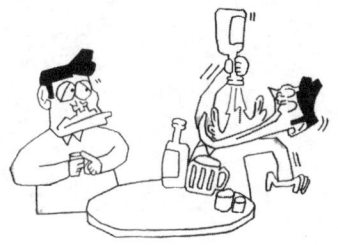

사상체질의학

체질 알면 난치병도 치료 가능

김수범 원장 | 우리한의원

'난 밀밭 옆에만 가도 취하는 것이 아무래도 술을 못 마시는 체질을 타고난 것 같아' '한 겨울에도 땀이 줄줄 흐르는 것이 난 땀을 많이 흘리는 체질인가 봐' '체질을 알칼리성으로 바꾸면 아들을 낳을 수 있다던데…'

우리 주변에서 흔히 듣게 되는 말이다. 땀이 많고 적은 것 또는 술을 잘 마시고 못 마시는 것, 살이 찌고 마른 것을 사람들은 흔히 '체질'이라는 말로 표현하는 경우가 많다.

심지어 남자들의 경우 군대에 잘 적응하거나 구내식당 등에서 소위 말하는 '짬밥'을 잘 먹는 사람에게 '아무리 봐도 넌 딱 군대 체질이야'라고 말하기도 한다.

이처럼 체질이란 용어는 일상생활 곳곳에서 사람들 입에 자주 오르내리는 말이다.

체질이란?

체질이란 개념을 학문적으로 체계화시킨 것은 한의학의 사상의학(四象醫學)이다.

사상의학은 조선시대 명의인 이제마에 의해 19세기말 우리나라에서 처음으로 나와 발전한 한의학의 체질 학설이다. 사람의 체질적 특성을 4가지로 나누고 그에 따라 질병을 진단하고 치료하는 체질의학이라고 할 수 있다.

사상의학에서는 사람들을 체격과 체질, 성격 또는 성정, 얼굴의 생김새,

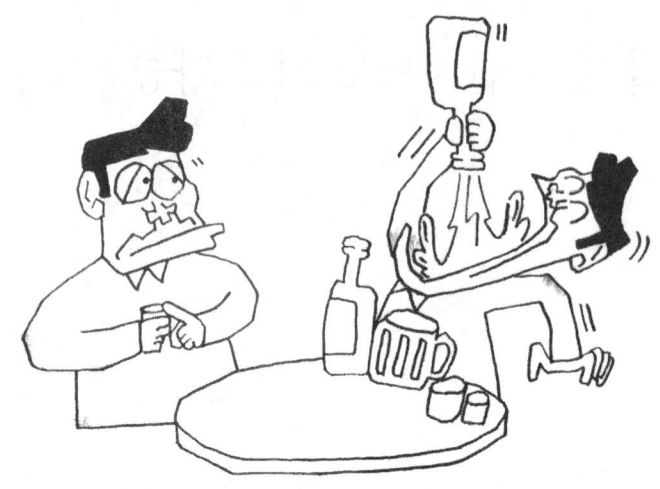

내부장기의 허실, 임상적 특성 등을 종합하여 태양인(太陽人)과 태음인(太陰人), 소양인(少陽人), 소음인(少陰人) 등 4가지 체질로 분류하고 있다.

사상의학에서 체질을 분류하는 가장 큰 이유는 건강관리와 정확한 질병 치료를 시행하기 위한 것이다. 체질에 따라 질병의 원인은 같아도 병의 증상이 각기 다르게 나타나고 약물의 작용 또한 다르게 나타나기 때문이다.

일례로 사람들이 흔히 접하게 되는 인삼의 경우 소음인에게는 더없이 좋은 약재이지만 다른 체질을 가진 사람에게는 잘 맞지 않는다.

또 어떤 사람은 삼겹살을 아주 맛있게 먹지만 냄새 조차도 싫어하는 사람이 있는가 하면 고기보다는 야채와 곡류를 좋아하는 사람이 있는 반면 고기를 먹어야만 음식을 먹은 것 같다는 사람도 있다.

이는 곧 체질에 따라 질병 발생의 양상이 다르고 치료약물의 선택이 달라지며, 심지어 음식물의 섭생까지도 다르다는 것을 시사하고 있는 셈이다.

4체질별 특징

소음인(少陰人)

소음인의 특성은 꼼꼼하고 내성적이며 자상하고 모든 일을 정확하게 처리하며, 위장기능이 약하여 많이 먹지 못하고 마른 사람이 많다.

신경성, 소화기, 간 계통에 관련된 질병이 다발하며 성격적으로 너무 치밀하여 완벽하게 해야 한다는 스트레스로 인한 병이 많이 올 수 있다. 즉 사소한 일에 너무 집착하여 긴장성으로 인해 질병이 발생하는 것이다.

따라서 소음인은 마음을 항상 편하게 먹으며 모든 일을 꼭 해야 된다는 강박관념을 없애고 대담하게 처리하며 음식은 항상 따뜻하게 정량을 정시에 소화 가능한 양만큼만 먹도록 한다.

평소에 마시기 좋은 차로 인삼차와 생강차, 유자차, 꿀차, 계피차 등이 있다.

소양인(少陽人)

소양인의 특성은 외관상 매우 날카로우며 기분이 좋으면 싹싹하나 감정의 표현이 직선적이고 쉽게 화를 내는 반면에 돌아서면 바로 잊어버린다.

화가 많이 올라가면 고혈압, 당뇨병 등의 증세가 나타나며 하초의 기능이 약하다 보면 신장병 등이 발생할 가능성이 높다. 특히 성질을 참지 못하여 화를 내다가 병이 많이 올 수 있다.

따라서 항상 마음을 차분히 하고 언행을 옮길 때에는 심사숙고하여 결정을 하여야 하며 맵거나 자극적인 음식을 피하고 신선한 야채와 과일을 많이 먹는 것이 좋다.

평소에 마시기 좋은 차로는 신장의 기운을 북돋으며 음기를 보충하여 주는 산수유차, 구기자차가 좋으며 피를 맑게 해주고 이뇨를 도와주는 보리차와 결명자차 등이 좋다.

태음인(太陰人)

성인병이 가장 많이 나타나는 체질로써 주의해야 한다. 태음인은 외관상 매우 건강해 보이며 비만하거나 체구가 큰 경우가 많고 무엇이든지 잘 먹으며 혈색도 좋고 행동이 느리거나 참다가 욱하는 성질이 있거나 고집이 센 편이며 욕심도 많다. 비만증을 비롯해 고혈압, 당뇨병, 간장병, 동맥경화, 심장병 등의 성인병이 다발할 가능성이 높다.

따라서 고칼로리 음식을 피하고 규칙적인 운동을 하며 목욕을 자주하고 땀을 많이 내어 피부의 순환이 잘 되게 하며 욕심을 적게 갖는 것이 중요하다.

평소에 마시면 좋은 차로는 설록차와 칡차 등이 있다.

태양인(太陽人)

태양인은 다른 체질에 비해 드물며 특성은 진취적이고 적극적이며 지도력이 있는 반면 너무 조급하고 거만한 느낌을 갖고 있으며 남을 무시하는 독선적인 면이 있다. 기운이 얼굴과 가슴 쪽으로 상승하여 병이 올 수 있다.

따라서 항상 마음을 안정시키고 차분하게 하며 담백한 음식과 해물류나 채소류를 섭취하는 것이 좋다. 평소에 마시면 좋은 차로는 모과차, 오가피차, 감잎차 등이 있다.

사상의학을 통한 난치병 치료

우리 인체는 평생 동안 100만번 이상 암이 발생할 위험을 맞는다고 한다. 그러나 건강한 사람의 경우 자체 방어기능을 통해 돌연변이 세포를 사전에 파괴, 건강을 유지할 수 있지만 허약한 사람의 경우, 면역기능이 제 기능을 발휘하지 못해 돌연변이 세포를 그대로 방치해 암환자가 되는 것이다.

결국 환자가 되느냐 안되느냐는 질병의 발생을 방어하는 면역기능이 제 기능을 하느냐 못하느냐에 달려 있으며, 치료의 키포인트 또한 저하된 면역기능을 원상태로 회복시켜 주는데 있다고 할 수 있다.

결국 개개인의 체질에 맞는 섭생을 통해 난치병의 발생인자를 사전에 차단하고 면역력을 키우며 체질에 맞는 약물을 투약하는 사상의학적 치료는 난치병의 치료에 가장 근접한 치료방법이라고 할 수 있다.

체질에 맞는 약물과 침·뜸·부항 병행치료

사상체질의학에서는 병이 발생하는 기전을 각각의 체질에 따라 다른 것으로 파악하며 따라서 어느 한 체질에 있어서 여러 가지 질병이 발생해도 기능이 약한 장부의 영향으로 병이 발생하는 것으로 보아 약한 장부와 강한 장부의 기능을 조절, 질병을 치료한다.

사상체질의학의 특징 중 하나가 병이 상이해도 치료하는 병리기전은 같아 동일한 사상체질 처방약물을 사용할 수 있다는 점이다.

즉 소양인이 허리가 아프거나, 소화가 안된다든지, 또는 비만하거나 동통이 발생하는 등 질병은 제각각이어도 치료시 강한 장부와 약한 장부를 조절해 주는 원칙으로 치료를 시행하는 것이다.

따라서 각종 성인병이나 비만, 동통, 디스크 질환, 난치병 등이 서로 상이한 질병이지만 병의 발생기전은 장부의 기능의 차이에 따른 기능의 불균형에 기인하는 것으로 여러 질병이 동시에 발생해도 함께 치료를 시행하는 것이 가능해지는 것이다.

이런 이유로 사상의학적 치료는 체질에 맞는 약물의 투약과 함께 침, 뜸, 부항 등 전통적인 한의학적 치료법외에 물리치료, 전기침, 이침, 약침, 봉침 테이프요법 등 여러 가지 치료법 중에서 가장 효과적인 치료법을 선별, 치료방법 역시 통합적으로 시행할 수 있다.

실례로 임상에서 보면 사상의학적 치료를 시행할 경우 고혈압이나 동맥경화, 고지혈증, 당뇨병 등과 같은 각종 성인병과 비만증, 통증, 요통 등 각종 난치성 질병 등의 치료시 양호한 예후를 나타내는 것을 확인할 수 있다.

사상의학적 치료의 시행으로 각종 난치병 치료에 성과를 거두고 있는 우리한의원의 김수범 원장은 원광대 한의대를 졸업하고 경희대 한의대 대학원에서 한의학 석사·박사 학위를 취득했다.

'사상체질의학 전도사'라는 별칭을 갖고 있기도 한 김 원장은 서울대 보건대학원 보건의료 정책 최고관리자 과정을 수료했으며 대전대 한의대 겸임교수로 후학을 양성하고 있다.

사회활동에도 적극적으로 참여하는 김 원장은 '참된 의료 실현을 위한 청년한의사회' 감사와 대한한의사협회 공공의료이사, 홍보이사, 의무이사를 역임했고 현재 대한한의동통학회 회장과 대한사상체질의학회 이사 등으로 각종 학회와 단체에서 임상연구에 심혈을 기울이고 있다.

서울 지하철 5호선 공덕역 3번 출구 효성빌딩 뒤에 위치하고 있으며 상담문의 전화는 (02)363-7533 이다.

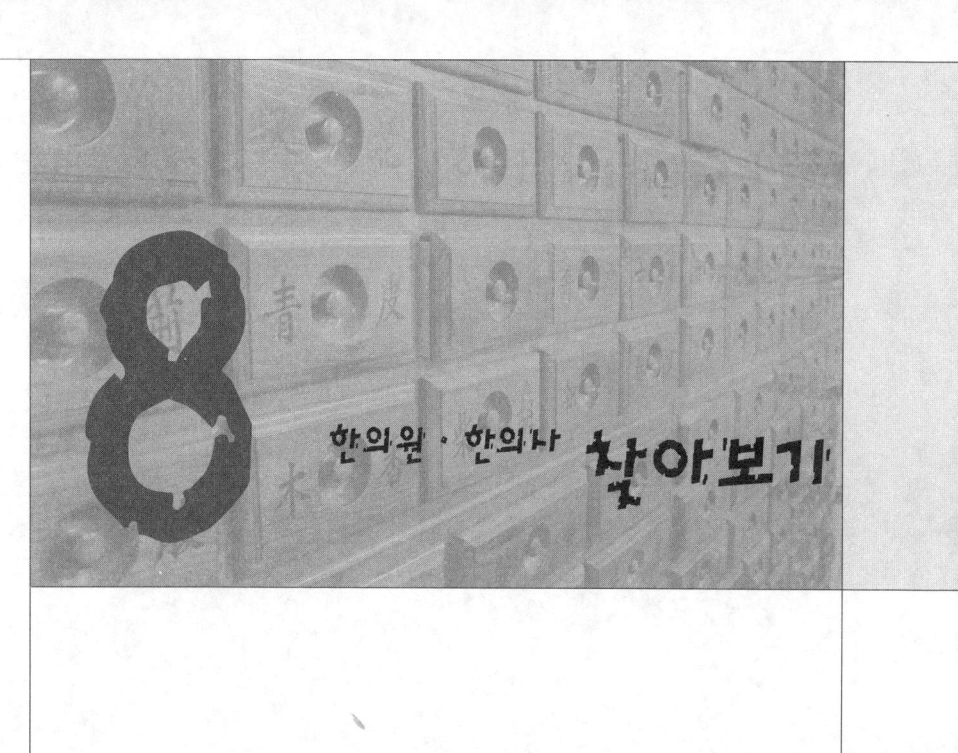

8 한의원·한의사 찾아보기

1. 한방 내과

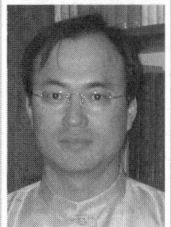
해수·천식
정해도 원장 | 정한의원
☎ 02-3216-5037

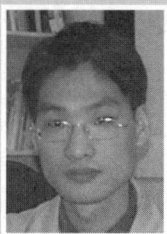
당뇨병
정일국 원장 | 미래한의원
☎ 02-512-2075

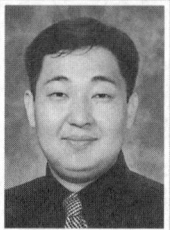
만성 피로
김진수 원장 | 고당한의원
☎ 02-2256-3030

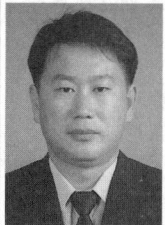
고혈압
전봉천 원장 | 울산 봉천한의원
☎ 052-244-0611

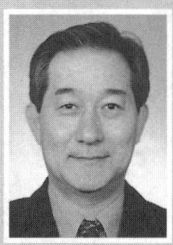
비만증
김덕종 원장 | 안양 보화당한의원
☎ 031-449-4588

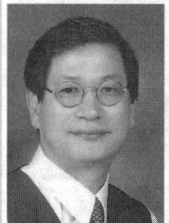
갑상선질환
최문규 원장 | 최문규한의원
☎ 02-567-7273

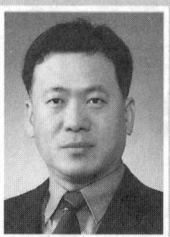
구안와사
손광락 원장 | 경주 손광락한의원
☎ 054-749-5656

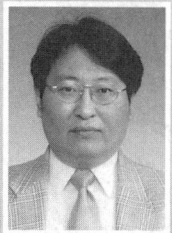
중풍
김창수 원장 | 예감당한의원
☎ 02-491-0111

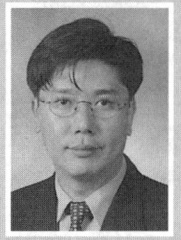
비만증
장용훈 원장 | 천안 대성한의원
☎ 041-571-2693

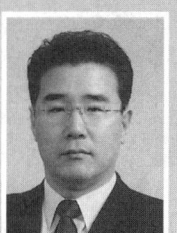
신경성 두통
김경훈 원장 | 울산 선린한의원
☎ 052-234-1079

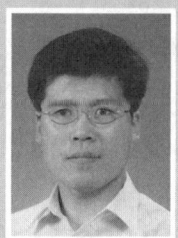
만성 두통
강충모 원장 | 삼인당한의원
☎ 02-3463-4043

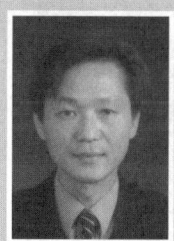
베체트씨병
정성훈 원장 | 진해 낙영한의원
☎ 055-552-8906

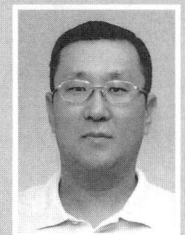
안면경련
양규종 원장 | 남양주 보궁한의원
☎ 031-571-3355

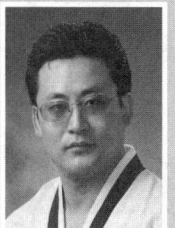
전립선 질환
홍창웅 원장 | 상림한의원
☎ 02-3443-7582

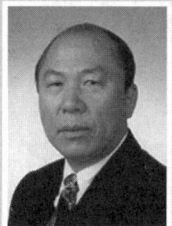
신장병
김영섭 원장 | 원백운당한의원
☎ 02-922-7799

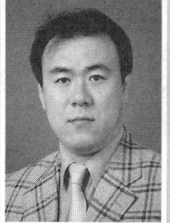
과민성대장증후군
권대일 원장 | 울산 명지한의원
☎ 052-261-7502

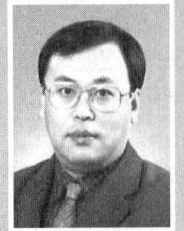

천식
강호권 원장 | 경주 혜강한의원
☎ 054-743-4346

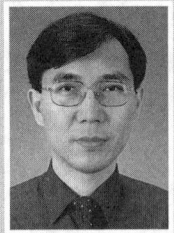

임파선 질환
정종열 원장 | 신농한의원
☎ 02-564-8275

2. 한방 소아과

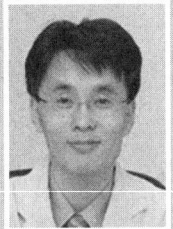

오행학습법
이원범 원장 | 청정한의원
☎ 02-2043-7575

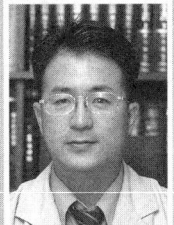

성장장애
박승만 원장 | 제세한의원
☎ 02-533-1075

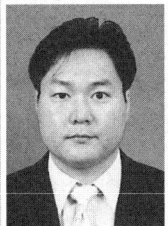

소아허약증(감병)
김홍배 원장 | 부산 편작한의원
☎ 051-467-2713

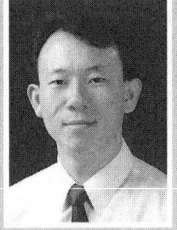

성장장애
서창훈 원장
울산 아이랑엄마랑한의원
☎ 052-277-5100

3. 한방 안·이비인후·피부과

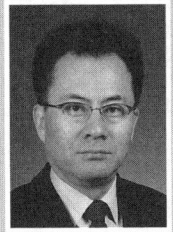

알레르기성 비염
김남선 원장 | 영동한의원
☎ 02-542-9557

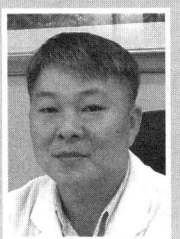

아토피 피부염
양성완 원장 | 뉴코아한의원
☎ 02-536-3000

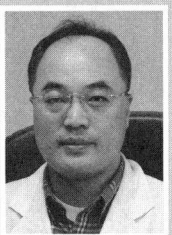

건선
배승완 원장 | 성지한의원
☎ 02-456-3265

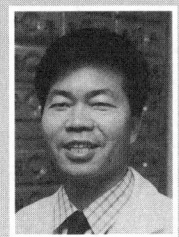

축농증
이환용 원장 | 평강한의원
☎ 02-3481-1656

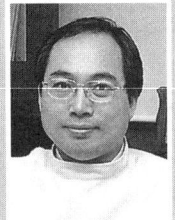

아토피성 피부염
신광호 원장 | 삼정한의원
☎ 02-553-7007

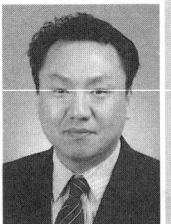

알레르기성 비염
안보국 원장 | 국보한의원
☎ 02-553-5959

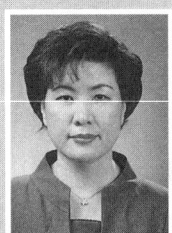

여드름
손숙영 원장 | 장생한의원
☎ 02-549-9331

4. 한방 부인과

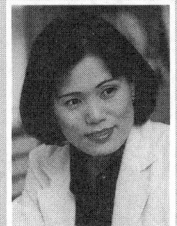
생리통 · 생리불순
이은미 원장 | 이은미여성한의원
☎ 02-3446-1240

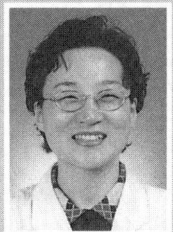
산전산후클리닉
심문경 원장 | 국보한의원
☎ 02-553-5959

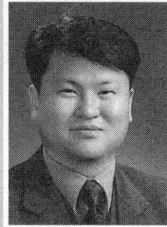
요실금
민병화 원장 | 부산 여사랑한의원
☎ 051-637-1600

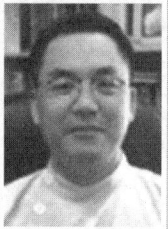
불임증
임진기 원장 | 수원 삼성심온한의원
☎ 031-205-8275

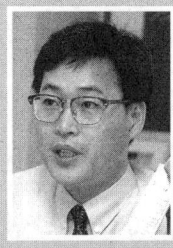
갱년기증후군
배명효 원장 | 삼명한의원
☎ 02-2214-5458

5. 한방 재활의학과

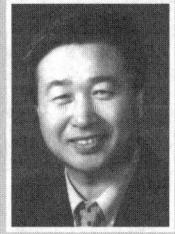
요통
신준식 병원장 | 자생한방병원
☎ 02-3218-2000

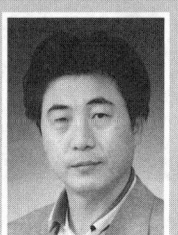
통증질환
윤경탁 원장 | 대구 장안한의원
☎ 053-625-0674

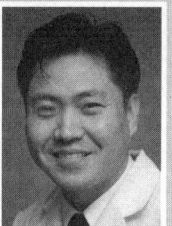
관절염
김양진 원장 | 신명한의원
☎ 02-523-1690

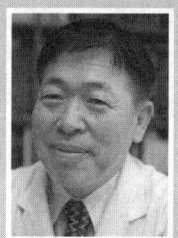
오십견
윤량 원장 | 윤량한의원
☎ 02-546-0248

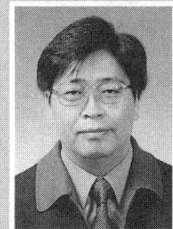
신경통
류호균 원장 | 세명한의원
☎ 02-386-5014

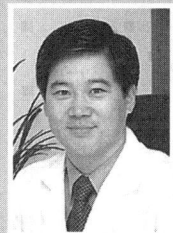
디스크
강성호 원장 | 부산 성진한의원
☎ 051-312-8300

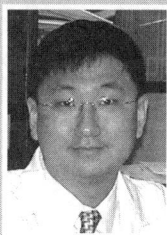
목비뚤이 증상(연축성 사경)
손승현 원장 | 동진한의원
☎ 02-745-4681

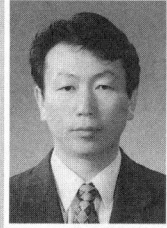
O자형 다리(내반슬)
권강주 원장 | 헬스메카한의원
☎ 02-542-6004

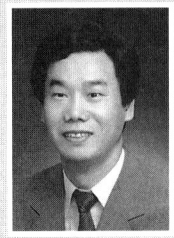
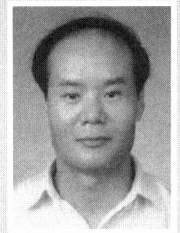

요통
신정식 원장 | 대구 신정식한의원
☎ 053-425-7588

뒷골 뻣뻣증후군
진선두 원장 | 진선두한의원
☎ 02-372-6521

5. 한방 신경정신과

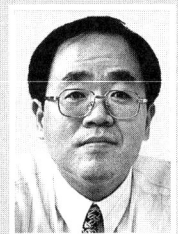

공황장애
서보경 원장 | 강남 동서한의원
☎ 02-555-6926

6. 사상체질과

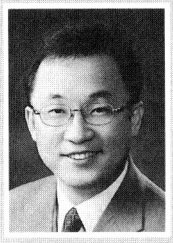

사상체질의학
김수범 원장 | 우리한의원
☎ 02-363-7533

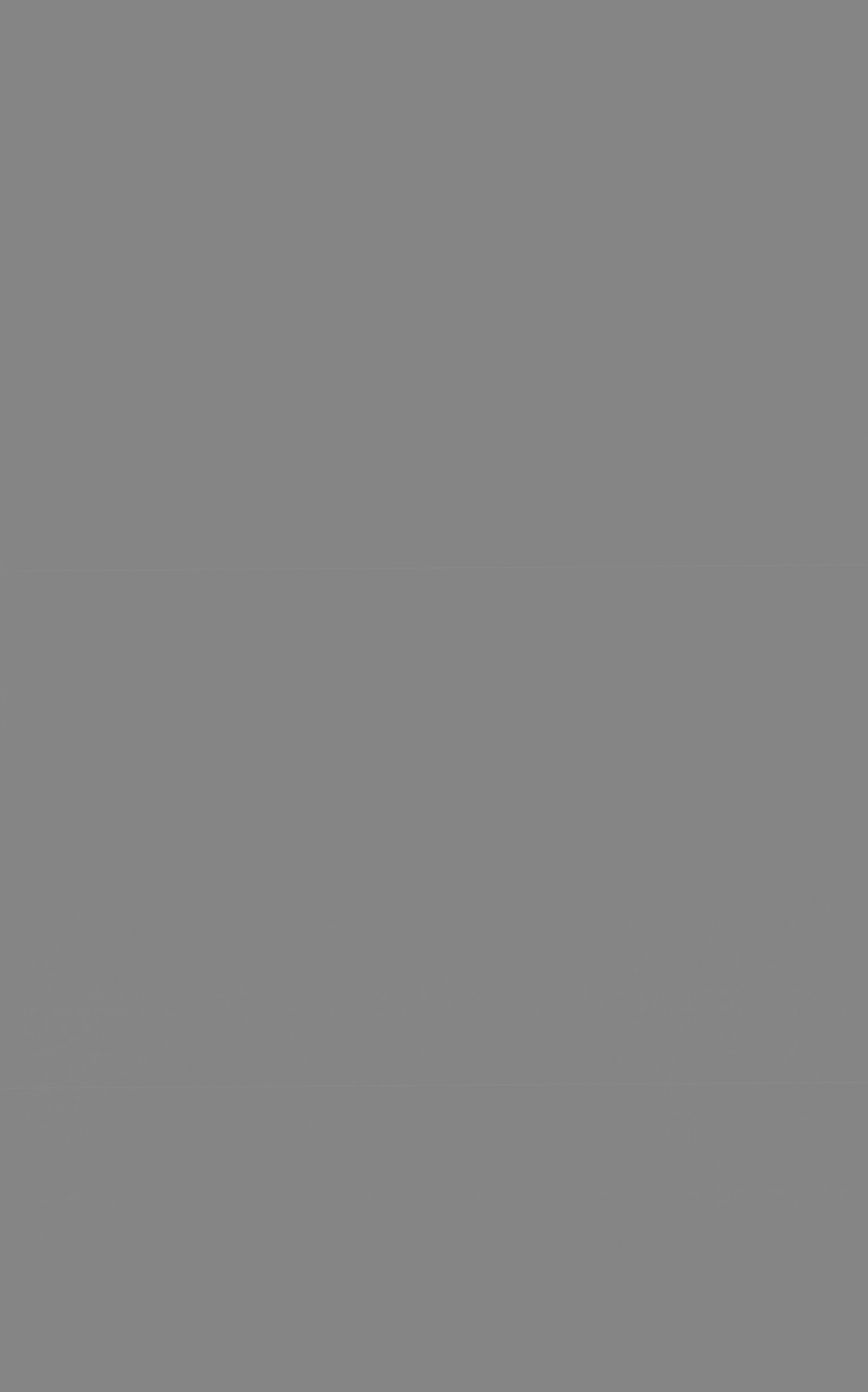